Advances in One Health

全健康科技进展

（III）

主 编 周晓农　郭晓奎　王兆军

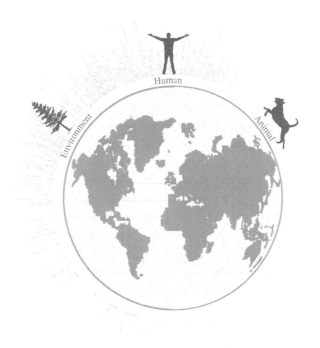

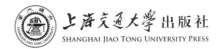

上海交通大学出版社
SHANGHAI JIAO TONG UNIVERSITY PRESS

内容提要

本书围绕全健康领域的科学问题和全健康治理体系建设的发展,就我国新发与再发传染病面临的挑战与对策、全健康数据的挖掘与应用、全球食物链与食品安全的研究进展、微生物耐药防控面临的科技问题、应对特大型城市气候变化的健康对策等进行研究,探讨如何应用全健康理念,通过多层面、全方位的实践与合作,共建全健康全球网络来攻克当前全人类面临的危机。

本书适合全健康和公共卫生领域的研究生、教师以及相关交叉学科的学生与教师使用,旨在加强全健康理念的传播和普及,在医学教育体系中全面融入全健康理念,助力全球视野医学人才成长。

图书在版编目(CIP)数据

全健康科技进展. Ⅲ/周晓农,郭晓奎,王兆军主编.—上海:上海交通大学出版社,2025.2.—ISBN 978-7-313-32105-3

Ⅰ. R161-12

中国国家版本馆 CIP 数据核字第 2025UU3905 号

全健康科技进展(Ⅲ)
QUANJIANKANG KEJI JINZHAN (Ⅲ)

主　　编:周晓农　郭晓奎　王兆军

出版发行:上海交通大学出版社　　　　地　　址:上海市番禺路 951 号

邮政编码:200030　　　　　　　　　　电　　话:021-64071208

印　　制:上海锦佳印刷有限公司　　　经　　销:全国新华书店

开　　本:710mm×1000mm　1/16　　印　　张:13.25

字　　数:277 千字

版　　次:2025 年 2 月第 1 版　　　　　印　　次:2025 年 2 月第 1 次印刷

书　　号:ISBN 978-7-313-32105-3

定　　价:68.00 元

编委会名单

主　编

周晓农　郭晓奎　王兆军

副主编

李石柱　殷　堃　朱泳璋　曹建平

编辑委员会

（按姓氏汉语拼音排序）

曹建平　晁安琪　陈福民　陈　瑾　陈伟叶

陈一鸣　陈祎雯　程子乐　董　珂　费思伟

冯家鑫　冯欣宇　谷思雨　郭晓奎　郭照宇

韩乐飞　何　璐　何君逸　何润超　何征泽

胡沁沁　黄良瑜　黄璐璐　霍诗怡　蒋天哥

Kassegne Kokouvi［多哥共和国］　李慧敏

李　敏　李　琴　李天韵　李欣辰　李　韵

刘博文　刘　畅　刘鸿艳　刘婧姝　Logan Wu［新西兰］

马凌超　钱　璟　强　讷　沈玉娟　孙芷珊

万尔雅　王晨曦　王舒珣　王恬妮　王希涵

王　旭　王兆军　夏　尚　修乐山　薛靖波

杨雪辰　杨　扬　尹建海　尹静娴　殷　堃

张晨晟　张其羽　张晓溪　张　彦　章妍妍

张　仪　赵翰卿　郑金鑫　朱泳璋　朱泽林

周　楠　周珊珊　周晓农　周正斌　左清秋

前　　言

　　很高兴看到《全健康科技进展（Ⅲ）》完成编纂并顺利出版。这既体现了上海交通大学医学院－国家热带病研究中心全球健康学院众多专家学者的深度研究及跨学科交叉融合的成果，也全面展示了国内外全健康科研发展的热点问题。全健康理念与实践已在全球范围内得到越来越多国家和地区的认可，已成为不争的事实。然而，作为全球人口最多的国家之一，中国仍面临着疾病传播、环境污染和食品安全等诸多挑战，全健康理念的普及与推广显得尤为重要。特别是近年来，中国政府和学术界在推动人类与动物健康紧密合作、加强环境保护、提升食品安全等方面实施了一系列积极政策和措施，有力推动了全健康理念的深入发展。

　　全健康理念的核心领域涉及全健康治理、传染病与生物安全、动物健康与食品安全，以及环境健康与生态安全。本书围绕这些核心问题进行系统回顾，展现了我国全健康发展的三个主要特征：首先，全健康跨部门治理已建立有效机制，提升了我国应对人类—动物—环境界面公共卫生威胁的能力；其次，全健康跨学科、跨领域合作已形成了良好的氛围，针对人—动物—环境界面的公共卫生风险监测预警已被纳入国家多个部门的议事日程，国家疾控局等九个部、委、局联合发布了"关于建立健全智慧化多点触发传染病监测预警体系的指导意见"，确立了到2030年建成多点触发、反应快速、科学高效的传染病监测预警体系的目标；第三，采用全健康系统思维的链条式科学研究模式已在多个国家重点研发计划和国家自然科学基金等资助项目中得到体现，推动了全健康理念在多学科交叉研究中的实现。我们相信，在不久的将来，会有更多全健康相关研究成果问世，进一步促进与全健康相关学科的交叉融合，凸显全健康的系统思维和整体观的显著特征与优势。

为此,本书从三个方面进行撰写,以全面展现全健康领域发展的三大趋势。

首先,在全健康治理研究方面。主要研究方向包括:一是通过跨部门、跨领域的协作机制,探索如何增强健康系统的整体响应能力,并从保障人类和动物健康的视角审视全健康治理的发展路径;二是从传染病与生物安全的角度,总结中国在应对重大传染病暴发过程中积累的经验与教训;三是从治理评价的角度出发,探讨中国应对人类—动物—环境界面的公共卫生威胁、全球全健康指数分析以及全健康视角下的食品安全研究等领域的最新进展,并探讨这些经验对全球健康治理的启示意义。

其次,在食品安全和动物健康方面。主要研究方向包括:一是聚焦动物源性食品的安全和食源性疾病风险,以确保科学、系统、可持续的食品安全管理体系建设与实施;二是探索全健康理念下的家养动物与野生动物的健康发展趋势,旨在为人民提供安全可靠的食品,并营造人与动物和谐共存的生态环境。

最后,在环境健康与生态安全方面。主要研究方向包括:一是基于对多种疾病与环境污染密切相关的分析,阐述良好的生态环境是人类生存与健康的基础,并解析环境与健康之间的相互关系,这是当前全球环境科学研究的热点和难点;二是通过保护生物多样性的研究,阐明维护生态平衡有利于人类健康和可持续发展的机制;三是探索气候及环境变化中危害人群健康的自然和社会因素,以及它们之间的因果关系,通过科学的因果推断和风险评估,明确环境污染对人群健康的危害;四是从整体视角探索复杂健康问题的解决方法，并将其应用于提升公众健康素养，以共同促进人类、动物和环境的健康和谐发展。

通过这本书，我们旨在为读者提供一个深入理解全健康理念发展脉络的窗口，以及全健康科技创新与政策实施的最新动态，同时激发全球范围内的跨学科合作与协同努力。本书既是一本全健康研究的专著，也是指引未来全健康发展方向的重要参考资料。

在此，我诚挚邀请各界专家、学者和实践者加入我们的探索之旅，共同为全球健康和全健康发展贡献智慧和力量。让我们在这条充满挑战与希望的道路上携手并进，共同开启全健康科技进展的新篇章。

主编　周晓农　郭晓奎　王兆军

2024 年 3 月

目　　录

第一篇　绪　　论

第一章　探索全健康学科交叉理论,提升全健康整体科技水平 …………………… 3

第二篇　全 健 康 治 理

第二章　全健康治理内涵与范式 ………………………………………………… 9
第三章　全健康的要素与构架 …………………………………………………… 20
第四章　全健康治理实践与挑战 ………………………………………………… 26

第三篇　传染病与生物安全

第五章　中国应用全健康方法应对人类—动物—环境界面的公共卫生威胁:进展
　　　　与挑战 …………………………………………………………………… 39
第六章　2022 年全球全健康指数分析 …………………………………………… 50
第七章　全健康理念下气候变化对健康的影响 ………………………………… 60
第八章　全健康视角下食品安全研究进展 ……………………………………… 71

第四篇　动物健康与食品安全

第九章　全健康视角下的人类与动物整体健康 ………………………………… 85
第十章　全健康视角下的食用养殖动物健康 …………………………………… 90

第十一章　全健康视角下的水产养殖动物健康 …………………… 103

第十二章　全健康与家养宠物健康 ………………………………… 112

第十三章　全健康与野生动物健康 ………………………………… 121

第十四章　全健康视角下的植物健康 ……………………………… 130

第五篇　环境健康与生态安全

第十五章　全健康视角下的环境健康与生态安全 ………………… 139

第十六章　环境风险监测预警与风险评估 ………………………… 149

第十七章　全健康视角下的水环境风险 …………………………… 161

第十八章　全健康视角下的气候变化与应对 ……………………… 171

附　　录

附录一　全球全健康指数（GOHI）的全球得分和排名 …………… 181

附录二　全球全健康指数（GOHI）在外部动因指数（EDI）中的全球得分和

　　　　排名 ……………………………………………………… 184

附录三　全球全健康指数（GOHI）在内部动因指数（IDI）中的全球得分和

　　　　排名 ……………………………………………………… 187

附录四　全球全健康指数（GOHI）在核心动因指数（CDI）中的全球排名 ……… 190

附录五　全球全健康指数（GOHI）排名前 25 的国家/地区在人兽共患疾病、

　　　　治理、食品安全、抗菌药耐药性和气候变化方面的表现 ……………… 193

附录六　按核心动因指数（CDI）指标分列的全球全健康指数（GOHI）的全球

　　　　表现 ……………………………………………………… 195

附录七　全球全健康指数（GOHI）的地区排名 …………………… 198

第一篇

绪　　论

第一章
探索全健康学科交叉理论，提升全健康整体科技水平

随着全球化的加速和科技的不断革新，人类、动物和环境之间的问题变得日益复杂。因此，健康（One Health）理念备受关注，相关研究领域进一步拓展，学术发展与影响力日趋显著。这种跨学科、跨领域、跨区域的方法推动了公共卫生、环境科学、兽医学和社会科学等学科群新思维和新实践的发展。世界各国领导人更加关注如何预防下一次传染病的大流行，特别是在《大流行条约》谈判过程中，全球各类学术团体和专家团队对全健康策略的经济效益给予了极大关注。联合国粮食及农业组织（Food and Agriculture Organization of the United Nations，FAO）、世界卫生组织（World Health Organnization，WHO）、联合国环境规划署（United Nations Environment Programme，UNEP）和世界动物卫生组织（World Organization for Animal Health，WOAH）等四方组织共同建立了全健康高级别专家委员会，发布了全健康基本概念、全球全健康联合行动规划等重要文件，引导全球、区域、国家等各个层面的全健康行动。在二十国集团、七国集团、中日韩三国领导人高峰会议的决议中，分别阐述了全健康策略的作用、重点任务和政策安排，加速了全健康在多学科、多部门和跨区域合作的进程，为该领域的研究提出了新的科学问题，开辟了新的发展方向，使人类健康、动物健康和环境健康的紧密联系和互动更加密切，为全球科研机构、政策制定者和实践者寻求合作伙伴关系提供了新的合作领域。

为了抓住全健康这一领域发展迅猛的难得机遇，上海交通大学医学院-国家热带病研究中心全球健康学院集合了理、工、医等多个学科的优势与交叉融合，在全健康研究体系建设、优先研究领域的确定、全健康真实世界实践基地的建设、全健康国际及区域合作能力的提升等方面不断努力进步。为此，我们积累了近年来全健康发展的前沿信息。自2020年起，通过《全健康科技进展》系列专著的形式向国内读者介绍，以应对日益严峻的全球健康与全健康挑战。

《全健康科技进展（Ⅲ）》是该系列专著的第三部，深入探讨了全健康理念及其在各个领域中的应用。本书旨在从全健康的视角，帮助读者全面理解全健康理念的内涵和意义，

及其在公共卫生、环境保护、动物健康和社会经济等领域的实际应用。我们希望通过本书,能够为全健康的研究、教育和实践提供有力的理论支持和实践指导。

本书分为五篇,围绕全健康领域的科学问题和全健康治理体系建设展开。这些研究不仅关注当前的公共卫生问题,还探讨了如何通过多层面、全方位的策略来提升整体健康水平(图1-1)。本书的第一篇为绪论,阐明了本书的目标、意义以及编排的逻辑结构。第二篇为全健康治理,深入探讨了全健康治理的含义与模式、要素与框架、实践与挑战。同时,该部分也详细解释了全健康治理政策在应对突发公共卫生事件中的有效性和持续性。第三篇为传染病与生物安全,主要概括了中国在使用全健康方法对抗人—动物—环境交界处的公共卫生威胁方面的研究进展,包括在应用全健康策略的传染病与生物安全的进展与挑战、全球全健康指数分析、气候变化对健康的影响以及食品安全的研究进展。这部分特别强调了气候变化对健康风险的直接影响,并提出了相应的适应与缓解策略。第四篇为动物健康与食品安全,聚焦抗生素耐药性问题及其对全健康的潜在影响。该部分从整体健康视角探讨了人类与动物的整体健康、食用动物健康、水产动物健康、家养宠物健康、野生动物健康以及植物健康之间的关联性。第五篇为环境健康与生态安全,讨论了环境健康与生态安全、水环境风险监测预警与风险评估、气候变化与应对等重要议题。这部分特别强调了水环境风险管理的重要性,并提出了相应的技术支持和战略对策。

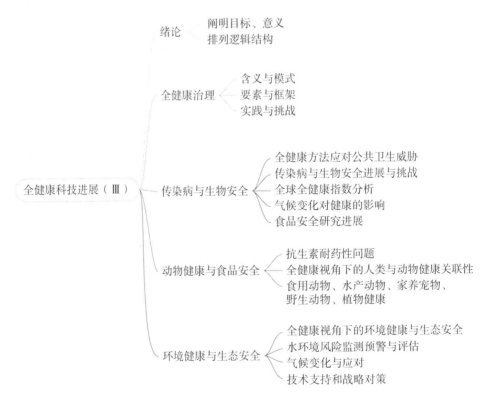

图1-1　各篇章间的逻辑关系图

　　本书的独特之处在于，它不仅概括了全健康领域的最新研究进展，提供了跨学科的分析框架，以帮助读者全面理解和评估全健康的实践效果，而且强调了科学研究与实践之间的协同作用，并通过详尽的案例研究与分析，展示了全健康理念在全球健康治理和实践中的重要角色。这些特性有助于揭示全健康理念在解决复杂全球健康问题中面临的挑战。在本书的编撰过程中，我们不仅系统回顾了全健康在国内外的最新研究成果，还融入了实际案例的呈现，使全健康的理论与实践紧密结合。我们制定了严格的写作质量要求，除了引用大量的权威文献，还在解释关键新词和新概念时，力求使其内涵科学准确，提供的证据充分且可靠。我们积极推介全健康的研究范式，着重介绍了具有上下游系统性的链式研究成果。这些研究通过多学科的交叉研究和实践，为全健康领域的科学问题和治理体系提供了全方位的解决方案。

　　因此，我们期待本书能为全健康领域的未来发展注入新思维和新策略，可成为全健康研究生教学的补充教材、全健康专业人士和实践者的参考工具，以及全健康决策者的理论指南。此外，本书还能为科研机构、政府部门和企事业单位的实践者提供全健康理念和方法的应用案例和技术指导，助力我国全健康事业的发展。

（周晓农　郭晓奎　王兆军）

第二篇

全 健 康 治 理

第二章
全健康治理内涵与范式

何君逸[1]　李石柱[1,2,3]*

一、引　言

全健康(One Health)的本质是践行共商共建共享的全球治理观,旨在改善和提升"生命共同体"的质量,构建"人类命运共同体",实现两者在理论与实践方面有机结合[1,2]。全健康理念能为当地、地方、国家、区域或国际层面上实施的卫生管理或项目提供治理框架结构或体系,其内涵体系包括全健康理论、全健康技术、全健康治理(One Health governance)、全健康实践和全健康产业等,其中全健康治理是整合理论、技术及实践方法的重要手段[3]。全健康治理作为一种全面协同的健康方法,涉及人类健康、动物健康(包括家养和野生动物)及环境等相关领域的合作,以及其他各类合作伙伴[4]。通过解读全健康治理的内涵,结合在实验室、监测、应急准备等多方面的技术领域内建立健全治理框架,形成经济、社会、文化、生态、政治、外交等方面的宏观意识,在财政、法律、教育、卫生、科技等方面落地具体政策,使整个公共体系形成综合且全面的"健康意识",动员一体化健康,持续增强和引导全健康治理的能力建设,以应对人类、动物和环境层面的卫生问题。鉴于全健康治理体系的综合性和复杂性,为全面地介绍构建全健康治理体系的重要性及其发

1. 中国疾病预防控制中心寄生虫病预防控制所(国家热带病研究中心),传染病溯源预警与智能决策全国重点实验室,国家卫生健康委员会寄生虫病原与媒介生物学重点实验室,世界卫生组织热带病合作中心,科技部国家级热带病国际研究中心,上海 200025
2. 上海交通大学医学院-国家热带病研究中心全球健康学院,上海 200025
3. 上海交通大学全健康研究院,上海 200025
＊ 通讯作者

展现状,本章节将从全健康治理的内涵与范式以及全球各地已实施或正在实施全健康治理的案例等方面进行阐述。

二、全健康治理内涵与范式

1. 全健康治理范式的目的

在过去30年,全世界将近75%的人类新发传染病源于动物[5]。随着人类对动物自然栖息地的不断侵占和改造[6]、生态平衡的恶化和气候的频繁变化,新传染源不断出现,人类、动物、环境之间的联系愈发明显,全健康的方法已在全球开始实践[7]。当前碎片化的治理体系已不能适应全健康对人、动物、生态环境间的关联性和整体性[8]的要求。提示当前治理体系亟须创新重构,以应对决策相关者之间复杂的利益冲突,协调分配资源解决全球性健康问题。如何建立多学科、跨领域合作的治理决策机制,弥补"人—动物—生态环境"链条中的机制空白点,促进良性互动,落实"共同构建人类卫生健康共同体",成为现阶段全健康治理研究和实践的关键点。

全健康理念关注人类、动物和环境的关联性,强调从"人类—动物—环境"整体视角解决复杂的健康问题,以提高公共卫生治理体系的整体效能。全健康理念通过对不同部门、领域之间的政策、条例和法律等进行融汇整合,打通政府间各部门的合作路径,强化各领域、各组织以及国际的协作,共同应对社会及公共卫生实践问题。因其内涵丰富、涉及多领域等特点,全健康从理念到实践并非一蹴而就。从长远发展来看,全面引入并践行全健康理念,需建立示范性项目使其规范化、实操化,更好地构建重大传染病防控和新发传染病预警体系,应对未来的全球性公共卫生挑战,实现人类健康、动物健康和环境健康可持续绿色发展。对于推进健康中国建设,履行2030年可持续发展议程国际承诺,加快形成有利于健康的生活方式、生态环境和经济社会发展模式,在社会中构建全健康治理体系,实现健康与经济社会良性协调发展,建立和推广全健康治理范式也是重要一环。

2. 全健康治理范式的内容与构成

治理的概念来源于古典拉丁文和古希腊语的"掌舵"一词,含有控制、引导和操纵之意。在公共管理领域采用"治理"这一概念时,强调的是政府分权并向社会授权,以实现多主体和多中心治理,实现国家、社会与市场多维力量对社会公共事务的共治状态[9]。全健康治理可以指各参与主体从各自利益出发,发现问题,确定治理重点和实施对象,综合运用卫生系统组织结构、健康管理工具等一系列健康干预的工具或措施,制定并执行政策,监测结果的过程[10]。但这些均是规范与实证研究中的概念性主题或描述性术语,在健康及其相关政策的研究中能否将其转变为理论与模式还有待探索与完善[9,11]。范式(paradigm)通常指特定的科学共同体从事某一类科学活动所必须遵循的公认的模式,包括共有的世界观、基本理论、范例、方法、手段、标准等与科学研究有关的所有[12]。范式是一种公认的模型或模式,可以用来界定什么应该被研究、什么问题应该被提出、如何对问题进行质疑,以及揭示获得答案时应遵循什么样的规则[13]。所以,依照范式所具有的特点,建立全健康治理的范式,将具有一定程度的公认性,并且作为一种理论体系,能够为日后的科学研究与实践提供可模仿的成功先例。

全健康治理能够在综合治理层面,在卫生战略与政策、全球健康安全、全健康传播与大众行为研究、全健康模式等话题领域进行探索与深耕,搭建可供参考、可推广且可持续化的治理范式。全健康治理为解决人兽共患病等公共卫生问题提供值得推广的一体化全健康治理框架,建立范式为通过改善跨部门合作从而加强协同一体的治理手段提供了可行性建议[4]。全健康治理范式不应局限为一份规定性文件,而应是一份适用于大多数情况的治理体系或框架,可灵活性地运用于高收入国家、中低收入国家以及从地方到国际层面的各种环境。全健康治理的范式可以从疾病预防、职业卫生、食药品安全、社会健康影响因素及健康促进等多方面进行内容扩充。全健康治理范式内容的建立是一个进阶性的过程,且各部分相互关联、相互影响、相互制约。在人兽共患病预防方面,可加强野生动物保护,禁止猎捕、交易、食用野生动物,以切断动物源性传染病的传播源头;建立传染病疫情监测、直报、预警、响应机制,从而预防和减少疫情的暴发和流行;同时需加强生物安全监管,为公众创造安全健康的生存条件。在健康管理方面,保护公众和劳动者免受自然、物理、化学等危害因子的接触,加强药品、食品安全监管以及职业安全、母婴保健、公共场所安全与环境保护等内容尤为重要。在健康促进方面,应加强健康教育与宣传,引导公众养成健康的生活方式,并开展健康社区、健康乡村、健康城市、健康国家建设运动等工作,从而对影响健康的社会决定因素进行治理。

3. 全健康治理范式的要求

全健康治理实施对象不仅包括人、动物、环境,还包含清洁水/能源、气候变化、生物多样性、新发人兽共患传染病、粮食安全、抗菌药物耐药等宏观主题和健康挑战[4]。全健康治理主要通过相关法律组建治理组织机构和网络合作平台,起草政策并促进实施,协调资源和行动,保障全健康实践的顺利开展,其方式包括但不限于全健康相关立法、政策文件、技术指南、全健康科研报告、能力与技术培训、全健康宣教等。一个健全、合理的全健康治理方案应包括组建专业工作团队、收集并分析流行病学信息、出台战略性纲领、发布技术性指导、明确各部门分工与责任、整合部门资源并协调分配、向国际组织报告并取得技术协助、构建监测与报告系统、搭建数据共享平台等多方面的协同发展[14,15]。将全健康治理融入公共卫生策略之中,形成全健康治理范式,使政府、社区组织和个人所具备的知识、能力和协调机制能够有效预见和应对健康和卫生问题,以及从可能、即将发生、新发或已发生的卫生问题或应急事件的影响中恢复。在"人—动物—环境"这一核心层面上,应具备以下几个方面的基础功能。

(1)健康问题与威胁的早期发现与预警能力。健康威胁可能引发或威胁引发对公共健康、其他人类和动物福祉以及其环境产生严重和持久的影响。将综合检测融入全健康治理,相较于单纯提高应对健康威胁的响应效率,能够建立更为及时的应急预案,从而在健康威胁产生的更早阶段做出反应。

(2)针对多个相互关联影响因素的监测能力。健康威胁的出现往往与多种驱动因素有关,包括经济、社会科学、技术、环境科学等不同领域背景。这些驱动因素可能对新发健康风险的出现产生影响。综合地监测和评估多种驱动因素,以预判健康威胁的出现,进而加强公共卫生反应机制,能够减弱不同来源健康威胁发生的程度或频率。

(3)多方信息、数据和技术的及时访问和透明共享功能。在"人—动物—环境"层面上系统地收集综合数据和信息之后,应确保所有利益相关者能够有效访问和使用数据,以增强跨部门、跨地区合作,成为各国及全球健康反应机制的关键组成部分。

(4)多方利益相关者及行动者的高度参与和融合能力。建立一个旨在应对全球健康威胁的全健康治理体系,一并建设"全社会""全政府"等类似理念也同样重要,这有利于增强政府协同、改进多方协调以及在政府和社会各个层面传播全健康理念。这也需要进一步开发和完善能够让各方利益相关者积极和全面参与的工具和评估方案,同时要求考虑可能出现的冲突利益并寻求平衡的能力。

(5)对各地因地制宜及可持续性的评估能力。在全健康治理及多部门协同的大方针下,应注重不同地区的差异与适用程度,避免出现社会和健康的不平等加剧情况。这要求足够的社区参与度和反馈的及时性,根据不同的反馈和当地实际体系对实施的措施进行调整,定期开展评估等工作,并在需要时提供能力建设和经济等方面的支持。

三、全健康治理评估

构建全健康治理体系,需以政府治理体系和治理能力建设为切入点,明确顶层设计,在体制机制创新、跨学科研究、人才培养、国际合作等方面建立综合治理模式,逐步带动全民健康建设、生态文明建设、食品安全保障以及农业和畜牧业等相关产业发展。通过实现基于全健康理念的综合治理体系完善公共卫生和全民健康治理机制,需要建立健全各项与社会治理有关的组织、运行和保障内容。在建立相应治理体系后,还需从多方面对其进行评估,使其不断优化且适配所治理的地区。全健康治理在全社会层面涉及广泛,包括法律、政府治理、技术和社会保障等,可探索从以上几个方面形成指标体系,对全健康治理进行评估,本节将对评价全健康治理情况的指标体系进行探讨,以评价全健康治理工作开展的现状及策略优化方向。

1. 指标体系

法律体系是社会治理体系中的基本治理工具之一,法治是治国理政的基本方式,是国家治理体系和治理能力的重要依托。对于影响健康的各种因素的干预,法律可以采取直接规制(例如,授权相关部门采取健康干预措施,赋予公民健康权益与义务)和间接规制(例如,通过税收来抑制烟草等有害健康产业的发展,通过侵权诉讼来对造成环境污染等公害企业进行惩罚等)两种模式来实施。总体而言,法律在公法、私法、社会法三个层面,一方面是形塑个体行为,使之更安全、更健康;另一方面是形塑个体赖以生存的政治、经济、社会、物理、生态环境,使之更安全、更健康,从而维护并促进公众健康。所以,法律法制的评估指标在全健康治理的评估中起到首要且基础的作用。

提升治理有效性,实现善治(good governance),是国家治理的重要目标[16-18]。政府与社会治理是一种综合性治理模式,旨在协调社会和群众的力量来维护并改善卫生和健康领域问题。近年来,全政府、全社会治理(Whole-of-Society, WoS)作为公共管理概念广泛应用于传染病和慢性非传染病防控等卫生健康领域,并获得普遍认同,其有效性也在实践中得到证实[19]。全健康治理的核心内涵之一是"多部门合作,全社会参与,将健康融入所有政策,上下联动、联防联控、合作共治",与全政府治理的理念相通。全健康理念能系统性提升卫生健康治理体系总体绩效,以协同治理、整体性视角和政府间关系为分析手段,对基于全健康理念的相关政府部门机构进行职责解析、绩效评估与方案优化,有利于从宏观上层角度评价卫生健康治理体系和治理能力的现代化建设。

技术水平的快速发展能极大地支持全健康治理体系建设,并促进其在社会范围内逐步扩大影响力和覆盖面。对于全健康治理体系的构建,科学技术的发展必不可少。全健康理念涉猎范围极广,相关学科包括但不限于临床医学、流行病学、检验检疫、畜牧兽医、食品营养和环境健康专业等。因此,评估全健康治理中的技术发展情况,建立相关技术评价指标,促进推动这些相关学科的交流与融合,推动全健康相关科技创新,对利用全健康理念攻关复杂健康问题具有重要意义。

保障体系是现代社会治理体系的重要组成部分之一,其本质是确保社会治理中的各种体系能够科学建立和有效运行,以及为各种体系的深入推进提供环境与条件,对社会治理体系建立与运行起着统筹、整合、互动、控制和支撑的作用[20]。全健康治理作为应对近年来全球化快速发展等原因造成的疾病快速跨境传播而提出的跨地域、跨领域、多学科、多部门治理策略,其实践需要强有力的保障体系,以确保其在不同地域及应对不同健康威胁时能最大限度地发挥优势作用。保障体系作为评价全健康治理的一项指标,可保证治理体系科学有效地运行。

2. 治理现状与策略优化

在法律法治方面,卫生立法是改善民生的社会领域立法的重点内容之一。我国卫生立法经历探索建设、充实提高和完善发展三个阶段,不断在公共卫生和药品安全等领域立法,充实卫生法律的医疗领域内容,并以法律的形式强化维护医疗秩序、约束医疗行为、保护患者以及医务人员的权利。随着卫生事业改革的不断发展完善,综合均衡发展和创新法律制度,法律法规成为卫生事业发展的强大推动力,为医学科学和卫生事业的发展提供了全面且有效的保障。

建立健全健康治理相关的基础性立法,是全民健康乃至全健康有效治理和长远发展的基石。传统的"健康治理"以"医药卫生管理模式"为主,特点是以疾病应对为导向、医药卫生行政部门为主体、行政管理为手段,导致国民健康体系碎片化,卫生服务体系不完整、提供不充分。而全健康理念下的健康治理模式是以健康需求为导向,遵循健康科学规律和社会科学规律,具备全方位、全周期的健康服务体系及相应管理体系,能系统地整合各种健康保障资源,动员整部国家机器和全社会的力量共同治理。以全健康理念为基础,实现全健康治理模式的转型和优化升级,符合我国新时代的国民健康政策,这种综合治理的模式也与"健康入万策"(health-in-all-polices)理念契合。全健康理念可作为现代化健康治理基本立法的一部分,在融合国民健康治理方面,落实国家治理体系和治理能力现代化整体布局,成为在国民健康领域和法治领域全面深化改革战略布局的重要环节。

政府与社会治理已成为卫生健康治理的新趋势,在应对传染病流行和非传染病防控等领域发挥显著作用。政府治理能在健康领域明确卫生部门和其他部门的定位和作用,通过跨部门、全社会途径增强国家、机构和个人应对流行病及社区应对其他公共卫生风险的能力。良好的政府与社会治理机制,可加强国家、政府和非政府机构之间以及相邻社区之间的合作,在健康威胁的全面防控和基础设施完善等方面起到强化作用[21]。

在全健康理念下实行政府和社会治理,政府需承担不同角色,包括作为强制执行相关法规、为所有利益相关者和参与者划定边界和规则的总指挥官,作为公共产品和服务的提供者,作为公共资源的管理者,以及作为与其他司法管辖区、企业和民间社会组织合作的桥梁与合作伙伴等。政府治理对解决全健康治理中复杂的政策问题能起到有效作用,全健康治理在各地区的实践同样需要政府和社会治理适应不同地区的特性,让多方利益相关者参与不同卫生政策,通过全社会参与实现有效治理[22]。现代社会治理常呈现分工化和专业化的特点,横向部门之间存在一定的竞争关系,且横向协作也将消耗时间和资源成本,如何衡量和平衡好横向、纵向协调关系以及下级响应等问题,是全健康治理实践中政府社会治理方面需要持续发展优化的部分。

科技是第一生产力,创新是第一动力。多学科发展、合作与创新是全健康治理实践的重要支撑,科技创新也是应对健康威胁的首要"利器"。健康具有社会、安全和经济等多重属性,世界卫生组织(WHO)、世界知识产权组织和世界贸易组织建立了关于公共卫生、知识产权和经济贸易的三边合作机制[23],关注科技的健康、经济效应及其中的知识产权问题,而这三者间的相互作用也影响着技术合作、创新和技术获取等多个与健康治理实践相关的部分。多学科技术的交流与融合,能够推动全健康相关科技创新,对于利用全健康理念攻关复杂健康问题有着重要意义。

对于全健康治理的实践,一方面,维持健康治理的基本手段对技术创新有着极大的需求和依赖[24]。因此,需大力发展科技,促进学科融合,包括加大卫生健康领域的科技投入,加强领域内的基础研究和核心技术发展,加快提高疾病防控和公共卫生领域战略科技力量和战略储备能力[25]。另一方面,科技重大成果的转化同样重要。首先,需提高优质的先驱性研究的比例,避免创新技术的同质化,基础研究成果需达成规模化转化等。其次,要有鼓励原创和促进转化的政策机制,全健康理念的提出是将医学技术发展从单纯关注人类健康向同时关注人类—动物—环境整体健康转变的重要节点,促使学科交叉成为创新的重要途径,充分体现了健康领域科研的全链条和多使命特征[25]。

相较于传统健康治理模式,全健康在理念、内涵、路径、模式方面的融合性和创新性将形成一套新的健康治理范式,而保障体系的全面性能够为新范式的实践提供支持,包括政府统筹、人才支撑、司法监督、财政支持等多方面保障,为全健康治理在不同地域实践维持充足的适应和运行能力。多方面提供保障便于建立多方沟通机制,也有利于建立同行评审以及绩效评估机制,公布政策制定与治理方案实施效果。同时,可通过现代网络平台为全健康治理实践提供保障。基于健康治理信息化,不仅能增加健康治理及相关政策的透明度,有助于规范各方治理行为,还能进一步强化问责机制。政府部门通过调查数据判断社会公众对卫生服务质量的评价,分析评估国内各地区卫生系统的绩效以及本国与世界各国之间的绩效差异,促进政府各部门及其决策者重视卫生系统存在的问题,并采取相关的改革措施以促进卫生系统的可持续发展。未来也需要不断完善评价指标体系及方法,持续促进健康治理的发展和优化[26]。

四、全健康理念下的海南自贸港建设

随着经济全球化及海南自由贸易港建设的提速,环境急剧变化,公共卫生事件如突发传染性、慢性非传染性疾病等屡次发生,不断扩大的对外开放程度加剧了卫生健康问题的复杂性,全健康行动应时而生且势在必行[27]。海南省是我国的经济特区、中国特色自由贸易港,在全省提升全健康治理能力现代化具有便利条件。率先在海南省全岛进行全健康治理试点,海南省第八次党代会报告明确指出要实施好全球"全健康"海南示范项目。与此同时,防止外来微生物入侵,以及监测与预警海南岛新发/突发微生物病原对于海南自由贸易港的建设具有深远影响。海南自由贸易港建设思路与全健康理念相契合,其具有得天独厚的地理区位和相关政策红利等优势,意味着更多的人、动物、货物流动,以及疾病传播风险升高,海南省也将需要应用全健康理念解决更多可能出现的健康威胁。

鉴于海南自由贸易港日益提升的国际化程度,尤其是在国际广泛关注的突发公共卫生事件所产生的深远影响下,亟须从被动应对转变为积极主动防范,以打通全健康领域存在的堵点、难点为导向,以关键工程技术突破、信息化平台建设、大数据价值应用为重点,以检疫检验监测为核心,以信用建设、标准建设、成本控制为抓手,加大种子人才培养力度,培育一批具有多学科知识的复合型人才,以实现全健康可持续发展为目的,通过建立事前监测、事中防控、事后追溯的跨界全流程管理模式,推进公共卫生治理能力现代化,建立在全球范围内影响极大的标准化全健康体系并树立示范样板。本节将对全健康理念在海南省实践的基础以及海南省已开展的全健康行动等进行分析、梳理、总结,以期为下一步全健康理念落地见效提供支撑,为全国乃至全世界打造一个具有全球领导力、有重大影响的全健康治理范式,并提供一个先行试点的典范。

1. 全健康理念在海南省实践的基础

海南省所具备的特有优势与全健康理念实践极为契合。海南省是我国唯一的热带季风气候省份，与国内以及世界其他地区相比，具有特殊的疾病谱[28]，适合开展热带特色的全健康研究，尤其是针对人—动物—环境交界面的微生物菌群的空间和时间动态变化。热带地区是动物有关疾病多发区，而传统的人兽共患病也在此频繁发生，许多热带和亚热带地区的高湿高热气候有利于微生物、寄生虫和媒介昆虫的生长繁殖，促进了由病毒、细菌、寄生虫和真菌等病原体引起的疾病的传播，包括乙型脑炎、登革热等，这些热带疾病至今仍严重影响着全球动物健康和人类福祉[29-30]。

海南省是我国最大的贸易特区，是我国对外开放的"试验田"和"窗口"，在国内具有极大的市场规模和广阔的经济腹地，是"一带一路"政策的重要支点，对外通达全球尤其是东南亚地区，同时又是相对独立的地理单元，具有整体封关运作、实施海关特殊监管制度的天然地理条件[31]。海南自由贸易港作为国内国际双循环的重要交叉点，在中国对外贸易及文化交流合作中会充分发挥桥梁作用，同时也将迎来人员、动物和货物的大规模流动，更容易受到新发疾病和人兽共患病疫情的影响。

更为重要的是，海南省全岛建设自由贸易区有着充分的政策支撑，拥有更大的改革自主权，十分利于全健康理念在海南省的实践与发展。首先，其在医疗领域改革开放享有特许政策的红利，例如海南省博鳌乐城国际医疗旅游先行区的成立，建立了我国唯一的"医疗特区"，成为海南省大健康产业发展的先锋，汇集了大量先进的医疗技术、设备，吸引了大批高端复合型人才，为当前海南省全健康试点工程的建设打下了坚实的基础[32]。其次，为落实健康中国战略行动，海南省发布了《"健康海南2030"规划纲要》和《健康海南行动实施方案》等规划，充分运用好自贸港建设契机，实施18个健康促进专项行动，全方位构建重大疾病防控体系，打造海南生态岛、健康岛、长寿岛[33]，这与全健康理念中"以人为本"和"与环境自然和谐相处"的理念完全相通。最后，作为具有极大发展前景的自贸特区，能够不断地聚集人才和资源，并且依托海南自由贸易港建设红利，给予在海南省发展的各类人才所需的起步与发展支持，在争取引进大量人才的基础上，同时留住本土人才，使本土人才与引进人才叠加作用最大化[34]，多背景多学科人才的交流与融合对在海南省开展全健康理念落地具有重要作用。

2. 全健康理念在海南省已开展的实践行动

2020年，海南省提出引入全健康理念；海南省委发布关于制定"十四五"规划和2035年远景目标的建议，提出要建立健全法律、政府治理、技术、保障四个体系，建立在全球范围内影响极大的标准化全健康体系并树立示范样板。全健康理念在海南省已有了新的发展，其概念成为2022第六届海南国际健康产业博览会的关注焦点。海南省已与国内国际多个著名高校进行全健康合作，不断为海南省培养先进人才。与此同时，世界银行的全健康示范项目也在海南省启动，以指导未来的发展方向。

在省内，充分发挥高校、机构优势，构建跨学科、跨部门的全健康体系。海南大学与海南医学院在 2021 年成立了全健康研究机构并开展了一系列全健康行动,助力打造海南自由贸易港全健康治理范例。2022 年 6 月,海南大学全健康协同创新中心正式启动,该中心围绕重要疾病(包括传染病、慢性非传染性疾病)的风险因素、发病机制、诊疗和防控技术,应用全健康策略开展高水平研究,为建设健康海南和生态海南提供科学依据和技术支撑。鼓励多学科交叉协作,凝聚了来自生命科学、生物医学工程、药学、生态与环境、食品科学与工程、动物科技、材料与化工、计算机科学与技术等多个学院从事全健康相关研究的前沿力量,对全健康理念下的传染病防控、生态环境与人类健康、海洋污染物检测与生态治理、医疗健康大数据平台的构建、食品微生物与人类健康关系等多方面进行研究。同期建设的"自贸港发展与制度创新"协同创新中心集中了法学院、公共管理学院等人文社科的优势力量,为全健康策略的理论体系构建从社会科学角度提供有力支撑[27]。

在对外合作方面,积极推动对外交流与国际人才培养。2021 年下半年,成立了海南医学院公共卫生与全健康国际学院。2021 年 11 月,海南医学院全健康研究中心创办英文期刊"One Health Bulletin",拓展了海南医学院全健康领域对外交流合作的空间,同时与爱丁堡大学、瑞士热带病与公共卫生研究所、西英格兰大学、法国巴斯德研究所、泰国玛希隆大学热带医学院等开展了联合培养及合作办学。2022 年 7 月,海南医学院全健康研究中心智库被授予海南省重点新型智库,该智库涵盖了学校公共卫生、热带医学、环境及管理学科的专家[35]。海南医学院积极开展全健康领域的研究与探索,为海南省全健康示范项目的顺利完成提供支持和保障,不断推动海南省与世界银行合作的"全健康"海南示范项目的前期研究工作。

海南自贸港在政策支持、深化合作和人才培养等多方面的快速发展,充分体现出跨部门高效合作的领导力以及实施全健康这一挑战性和创新型理念的前期准备[36]。全健康示范项目在海南省的持续顺利开展,将有助于海南省成为亚太地区热带病防控与研究的重要中转站和交流基地,发挥海南省在"一带一路"倡议中我国公共卫生成果与经验输出的作用。全球"全健康"海南示范项目(世界银行贷款预防、准备和应对新发传染病项目海南省项目)的实施,也将成为国内最大的真实世界实施项目,打造具有全球引领示范意义的全健康治理体系,提升人民健康水平,抢抓海南全面深化改革开放的历史机遇[37]。

海南省拥有独特的地理区位、开放政策和丰富的人才资源,在落实全健康理念方面优势明显,但在落实总体国家安全观、提高应对公共卫生安全能力方面仍存在不足。未来以海南省与世界银行合作的"全健康"海南示范项目为契机,多部门、多学科、多领域协调合作,制定并实施一系列策略和措施,运用自贸港立法权加快构建全健康法律法规体系,为全民树立全健康理念提供法治保障。进一步健全全健康领域的政府治理体系和治理能力,实现跨界、高效、协同、信息化管理,创建全健康研究体系、人才培养体系、国际组织以及应急管理体系,为开展跨学科、跨地域、跨部门的全健康问题研究提供技术支撑,多方面建立起全健康实践体系,既为海南省经济社会发展战略与公共政策制定提供基础的理论研究支撑,也为海南自由贸易港积极应对公共卫生挑战、发展海南特色的健康产业贡献自己的力量,为构建全健康态势下人类卫生健康共同体和命运共同体、实现中国式现代化作出贡献,助推海南省早日建成具有世界影响力的中国特色自由贸易港,为世界提供中国特色社会主义的实践范例。

五、小　结

未来,全球仍将面临新发传染风险上升、慢性非传染性疾病持续存在、人口老龄化加深等多种严峻形势,区域一体化发展战略、人口跨区域流动频繁等因素也会增加卫生健康治理的难度。卫生健康事业是一个系统工程,全健康作为一个全过程、全方位的健康治理新范式,是一个进阶性的、相互关联、相互影响、相互制约的健康治理与实现过程,其能够通过社会整体联动、全民参与,凝聚跨区域和多部门协作治理的共识,建立综合统筹及风险管理机制,制定联合行动框架,实现促进全民健康的目标。

参 考 文 献

［1］ Gibbs E P. The evolution of One Health: a decade of progress and challenges for the future ［J］. Vet Record, 2014,174(4):85 - 91.

［2］ 王浩城,韩谦. "One Health"—全健康[J].中国兽医杂志,2022,58(5):125 - 128.

［3］ 刘婧姝,张晓溪,郭晓奎.全健康的起源、内涵及展望[J].中国寄生虫学与寄生虫病杂志,2022,40(1):1 - 11.

［4］ Ghai R R, Wallace R M, Kile J C, et al. A generalizable one health framework for the control of zoonotic diseases ［J］. Sci Rep, 2022,12(1):8588.

［5］ Taylor L H, Latham S M, Woolhouse M E. Risk factors for human disease emergence ［J］. Philos Trans R Soc Lond B Biol Sci, 2001,356(1411):983 - 989.

［6］ Degeling C, Kerridge I. Hendra in the news: Public policy meets public morality in times of zoonotic uncertainty ［J］. Soc Sci Med, 2013,(82):156 - 163.

［7］ WHO. Transforming our world: the 2030 Agenda for Sustainable Development ［Z］. 2015.

［8］ 晋继勇.全球卫生治理的背景、特点与挑战[J].当代世界,2020,(4):42 - 48.

［9］ Brinkerhoff D W, Bossert T J. Health governance: Concepts, experience, and programming options ［R］. ［2008 - 02 - 19］. https://www. hfgproject. org/health-governance-concepts-experience-programming-options.

［10］ Hassan I, Mukaigawara M, King L, et al. Hindsight is 2020? Lessons in global health governance one year into the pandemic ［J］. Nat Med, 2021,27(3):396 - 400.

［11］ Smith P C, Anell A, Busse R,等.七个发达国家卫生系统的领导与治理[J].中国卫生政策研究,2012,5(11):1 - 11.

［12］ Ikeanyibe O M, Eze O O, Okoye A E. Governance paradigm in public administration and the dilemma of national question in Nigeria ［J］. Cogent Soc Sci, 2017,3(1):1316916.

［13］ Clarke C, Nelson C. New governance paradigms ［M］//CLARKE C, NELSON C. Jamaica's evolving relationship with the IMF: There and back again. Cham, Springer International Publishing, 2021:131 - 151.

［14］ Cunningham A A, Daszak P, Wood J L N. One Health, emerging infectious diseases and wildlife:

two decades of progress［J］. Philos Trans R Soc Lond B Biol Sci, 372(1725):20160167.

［15］ Zinsstag J, Crump L, Schelling E, et al. Climate change and One Health［J］. EMS Microbiol Lett, 2018,365(11):fny085.

［16］ Frederickson H G, Smith K B. The Public Administration Theory Primer［M］. Boulder and Cumnor Hill: Westview Press, 2003.

［17］ UNESCAP. What is good governance［R］. UNESCAP, 2009.

［18］ 俞可平. 治理和善治：一种新的政治分析框架［J］. 南京社会科学,2001,9:40-44.

［19］ 陈秀芝,何江江. 卫生健康全政府和全社会治理的概念、应用及思考［J］. 卫生软科学,2022,36(12):5.

［20］ 杨述明. 现代社会治理体系的五种基本构成［J］. 江汉论坛,2015,2:57-63.

［21］ Schwartz J, Yen M Y. Toward a collaborative model of pandemic preparedness and response: Taiwan's changing approach to pandemics［J］. J Microbiol Immunol Infect, 2017,50(2):125-132.

［22］ Addy N A, Poirier A, Blouin C, et al. Whole-of-society approach for public health policymaking: a case study of polycentric governance from Quebec, Canada［J］. Ann N Y Acad Sci, 2014,1331:216-229.

［23］ WIPO. 世界卫生组织、世界知识产权组织和世界贸易组织关于公共卫生、知识产权和贸易的三边合作［R］. 2020.

［24］ Schultz M D, Dadali T, Jacques S A, et al. Inhibition of the NAD salvage pathway in schistosomes impairs metabolism, reproduction, and parasite survival［J］. PLoS Pathog, 2020, 16(5):e1008539.

［25］ 詹启敏,杜建. 论医学科技与"国之重器"［J］. 北京大学报,2022,18(54):785-789.

［26］ 刘丽杭. 国际社会健康治理的理念与实践［J］. 中国卫生政策研究,2015,8(8):69-75.

［27］ 刘萌萌,高佃恭. "全健康"在海南——记海南自由贸易港的"全健康"发展历程［J］. 热带生物学报,2023,14(3):241-247.

［28］ 王璐. 推动"全健康"从理念变成行动［N］. 海南日报,2021-03-10.

［29］ 董柏青,谭毅. 热带地区重要虫媒传染病的预防与控制［J］. 中国热带医学,2005,8:1718-1721.

［30］ Othman S, Zakaria Z, Abd-Wahid M E. Editorial: Molecular pathogenesis of tropical veterinary diseases［J］. Front Vet Sci, 2023,10:1163154.

［31］ 刘赐贵. 加快建设高水平的中国特色自由贸易港［J］. 求是,2020.

［32］ 陈子仪. 乐城先行区：打造医疗开放新高地［N］. 海南日报,2023-03-21.

［33］ 海南省新闻办公室.《健康海南行动实施方案》新闻发布会［Z］. 2020.

［34］ 袁宇. 人才与自贸港的"双向奔赴"［N］. 海南日报,2023-03-21.

［35］ 邢艳珑. 我校"全健康"研究中心被授予海南省重点新型智库［Z］. 海南医学院新闻中心,2022.

［36］ 马珂. 全健康与热带病防控高峰论坛在海口召开［N］. 海南日报,2023-03-30.

［37］ 王子遥. 海南获世界银行1.75亿美元贷款项目,将用于落实"全健康"理念［Z］. 腾讯网,2021.

第三章
全健康的要素与构架

郭照宇[2]　李石柱[1,2,3]*

一、引　言

全健康(One Health)理念经历了三个主要阶段。第一阶段:经科学共同体反复讨论,将全健康理念作为符合时代需求的科学问题。第二阶段:全健康成为被广泛接受的理论框架,不仅限于科研界内部,也得到国际组织和政府的支持,并逐步推广到公众科普教育。第三阶段:全健康的实证研究阶段,在实践中总结经验,明确全健康在真实世界中的实际价值。为推动实践在全球展开,需建立易于理解的全球性指标体系,帮助各界从业者找到急需解决的全健康相关科学问题。于是,科研工作者启动了全球全健康指数(global one health index, GOHI)项目。GOHI 建立了一个可自我迭代的全球全健康评估方案,引导全健康实践策略,整合真实世界相关科学证据,加深各界从业者对全健康理念的理解,并揭示人—动物—环境健康关系中的差距。GOHI 将有助于提升全球全健康的能力,为制定全健康策略提供准确指导[1]。

GOHI 项目的目标不仅仅在于评估各国/地区的整体能力,还通过收集全球数据、对比不同国家/地区的政策与实践,促进经验分享和相互学习。借鉴其他国家成功的实践经验,各国/地区可以探索适合自身情况的全健康方法,以应对特定的人—动物—环境界面

1. 中国疾病预防控制中心寄生虫病预防控制所(国家热带病研究中心),传染病溯源预警与智能决策全国重点实验室,国家卫生健康委员会寄生虫病原与媒介生物学重点实验室,世界卫生组织热带病合作中心,科技部国家级热带病国际研究中心,上海 200025
2. 上海交通大学医学院-国家热带病研究中心全球健康学院,上海 200025
3. 上海交通大学全健康研究院,上海 200025
　* 通讯作者

的健康挑战。在其他地区复制已实施的全健康干预措施常面临困难,并非方法学问题,而是干预措施可能有特殊的前提条件,在不同地区需进行微调。如何找到适合自身国情的干预措施呢? 需以 GOHI 为基础构建宏观评估网络,用于寻找情况相似国家并最终进行实践。这样的网络可为各国提供宝贵参考,帮助其在人—动物—环境界面的健康挑战中找到适合国情的解决方案。此外,GOHI 项目还有助于加强全球协作和合作,以有效应对全球性健康威胁。全健康方法强调跨学科合作、国际协调和信息分享的重要性,需要国际组织、政府机构和利益相关者之间的合作支持。通过 GOHI 项目,各方可更好地了解全球全健康发展情况,发现共同面临的挑战并寻求共同解决方案,从而推动全球对人—动物—环境健康关系的整体管理和保护。GOHI 项目的成功实施将进一步证实全健康方法的有效性,并为全球决策者提供一种有力的工具,以制定更加综合和协同的政策和实践策略。通过准确评估全健康能力和分享最佳实践,GOHI 项目有望推动全健康理念从概念到实际操作的转变,对于促进人类、动物和环境的整体健康和持续发展具有重要的意义。

综上所述,通过 GOHI 项目的实施,可以全面评估各国/地区在应用全健康方法方面的发展和能力,并通过分享最佳实践,填补全健康方法中的差距。该项目的实施将有助于建立完善的概念框架和适当的评估方案,引导并制定优化全健康实践策略。此外,GOHI 项目的成功实施还将促进全球的协作和合作,推动全球对人—动物—环境健康关系的整体管理和保护。

二、全健康要素及构架的构建

全健康方法意味着在多个层面上进行整合和统一的方法:首先,它将人类健康、动物健康和环境健康统一起来,旨在实现人—动物—环境系统的帕累托改进;其次,它通过打破治理障碍,动员跨部门和多学科的合作;第三,它促进了国家和地区之间的联合合作,以应对全球、地区和本地层面的威胁,如流行病应对、气候变化等;第四,它促进了更广泛的社会参与和更好的社会意识,以实现人—动物—环境系统的可持续发展。基于对全健康本质的上述解释,我们形成了一个旨在评估全健康系统的概念框架。研究团队设计了一个细胞型 GOHI 框架(图 3-1),它由外部动因指数(external drivers index, EDI)、内禀动因指数(intrinsic drivers index, IDI)和核心动因指数(core drivers index, CDI)组成。EDI 评估了全健康发展的社会、经济、文化等外部条件,包括地球系统、经济系统、技术系统、社会学系统和制度体系。IDI 评估了人类、动物和环境健康界面上的全健康绩效。CDI 评估了每个国家/地区在全健康的核心科学领域,包括人兽共患病、食品安全、抗微生物药物耐药性(antimicrobial resistance, AMR)、气候变化和治理方面的能力和实践[1]。

GOHI 的构建分为 5 个步骤,包括框架制定、指标筛选、建立数据库、测定权重和GOHI 分数计算。GOHI 研究团队建立了一套基于专家委员会的指标构建框架,采用问卷调查和模糊层次分析法(fuzzy analytical hierarchy process, FAHP)[1]。所有指标会根

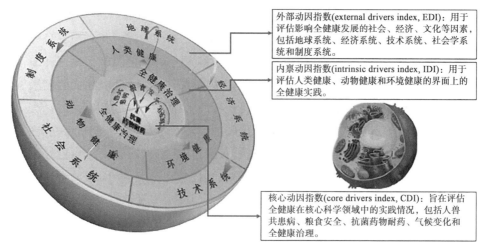

外部动因指数(external drivers index, EDI):用于评估影响全健康发展的社会、经济、文化等因素,包括地球系统、经济系统、技术系统、社会学系统和制度系统。

内禀动因指数(intrinsic drivers index, IDI):用于评估人类健康、动物健康和环境健康的界面上的全健康实践。

核心动因指数(core drivers index, CDI):旨在评估全健康在核心科学领域中的实践情况,包括人兽共患病、粮食安全、抗菌药物耐药、气候变化和全健康治理。

图 3-1 全球全健康指标(GOHI)的细胞图结构

注 EDI:外部动因指数;IDI:内禀动因指数;CDI:核心动因指数。

据 7 项原则(相关性、权威来源、可及性、完整性、及时性、可比性和国家级)进行核对,并开展专家咨询,最终确定可用的指标和指标权重。GOHI 2.0 指标体系与 GOHI 1.0 相比有轻度调整,指标结构最终由 3 个一级指标、13 个二级指标和 50 个三级指标组成(表 3-1)。

表 3-1 GOHI 指标体系和赋权方案

一级指标			二级指标			三级指标		
名称	编号	权重	名称	编号	权重	名称	编号	权重
外部动因指数(EDI)	A	15.2%	地球系统	A1	20.0%	土地	A1.1	19.0%
						森林	A1.2	18.0%
						水	A1.3	24.0%
						空气	A1.4	23.0%
						自然灾害	A1.5	17.0%
			制度系统	A2	20.0%	司法	A2.1	46.0%
						治理	A2.2	54.0%
			经济系统	A3	20.0%	经济	A3.1	38.0%
						工作	A3.2	30.0%
						住房	A3.3	32.0%
			社会系统	A4	20.0%	人口统计	A4.1	33.0%
						教育	A4.2	38.0%
						不平等	A4.3	29.0%
			技术系统	A5	20.0%	交通	A5.1	31.0%
						技术应用	A5.2	35.0%
						消费与生产	A5.3	34.0%
内禀动因指数(IDI)	B	16.3%	人类健康	B1	33.3%	健康覆盖	B1.1	33.0%
						疾病负担	B1.2	33.0%
						暴力与意外伤害	B1.3	33.0%

续　表

一级指标			二级指标			三级指标		
名称	编号	权重	名称	编号	权重	名称	编号	权重
			动物健康与生态系统健康	B2	33.3%	动物疫病	B2.1	50.0%
						野生动物和海洋生物多样性	B2.2	50.0%
			环境健康	B3	33.3%	空气质量和气候变化	B3.1	33.0%
						环境生物多样性	B3.2	33.0%
						环境资源	B3.3	33.0%
核心动因指数（CDI）	C	68.5%	全健康治理	C1	21.7%	公众参与	C1.1	14.3%
						法律法规	C1.2	0.0%
						信息透明	C1.3	14.3%
						系统响应	C1.4	14.3%
						共识导向	C1.5	14.3%
						公平和包容	C1.6	14.3%
						有效性和效率	C1.7	14.3%
						政治支持	C1.8	14.3%
			人兽共患病	C2	20.4%	感染来源	C2.1	23.7%
						传播路线	C2.2	25.3%
						目标人群	C2.3	19.1%
						能力建设	C2.4	16.8%
						结果（案例学习）	C2.5	15.1%
			粮食安全	C3	21.4%	粮食供需	C3.1	20.0%
						食品安全	C3.2	20.0%
						食品营养	C3.3	20.0%
						自然与社会环境	C3.4	20.0%
						政府支持与响应	C3.5	20.0%
			微生物抗药性	C4	18.1%	微生物抗药性监测系统	C4.1	20.0%
						微生物抗药性实验室网络与部门协调能力	C4.2	20.0%
						抗菌药物控制与优化	C4.3	20.0%
						公众意识与理解的提升	C4.4	20.0%
						重要抗菌药物的耐药率	C4.5	20.0%
			气候变化	C5	18.5%	气候变化	C5.1	33.0%
						健康结果	C5.2	33.0%
						减缓和适应能力	C5.3	33.0%

注　之前出版物中使用的部分指标已根据最新数据加以改进,详情参见专题报道。

三、GOHI 体系的独特性和潜力

GOHI 体系具有独特性:其一,GOHI 是首个全球性全健康理念评估工具,具有新颖性和创新性;其二,GOHI 基于专家共识构建,即由科学社群构建,将理论与专家实践经验相结合;其三,GOHI 以完整的方法学和统计学团队作为基础,支撑项目的科学性和严谨性;其四,GOHI 是可迭代框架,能根据时代需求不断调整,2024 年 GOHI 第三版将有较大改版。

目前,科研领域对全健康主要有两种解读。第一种是全健康发展早期的理念,关注人类、动物和环境界面交叉点的健康风险,目的是预防、控制、减轻人类和生态的负担。第二种是从系统论的角度理解全健康,关注人类、动物、环境之间的相互作用和深层驱动力,侧重于探索社会生态系统(social-ecological systems,SES)机制,考虑了健康问题背后的复杂因素[2]。GOHI 采用的是第二种思路,是面向未来的指标框架。若以学科范式理念解读,全健康现在经历了三个阶段:一是科学界基于当代需求提出全健康理念,以新视角应对人类共同体可能遇到的问题;二是全健康理念成为被国际社会认可的理论框架,得到国际组织广泛认可和接受,获得社会和政策层面的支持,并逐步推广至公众科普教育,融入生活[1,3-5];三是全健康理念的实证研究阶段,即现阶段,全健康理念通过跨学科和跨部门研究探索人、动物、植物和维持它们的环境之间的复杂关系。建立完整的学科范式是一个长期过程,需要凝聚各方力量。GOHI 不仅是一个全球性评估工具,还建立了一个重实践的全健康研究社群,推动讨论的进行和学科的发展。

四、小　　结

GOHI 将全球全健康能力可视化,使我们得以从宏观的视角去发现和认识问题。未来 GOHI 还有诸多可提升之处。

1. 建立全健康网络与合作伙伴关系

需通过跨学科、多部门和区域间的合作,建立全健康网络和合作伙伴关系。要消除制度上的障碍,构建全面社会行动框架,并在国家发展和国际合作战略中加强沟通、协调和合作能力建设,以更好地应对人类、动物和环境交互界面的公共卫生威胁。引入更多国际知名专家参与指标框架的构建,可增强 GOHI 的科学性和创新性。GOHI 可以帮助各学科、各部门理解全健康理念,推动其在国际组织中的发展。应将全健康理念纳入全球治理,并设置高级别议程。必须尽可能吸引更多利益相关者,包括国际组织、非政府组织、民间社会组织、私营部门和学术界,确保合作网络可持续运作。当前应积极推动政府间的对话,建立长期融资机制、早期全球预警和响应机制,与全球伙伴共同为下一次大流行做好准备。GOHI 是研究人员和政策制定者之间的桥梁。国家可利用 GOHI 的结果和关键发现,识别自身优势与弱点,在擅长的领域继续发展,并制订计划弥补不足,实现全球全健康治理的平衡。

2. 完善全球全健康数据共享机制

目前,许多指标的数据可及性和完整性欠佳,GOHI可推动这些数据的采集和整理工作。与国际组织和各国合作,使全球全健康治理数据更加透明、易于获取和综合,建立跨部门的高水平数据库。为优化GOHI的指标体系,需要更完善的基础设施支持。各国政府需加强基层卫生设施管理人员的技能培训,并维护保养好实验室仪器。同时,需要开发动物和环境监测系统,推进数据共享机制的标准化和透明化,以加快对人兽共患病暴发、自然灾害和其他紧急情况的早期检测和响应。

3. 加强全健康治理能力

GOHI强调同步发展、联合行动及上游预防措施,以提高人类、动物和环境的整体健康。在国家层面,完善相关法律法规至关重要,保护生态环境、加强执法、减少非法伐木、降低与人兽共患病相关的生态环境风险因素。同时,国家应增加基本医疗卫生设施的建设,合理分配卫生资源,改善大众生活环境,降低社会风险因素。GOHI有助于提高公众对全健康概念的认识和行动效率。通过基于社区的治理策略,可吸引更多的合作伙伴,促进资源在各个地区间的公平分配,使策略更具适应性和可持续性。

4. 未来计划

GOHI还有很多的可能性,未来研究团队将进一步研究数据挖掘和数学模型扩展,分析全健康方法在典型实际情境中的表现,以及在追求人类、动物和环境系统整体利益时达到的帕累托改进程度。综上所述,通过上述策略的实施,我们可在全球范围内推动全健康概念,为预防、检测和应对跨越人、动物、植物和环境的健康威胁提供坚实基础。在全球合作的基础上,我们能够建立更加安全、公平和可持续的世界。

参 考 文 献

［1］Zhang X X, Liu J S, Han L F, et al. Towards a global One Health index: a potential assessment tool for One Health performance [J]. Infect Dis Poverty, 2022, 11(1):57.

［2］Laing G, Duffy E, Anderson N, et al. Advancing One Health: updated core competencies [J]. CABI One Health, 2023, (2023):ohcs20230002.

［3］Guo Z Y, Zheng J X, Li S Z, et al. Orientation of One Health development: Think globally and act locally [J]. Sci One Health, 2023, 2:100042.

［4］Guo Z Y, Feng J X, Ai L, et al. Assessment of integrated patterns of human-animal-environment health: a holistic and stratified analysis [J]. Infect Dis Poverty, 2023, 12(1):17.

［5］He J, Guo Z, Yang P, et al. Social insights on the implementation of One Health in zoonosis prevention and control: a scoping review [J]. Infect Dis Poverty, 2022, 11(1):48.

第四章
全健康治理实践与挑战

陈瑾[1]　李石柱[1,2,3]*

一、引　　言

气候变化危机、水污染、食品安全和不断增加的疾病疫情是当今人类和地球面临的一些重大挑战。一些人为因素导致传染病(和其他公共卫生危害)出现和传播风险上升。例如,人和动物的密切接触、驯养动物种群增长、气候变化危机和土地利用方式的变化,这些因素可能使野生动物种群靠近人类和家畜种群。人兽共患病和媒传疾病给全健康造成持续的威胁,抗微生物药物耐药性(AMR)以及生态系统退化等问题日益突出。例如,空气污染每年导致 700 万人死亡,造成 3 万亿美元的损失。与 AMR 相关的问题每年导致 500万人死亡,预计到 2050 年经济损失将高达 100 万亿美元。至 2022 年,新冠疫情造成死亡人数约为 600 万,经济损失超过 3.5 万亿美元[1]。新冠疫情防控需要更广阔的视野,将动物、植物、人类和生态系统作为整体考虑制定防控政策。新冠疫情造成的健康损失和经济社会问题以及全球应对现状凸显了人类、动物(家畜和野生动物)以及环境卫生部门之间更紧密合作治理的需求。为应对这些紧迫而复杂的挑战,应建立有韧性可持续的全球全健康治理系统并加快行动[2]。许多机构、程序、法规框架和法律工具在全健康治理中发挥着重要作用,却也形成各自为政的治理框架。在过去二十年,尽管全健康理念的普及已有所成效,但治理和实践仍存在诸多挑战。本章将简要介绍全健康治理现状、治理行动以及挑战和对策。

1. 中国疾病预防控制中心寄生虫病预防控制所(国家热带病研究中心),传染病溯源预警与智能决策全国重点实验室,国家卫生健康委员会寄生虫病原与媒介生物学重点实验室,世界卫生组织热带病合作中心,科技部国家级热带病国际研究中心,上海 200025
2. 上海交通大学医学院-国家热带病研究中心全球健康学院,上海 200025
3. 上海交通大学全健康研究院,上海 200025
* 通讯作者

二、全健康治理现状

1. 全健康治理理念

全健康方法旨在可持续地平衡和优化人类、动物、植物和生态系统的健康,为复杂的健康挑战提供更全面有效的解决方案。全健康治理高度重视人类、家畜和野生动物、植物以及更广泛的环境(包括生态系统)健康之间紧密相连和相互依存的关系,还考虑到可能影响和加剧公共卫生风险的多个社会经济变量,包括全球化、城市化、旅行、移民、气候变化以及公共卫生基础设施是否充足[3]。全健康治理的关键在于促进人类、动物和环境健康的政策、法规和指南的制定和实施,例如食品安全法规,控制动物抗生素使用的措施等。全健康强调公共卫生、兽医、环境科学和其他相关学科等各部门之间合作和协调的必要性,全健康治理需要跨学科合作,汇集人类医学、兽医学、生态学、微生物学等不同领域的专家共同研究健康问题,以确保对健康挑战的全面了解。全健康问题本质上是全球性的,包括流行病和人兽共患病的传播,全健康治理鼓励国际合作和信息共享,协同施策。

大多数国家需要新的全健康治理形式,以开发和运用应对复杂挑战及对抗传染性和非传染性疾病所需的协同措施。全健康治理需要能够共同开展管理、共同施策和实践的流程、规则和机构,且依赖良好的合作伙伴关系、体制结构以及支持全健康理念和目标的文化氛围。全健康治理框架不仅涉及问责制,还必须建立共同的理解和信任,以及对不同观点和需求的理解。全健康治理需要持续制度化并增加投资,以提高所有利益攸关方的认识和跨部门合作能力,开展联合劳动力培训,拓宽职业道路,加强植根于跨学科和多部门原则的有效治理及适当立法,鼓励社区参与,将全健康治理融入相关学科的教育中,并通过各级关键干预措施和合作,迈向一个更可持续、更健康和更安全的世界[1]。

2. 全健康治理体系

全健康治理体系主要包括法律体系、政府治理体系、技术体系和保障体系等[4]。

全健康相关法律体系是治理全球全健康问题的有力工具,具有促进健康并影响其社会经济决定因素的潜力[5]。根据全健康宽泛的定义,许多机构、程序、监管框架和法律文件在全球全健康治理中发挥直接或间接的作用,既包括与人类、动物(家养和野生动物)、植物和环境健康有关的治理工具,也涉及与食品、农业、自然资源以及医疗和兽医产品的贸易和监管相关的机构和文件[6]。不过,法律工具的力量仍然取决于其监管部门的运用以及可用于执行判决的工具。此外,法律工具可用于提供彻底变革的机会,但因其长达数年的发展过程和复杂的程序,也可能拖延实质性治理行动。例如,在环境健康方面,有很多包含人类健康条款的环境条约(如 2012 年《关于汞的水俣公约》)。即使没有明确的健康相关条款,环境条约仍可对全健康的全球治理产生积极影响,如减少空气和水污染的措施。鉴于全球健康相关条约的局限性,借助国际贸易和环境法等有助于全健康治理,增加相关方对全健康的政治承诺[7]。

全健康相关法律和政策性文件是将全健康目标和方法转化为可执行工具的有力保障。在全球层面,《国际卫生条例》《世界卫生组织法》等有助促进国际全健康治理,建立有效的国际应对体系,加强对大流行和其他卫生紧急状况的应对能力,确保相关技术、资金和医药产品的公平获取。国际协定和国际公约如《实施卫生与植物卫生措施协定》《生物多样性公约》等(表4-1),为植物健康、动物健康、食品安全和生态系统的健康提供了明确的人类行为规范,减少了野生动物、土地利用方式变化带来的病毒溢出以及与野生动物相关流行病发生的风险[4]。我国宪法对公民的健康权作出了最高层级的立法。我国的刑法、民法、社会法保障了公民的健康权益,如刑法规定了对非法造成传染病传播、非法引起重大动植物疫情等罪责及相关处罚措施,《中华人民共和国民法通则》规定"公民享有生命健康权",不断丰富了对健康权的立法保护。我国是建立全健康治理法律体系较早的国家之一。1989年颁布的《中华人民共和国传染病防治法》(2013年修正),规定了在各级人民政府的指导下,卫生、农业、水利、林业等部门按照职责分工联合开展传染病的防控和传播媒介的消杀工作。此外,我国还加入了《国际卫生条例》《阿拉木图宣言》等国际公约,有助于参与全球全健康治理。

表4-1　人类、动物和环境健康相关法律工具[6]

法 律 工 具	发布机构
国际卫生条例(IHR)	WHO
烟草控制框架公约(FCTC)	WHO
国际植物保护公约(IPPC)	FAO
生物多样性公约(CBD)＋卡塔赫纳议定书＋名古屋议定书	联合国
卫生和植物检疫措施协定(SPS)	世界贸易组织
濒危野生动植物种国际贸易公约(CITES)	国际自然保护联盟
粮食和农业植物遗传资源国际条约(ITPGRFA)	FAO
大流行性流感防范框架(PIPF)	WHO
湿地公约(拉姆萨尔公约)	联合国
关于禁止发展、生产、储存和使用化学武器及销毁此种武器的公约(化学武器宪章)	禁止化学武器组织
关于汞的水俣公约	UNEP
控制危险废物越境转移及其处置和损害责任和赔偿议定书(巴塞尔公约)	UNEP
关于持久性有机污染物的斯德哥尔摩公约	UNEP
关于在国际贸易中对某些危险化学品和农药采用事先知情同意程序的鹿特丹公约(鹿特丹公约)	UNEP
关于消耗臭氧层物质的蒙特利尔议定书	UNEP

注　WHO:世界卫生组织;FAO:联合国粮食及农业组织,UNEP:联合国环境规划署。

全健康治理政府体系以整体性视角开展协同治理,有助提升卫生健康治理体系的总体绩效,主要涉及横向和纵向治理体系[4]。全健康横向治理体系是在全健康理念的指导下,以整体性视角关注人、动物、植物和生态系统各界面及其重叠界面的复杂问题,从多学科出发,联合多部门开展协同治理。例如,在我国血吸虫病防控中,需卫生、兽医、农业、水利、环境、检验检疫等相关部门统一部署、联合行动,针对中间宿主的滋生环境、血吸虫病传播途径、人类生活劳作环境等发挥协同治理效应。全健康纵向治理体系按照权力和职责界定各级政府、行政和技术单位、社区的责任和义务。高层级政府应依据相关法规和技术文件建立清晰透明、权责匹配的全健康协同治理和监督机制,提供资源与能力建设保障,地方单位需切实承担相应的责任、开展治理行动,社区和居民应积极参与,尊重自然规律、疾病传播规律和健康促进原则,形成全健康网络式治理体系。

此外,全健康治理体系还包括技术体系和保障体系[4]。全健康治理涉及临床医学、流行病学与卫生统计学、畜牧兽医、林学、农学、环境学、食品学、检验检疫等多个学科。专业技术创新和交流有助于解决复杂的全健康问题,强化监测预警能力可提高发现和响应疾病暴发的速度,全健康界面大数据交汇平台和生物样本库等为科技创新和交流提供了宝贵资源,全健康研究成果的政策转化推动了全健康治理体系的实施,产学研结合和试点示范区开发为全健康治理提供了范例。保障体系是现代社会治理的重要组成部分,首先,政府的组织统筹能力在一定程度上决定了全健康的成败,制定和实施卫生健康计划和策略的政治策略尤为关键。其次,由于全健康的跨学科性,全健康治理的人力资源保障体系薄弱且分布不均,世界卫生组织(WHO)成立全健康高级别专家小组并长期招募人才。再次,全健康的跨部门、跨领域综合治理有必要明确分工和经常评估,开展全流程监督。最后,全健康治理体系的建立和完善以长期平衡各界面的健康为目标,需要强大而长期的财政支持体系。

3. 全健康治理实践

随着全健康理念被越来越多的国际组织和国家/地区接受,以全健康理念开展治理的行动也在各地蓬勃开展。全健康治理行动包括抗击禽流感和埃博拉等人兽共患病,以及解决 AMR、食品安全和气候变化对健康影响等举措。具体的全健康实践主要集中在人兽共患病、病媒传播疾病、AMR、气候变化和新冠疫情防控等领域。2017 年第十七届世界卫生大会发布"全球媒介控制对策:控制媒介传播疾病的综合方针"(WHA70.16),敦促会员国根据全健康思路以及病媒和传染病疾病综合防控方针,促进包括市政当局和地方刑侦在内的各级政府和各部门合作,并通过有组织的利益攸关方团体推动社区参与和开展社区动员,加强国家级媒介监督、预测和干预措施监测的能力等[8]。

在全球 AMR 问题的治理中,根据 WHO、联合国粮食及农业组织(FAO)和世界动物卫生组织(WOAH)建立的三方抗微生物耐药性自评国家调查(Tripartite AMR Country Self-Assessment Survey, TrACSS)显示,共有 153 个国家发布了微生物抗药性相关的国家级行动指南,其中 95 个国家已开始了相关工作[4]。中国在血吸虫病防控工作中,按照《血吸虫病防治条例》依法防治,卫生健康、农业农村、水利林业等部门密切配合,大力推进"政府主导、部门协作、社会参与"的血吸虫防治工作机制的落实,利用国家专项经费和当地财政预算,开展医疗救助和联防联控。运用全健康理念开展气候变化危机治理,可同时保护人类、动物和环境免受气候变化的影响。适应气候变化的全健康治理可能极大地促进了粮食安全和环境卫生,开启建立区域和全球综合监测和应对系统的步骤。基于社区的人兽共患病综合监测有助于减少气候变化对健康的影响,且颇有前景[9]。

三、全球全健康治理行动

1. 全球层面

在全球层面,许多机构和部门积极指导并参与全健康治理行动,包括与人类、动物、植物和环境健康直接相关的单位。2021 年,世界卫生大会通过决议(WHA74.7 号),利用并加强 WHO、FAO、WOAH 和联合国环境规划署(UNEP)之间的现有合作,制定可供各自理事机构审议的方案,包括全健康共同战略和全健康联合工作计划(WHA,2021)。2022年初,UNEP 加入 2010 年成立的三方联盟(WHO、FAO、WOAH),组成四方联盟,极大地强化了全健康治理在新发传染病、气候变化危机、土地和水资源利用管理、生物多样性和野生动物健康等方面的行动[6],拓宽了全健康的治理范围,在环境、生态系统和野生动物治理方面发挥了重要作用。

2022 年初,WHO、FAO、WOAH 和 UNEP 联合发布《全健康框架下合作应对动物—人类—生态环境界面的健康风险》备忘录,是国际组织在全健康框架下,对开展全健康综合治理和行动的一次探索。2022 年,四方联盟发布了《全健康联合行动计划(2022—2026)》(One Health Joint Plan of Action,OH JPA),旨在为多部门有效实施全健康方法提供充分指导和工具,指导四方联盟开展全健康合作治理,以支持其会员、会员国和缔约国增强全健康能力,以促进人类、动物、植物和生态系统的健康,并预防和管理人类—动物—植物—环境界面的健康风险[10]。该计划指出六个全健康主流方向的行动路径。一是加强全健康能力建设以强化卫生系统;二是降低新发、再现人兽共患疫情和大流行的风险;三是控制并消除人兽共患病、被忽视的热带病和媒介传染病;四是加强食品安全风险评估、管理和交流;五是遏制 AMR;六是将环境融入全健康。以上 6 条行动路径将受到强化治理、体制和法律框架等规则的支持。OH JPA 全球治理结构拟提供平台和机会,让所有相关的利益攸关方参与进来,协调行动和资源,并应对行动路径中概述的复杂挑战。OH JPA 治理的原则是建立在现有机制的基础上,避免创建不必要的复杂结构。四方联盟高管负责 OH JPA 的实施,领导和监督其实施,确保其相关区域、次区域和国家办事处的参与。管理人员与四方联盟高级代表和秘书处协商后,负责根据预先商定的工作计划制定或促进与交付 OH JPA 相关的所有计划、财务和资源决策。四方联盟秘书处将定期审查和修订实施安排。作为四方年度轮值主席的组织将领导协调 OH JPA 的实施,并向四方联盟执行年会报告进展情况。

2023 年 3 月 27 日,全健康四方联盟发出行动呼吁,要求各国参与营建更安全的世界,强调需加强合作和承诺,在所有国家将全健康方针转化为政策和行动,并敦促所有国家和各主要利益攸关方促进和采取以下重点行动[2]:在国际政治议程中重视全健康,提高认识,倡导实行和促进加强跨部门卫生治理。应将全健康方针作为全球机制(包括新的大流行文书和加强大流行预防、防范和应对的大流行基金)的指导原则之一;加强国家全健康政策、战略和计划的制定,根据全健康四方联盟 OH JPA 进行成本核算并确定重点;加快实施全健康计划,包括支持国家全健康治理和多部门协调机制,进行形势分析,开展利益攸关方摸底工作,确定优先事项,并制定全健康监测和评估框架的指标;通过共同加强对人类、动物和环境卫生人力的职前和在职教育,建设跨部门全健康人力队伍,使其具备及时有效预防、发现、控制和应对卫生威胁的技术和能力;从源头上加强和持续预防大流行病和健康威胁,针对可能会加剧人兽共患病从动物传至人类风险的活动和场所采取行动;鼓励和加强在全健康框架下生成和交流科学知识和证据,开展技术研发和转让,共享和整合信息和数据,并促进新工具和技术的获取;增加对全健康战略和计划的投入和资源供给,确保在各级推广实施行动。

2. 部分国际组织层面

WHO 成立了全健康倡议小组,作为全健康高级别专家组(One Health High Level Expert Panel, OHHLEP)秘书处,参与四方联盟(FAO、WOAH、UNEP 和 WHO)的共同努力,制定一项全面的 OH JPA,并得到全健康高级别专家小组的支持。WHO 基于会员国的政治领导、专业技术和包容性实施,致力于将全健康方法纳入全球卫生叙事。WHO 和伙伴组织正在努力通过部门间政治和战略领导,在国家、区域和国际卫生政策中更多采用全健康方法;落实应对措施并扩大国家支持,包括研究和政策评估;加强国家能力;监测风险和准备情况,以便及早发现和应对新出现的病原体;号召投资全健康,有助于实现 WHO 促进健康、维护世界安全和服务弱势群体的愿景。2023 年 11 月 3 日,WHO 呼吁世界各国领导人加强政治承诺并采取行动,对全健康方法进行投资,携手预防和应对影响人类、动物、植物、环境健康和福祉的威胁[1]。

FAO 通过技术援助支持各国,有效协调改善动物、人类、植物和环境卫生活动,以防治疾病和害虫、控制 AMR、改善食品安全和保护环境。

作为四方联盟的成员和主席机构,UNEP 正在努力加强全健康的环境层面。UNEP 曾成功地制定和监测了一些与健康相关的国际环境法,最著名的是 1987 年《蒙特利尔议定书》(逐步淘汰臭氧消耗物质)和 2012 年《关于汞的水俣公约》[11]。UNEP 一直致力于加强对新冠肺炎与环境关系的了解,并与 WHO 和阿拉伯国家联盟合作,支持制定区域健康与环境战略和框架(2017—2030 年)。

兽医行业是实践全健康方法的先行军,也是首个开发该术语并将其应用于政策和实践的行业,为改善动物健康和福利以及可持续发展做出了贡献。世界动物健康组织(WOAH,前身为 OIE)将其在动物健康和福利方面的专业知识融入全健康治理。WOAH 与四方组织及庞大的合作伙伴网络一起,通过各种举措实施全健康方法,包括其旗舰计划和能力建设平台——"兽医服务绩效'PVS'途径"。该平台使用 WOAH 国际标准的全球一致方法来确定优势和劣势，全面提供了对兽医服务绩效"PVS"途径的知识[3]。

3. 区域/国家层面

WHO 成员国正在开展雄心勃勃的治理改革，通过谈判制定新的国际法律文书（以下称为《大流行病条约》）和《国际卫生条例》修正案来预防、准备和应对可能的大流行病[12]。

全健康治理需要领导者能够管理广泛的复杂问题，以整合和评估合作伙伴的职责与行动。领导力和责任的问题需以填补协作差距、减少重复、避免加剧分歧和孤立的方式来解决。为此，已经启动多项举措，如加拿大萨斯喀彻温大学的"全健康领导力体验"和西印度群岛大学的"同一个健康、同一个加勒比海、同一个爱"领导力项目[13]。全健康治理也需要协调机制的支持。这些协同机制可能基于由共同愿景驱动的非正式关系，也可能基于谅解备忘录等正式机制，如跨政府机构和司法管辖区的工作组和人际关系、公私伙伴关系、网络和/或社区工作组等。例如，几十年来，加拿大对动物和人类狂犬病的有效控制管理基础是联邦、省和地方各级私营和公共部门的兽医、人类健康和野生动物官员之间的合作。此外，加拿大野生动物健康合作社通过促进、维持、协调和整合跨部门和地区现有的基础设施和专业知识来影响公共卫生和经济绩效。

部分国家已建立全健康办公室或团队。美国疾病预防控制中心全健康办公室成立于2009 年，是美国联邦机构首个专门负责全健康的正式办公室。该办公室与其他国家以及美国联邦、州、部落、地方和地区政府的合作伙伴、企业、技术机构、学术伙伴和非政府组织等合作应对全健康挑战，为兽医、公共卫生官员、野生动物专业人士、动物卫生官员等制定指南，准备并应对埃博拉、寨卡和新型冠状病毒（COVID－19）等疫情和突发公共卫生事件，通过培训和工具开发建设全健康能力并加强全球卫生安全，加强公共卫生、农业、野生动物等部门的监测和信息共享，教育人们预防宠物、野生动物和农场动物感染的疾病等。瑞士热带病与公共卫生研究所全健康小组通过扩展的南北研究伙伴关系和跨学科方法开发全健康方法，让学术和非学术利益相关者参与解决社会问题，主要参与运用全健康方法控制狂犬病、布鲁菌病、棘球蚴病、牛结核病和裂谷热等人兽共患病，开发相关技术文件[14]。

在全健康治理的顶层设计和具体实施方面，中国一直在行动[4]。在人兽共患病防控方面，我国政府不仅于 1989 年颁布了《中华人民共和国传染病防治法》（2013 年修订），还颁布和完善了《野生动物保护法》《动物防疫法》和《血吸虫病防治条例》等，建立了新发传染病监测预警系统和传染病网络直报系统。在粮食安全方面，《国家农业可持续发展规划（2015—2030 年）》《食品安全法》等政策和法规相继落实，鼓励农作物秸秆还田、施用有机肥、严格食品添加剂使用监管等。为了减少大量食物浪费，2021 年颁布并实施《反食物浪费法》。我国还大力控制抗生素等使用，2014 年颁布实施了《国家遏制抗微生物药物耐药性行动计划》，首次从整体视角提出解决 AMR 问题的方案。近年来，中国对气候相关问题开展了治理,颁布了《国家应对气候变化规划纲要》(2007 年)《"十二五"期间控制温室气体排放工作计划》(2012 年)《大气污染防治行动计划》(2013 年)《2014—2020 年应对气候变化规划》(2014 年)等。中国政府还作出了 2030 年碳排放达峰、2060 年实现碳中和的承诺,履行了应对全球气候变化危机的大国责任[15]。

四、全健康治理面临的挑战及对策建议

1. 国际卫生法律的局限性

国际贸易法律在管理经济方面或许更容易,贸易条约能带来吸引人的经济收益,并得到强大的全球监测、评估和法规机构的支持[6]。相比之下,国际健康法律文书因存在经济抑制因素、遵守和惩罚性行动机制不力以及缺乏融资支持等问题,往往难以实质性地解决卫生问题、推进卫生公平正义。例如,若一个国家根据《国际卫生条例》(IHR)报告传染病暴发时,会因失去与旅行相关的业务或动物贸易限制而遭受经济损失[16]。然而,将国民经济置于《国际卫生条例》之上,可能产生负面的健康外部效应,包括抑制报告、延迟行动、稀释疫情应对措施等。全健康治理应认识到这些问题,并通过及时和相关的保护措施来遏制经济利益对健康需求的妨碍,这可能包括保证提供快速药物或疫苗援助,向受影响国家无条件支付足够的紧急资金。

2. 各部门之间缺乏协同治理

全健康下游全球公共产品管理的法律和框架,如食品安全、动物福利国际法规需服从更广阔的农业贸易目标。全健康治理在融资时需考虑社会科学家和基层组织的参与以及边缘化和弱势群体的需求。若无法改善治理制度和治理部门各自为政的情况,将加剧现有的卫生不平等[17]。大规模工业活动以及不适当的废物和危害管理(包括与流行病应对等相关管理),空气、土壤和水质持续恶化,继续威胁多种物种和环境的健康,环境署和更广泛的环境部门应坚定支持改进环境和健康影响评估并将其纳入大型工业项目。该评估应包括与疾病暴发和通过土地利用形式变化传播的风险以及预防或减轻疾病的干预措施有关的内容。四方联盟应与为工业项目提供融资和制定标准的开发银行以及支持他们的相关联合国机构(如联合国工业发展组织、联合国人类住区规划署和联合国开发计划署)合作,并与特定部门行业机构(如国际影响评估协会)合作[18]。OH JPA 也尝试通过致力于部门整合、协调行动路径来应对这方面的挑战。法律框架、实体和虚拟基础设施以及预算系统应支持全健康政策的规划、研究和实施[13]。制度文化应促进透明的信息共享,提高协作解决问题的能力以及信息的有效沟通。

3. 国家、区域间不平衡(等)

主权原则不应总是被视为障碍,实力较弱的国家应该有权利和能力找到更有利的法律工具、场所和司法管辖区来纠正国家之间的权力不平衡。印度尼西亚曾就《生物多样性公约》中规定病毒样本是国际主权财产对《2005 国际卫生条例》中共享生物样本的义务提

出质疑，加速了关于《大流行性流感防范框架》的制定，促进了样本共享和疫苗生产更公平和可持续性[19]。印度尼西亚利用国际条约之间不一致的能力凸显了当前分散的全球多边体系开展全健康治理的挑战和机遇。另外，管理全健康下游全球公共产品的法律和框架，如食品安全、动物福利和粮食安全的国际法规，反映了类似的政治问题。因此，尽管主权原则对国际法律体系构成巨大挑战，但凭借正确的法律专业知识，有可能使中低收入国家在全健康中为自己的国家谋取福祉。全健康政策、计划的设计和实施应保留各个合作伙伴的立法权威，同时通过合作创造更有效和高效的健康问题解决方案，全健康治理应公平地对待每一个国家，并以互补的方式协调利用各国权力，以实现共同的目标和愿景。

4. 全球多边体系和区域经济共同体的优先事项不一致

多边治理机构所代表的国家之间的权力、金融和信息不对称给全健康治理带来了挑战[6,13]。少数拥有否决权的高收入国家可利用否决权和财政援助来制定优先事项。在全健康治理中，新发传染病或具有跨国传播大流行威胁的人兽共患病更易成为优先治理事项，而地方病或其他被忽视的疾病往往无法纳入优先解决的问题。全健康在协调国家优先事项、捐助者期望和全球标准方面也面临着同样的情形。例如，撒哈拉以南的非洲国家人兽共患病防控资助项目将高致病禽流感作为最优先考虑事项（89%国家），尽管该疾病的疾病负担相对最小[20]。对中低收入国家而言，与政治盟友、经济伙伴或地区邻国合作是增强治理能力的重要途径。例如，在新冠疫情初期，非洲联盟的技术机构非洲疾病预防控制中心联合非洲联盟成员国的卫生部部长举行会议并制定了《非洲大陆联合应对COVID-19战略》，确定了七项关键优先事项[21]，非洲国家在遏制病毒传播方面相对较为成功。区域组织还可以通过集中力量和资源支持全健康目标，如标准化能力提升方法、建设国家公共卫生机构、进行能力建设、发展多学科生产力等。

5. 备灾、预防、缓解疫情以及基础设施建设投资不足

针对一系列关键的全健康问题，资金来源和资金流参差不齐[6]。例如，多数筹资用于应对突发疫情，而忽视其预防、缓解、备灾和恢复等活动[22]，处于"恐慌和忽视"的循环。在全健康治理系统中，即使仅考虑到人类健康，也应认识到强化环境和动物卫生系统的必要性。在非洲，由于卫生系统长期投资不足，埃博拉疫情给人类生命造成毁灭性打击。2016年，世界银行在西非启动区域疾病监测系统增强计划（REDISSE），旨在强化动物和人类传染病监测所需的基础设施建设、实验室检测和人力资源能力建设等，取得了一些成果，但远未成功[23]。此外，需求、承诺和实际支出之间存在巨大差距。例如，依赖捐助国为应对和恢复提供资金的意愿面临挑战。几内亚、利比里亚、塞拉利昂政府和联合国相关机构建立了埃博拉病毒恢复追踪倡议的合作伙伴关系，该倡议计算出埃博拉疫情之后恢复所需的援助总额为9.10亿美元，承诺提供4.50亿美元资助，但仅支出1.40亿美元的资金[24]。已有相关测算结果表明，预防和备灾方面的支出具有百倍的成本效益比[25]。严重的健康危机往往掩盖了潜在的环境问题和上游决定因素。因此，目前迫切需要经济复苏对提升环境和野生动物健康（包括减缓气候变化）的案例。

五、小　　结

前所未有的新冠疫情暴露了公共卫生系统的脆弱性和卫生治理的孤立性,也加速了全健康治理理念的普及和全健康治理模式的形成。但是,有些方面还亟待加强完善,应加强环境和野生动物部门在全健康治理和实施中的作用,提供政治、技术和融资支持。让多学科专家和社区人员等参与制定全健康治理策略和行动,以确保利益相关者在优先事项设定、政策制定和实施方面有均衡的代表性。全球全健康协调平台(如全健康高级别专家小组和四方联盟)的作用也有待进一步加强,并在国际法律、贸易、环境和健康事务中倡导全健康目标,切实让全健康融入所有政策。平衡高收入和中低收入国家在全健康治理中的话语权,通过改善非卫生法律文书的使用以及在区域层面汇集资源,增强小国家以及中低收入国家在全健康治理中的作用。对全健康的上游决定因素和驱动因素以及人类、动物和环境健康优先问题以及重要却常被忽略的问题进行大力投资,同时确保投资和资金使用的透明度和问责制。

参 考 文 献

［1］WHO. WHO urges investing in "One Health" actions for better health of the people and the planet ［Z］. Geneva: WHO, 2023.

［2］Quadripartite call to action for One Health for a safer world ［Z］. Rome/Paris/Geneva/Nairobi. 2023.

［3］WHO. Quadripartite regional meeting to accelerate implementation of One Health in the Eastern Mediterranean Region ［Z］. Geneva: WHO, 2023.

［4］周晓农,郭晓奎,谢青. 全健康科技进展［M］.北京:科学出版社,2021.

［5］Gostin L O, Monahan J T, Kaldor J, et al. The legal determinants of health: harnessing the power of law for global health and sustainable development ［J］. Lancet, 2019,393(10183):1857－1910.

［6］Elnaiem A, Mohamed-Ahmed O, Zumla A, et al. Global and regional governance of One Health and implications for global health security ［J］. Lancet, 2023,401(10377):688－704.

［7］Sloss D L, Van Alstine M P. in International Law in Domestic courts ［M］. California: Santa Clara University of Law, 2017.

［8］WHO. Global vector control response 2017－2030 ［Z］. Geneva: WHO, 2017.

［9］Zinsstag J, Crump L, Schelling E, et al. Climate change and One Health ［J］. FEMS Microbiol Lett, 2018,365(11):fny085.

［10］FAO, UNEP, WHO, et al. One Health Joint Plan of Action (2022－2026). Working together for the health of humans, animals, plants and the environment ［R/OL］. Rome, ［2022－10－17］. https://doi.org/10.4060/cc2289en.

［11］Newell P. The political economy of global environmental governance ［J］. Rev Int Stud, 2008,34(3):507－529.

［12］Eccleston-Turner M, Burci G L, Liberman J, et al. Implementation, compliance, and pandemic legal obligations ［J］. Science, 2023,380(6647):792－794.

［13］ Stephen C, Stemshorn B. Leadership, governance and partnerships are essential One Health competencies ［J］. One Health, 2016,2:161 - 163.

［14］ Zinsstag J, Hediger K, Osman Y M, et al. The promotion and development of One Health at Swiss TPH and its greater potential［J］. Diseases, 2022,10(3):65.

［15］ Liu J S, Li X C, Zhang Q Y, et al. China's application of the One Health approach in addressing public health threats at the human-animal-environment interface: advances and challenges ［J］. One Health, 2023,17:100607.

［16］ Lee K, Worsnop C Z, Grepin K A, et al. Global coordination on cross-border travel and trade measures crucial to COVID - 19 response ［J］. Lancet, 2020,395(10237):1593 - 1595.

［17］ Bardosh K L, De Vries D H, Abramowitz S, et al. Integrating the social sciences in epidemic preparedness and response: a strategic framework to strengthen capacities and improve global health security ［J］. Global Health, 2020,16(1):120.

［18］ Winkler M S, Furu P, Viliani F, et al. Current global health impact assessment practice ［J］. Int J Environ Res Public Health, 2020,17(9):2988.

［19］ Halabi S, Katz R. Viral sovereignty and technology transfer: the changing global system for sharing pathogens for public health research ［M］. Cambridge: Cambridge University Press, 2020: 1 - 28.

［20］ Elton L, Haider N, Kock R, et al. Zoonotic disease preparedness in Sub-Saharan African countries ［J］. One Health Outlook, 2021,3(1):5.

［21］ Rosenthal P J, Breman J G, Djimde A A, et al. COVID - 19: Shining the light on Africa ［J］. Am J Trop Med Hyg, 2020,102(6):1145 - 1148.

［22］ World Bank Group. From panic and neglect to investing in health security: Financing pandemic preparedness at a national level ［R］. 2017 - 05 - 01.

［23］ Berthe F, Bouley T, Karesh W, et al. Operational framework for strengthening human, animal and environmental public health systems at their interface ［R/OL］. Washington, DC: 2018.

［24］ Science of Implementation Initiative. Ebola in West Africa: Donor tracking ［R］. 2018 - 12 - 04.

［25］ Lalani H S, Avorn J, Kesselheim A S. US Taxpayers heavily funded the discovery of COVID - 19 vaccines ［J］. Clin Pharmacol Ther, 2022,111(3):542 - 544.

第三篇

传染病与生物安全

第五章
中国应用全健康方法应对人类—动物—环境界面的公共卫生威胁:进展与挑战

刘婧姝[1,2,3]# 李欣辰[1,2]# 张其羽[1,2]# 韩乐飞[1,2] 夏尚[3]

Kassegne Kokouvi[1,2] 朱泳璋[1,2] 殷堃[1,2] 胡沁沁[1,2] 修乐山[1,2]

王向澄[1,2] 李韵[3,4] 李敏[1,2] 周正斌[3] 何征泽[3] 董珂[1,2] 何璐[1,2]

王舒珝[1,2,3] 杨雪辰[1,2] 张彦[1,2] 郭晓奎[1,2,3] 李石柱[1,2,3]

周晓农[1,2,3] 张晓溪[1,2]*

一、引　言

　　进入 21 世纪,中国经济快速发展,成为世界第二大经济体。然而,由于在治理过程中缺乏人类、动物和环境健康的整体视角,这种经济增长引发了一系列公共卫生问题,包括严重的空气污染、食品添加剂的过度使用以及抗生素滥用等。根据全球疾病负担研究(global burden of disease, GBD)结果,2015 年中国约有 100 万人因空气污染过早死亡,损失了 2 180 万伤残调整寿命年(disability adjusted life year, DALY)[1]。为应对这些健康威胁,近年来中国决策者开始积极推动全健康发展。

―――――――――

1. 上海交通大学医学院-国家热带病研究中心全球健康学院,上海 200025
2. 上海交通大学-爱丁堡大学全健康研究中心,上海 200025
3. 中国疾病预防控制中心寄生虫病预防控制所,国家热带病研究中心,国家卫生健康委员会寄生虫病原与媒介生物学重点实验室,世界卫生组织热带病合作中心,上海 200025
4. 上海市立法研究所,上海 200025
共同第一作者
* 通讯作者

严重急性呼吸综合征(severe acute respiratory syndrome, SARS)和 2019 年新型冠状病毒感染(COVID‐19)等人兽共患病在全球的暴发,推动了国际社会对应用全健康方法解决复杂健康问题的共识[2]。全健康理念深深根植于中国古代哲学,早在战国时期(公元前 475—公元前 221 年)道教提出"天人合一"的思想,主张人与自然和平共处[3],将人类、动物、植物和环境视为一个整体,维持其可持续发展,形成了我国全健康理念的文化渊源。20 世纪 50 年代以来,为控制多地血吸虫病流行,国家出台了血吸虫病防治规划,推动实施跨部门战略,促进部门合作和社区参与,加强人兽共治,并通过环境改造减少螺类宿主种群数量,这些符合全健康理念的防控措施促进了南方地区血吸虫病的成功控制与消除[4]。此外,新中国成立初期,传染性疾病的流行和药品短缺等促使中央政府开展了爱国卫生运动,在社区层面针对传播传染性病原体的"四害"(鼠、蝇、蚊和食粮麻雀)进行疾病防控[5]。这项全国性、时间跨度长的公共卫生运动被视为中国的创新性举措。我国通过成功实施这些符合全健康理念的举措有效地推动了社会进步,在健康促进方面取得了巨大成就。

近年来,中国政府在全健康领域的政策支持、资金投入、技术创新等方面做出了巨大努力,强调人与自然和谐共生的重要性。针对人兽共患病防控、抗生素耐药流行和气候变化等紧迫问题,我国制定了一系列国家计划,并将相关内容纳入国家可持续发展战略和健康中国 2030 战略[6]。在学术研究方面,2021 年"中国全健康联盟"成立[7],举办了多个全健康研讨会。同时,多所大学、研究机构,包括中国疾病预防控制中心均建立了全健康研究中心[8]。然而,我国在实施全健康方法应对健康威胁方面与发达国家仍有一定差距。

为了梳理我国全健康发展的现状、识别短板和研究重点,本研究团队于 2022 年开发了全球全健康指数(GOHI),用于评估全球范围内全健康的能力。GOHI 具有 4 项主要功能:①协助并提早发现健康实践中的不足;②加深对人类、动物和环境健康之间密切关系的理解,优化健康相关问题的决策;③帮助国家和地区了解自身全健康发展的不足和差距;④促进确定国际合作的优先事项[9]。

基于 GOHI 试点研究的结果[10-12],本研究团队对比分析了中国与 G20 国家的得分表现,归纳总结了中国在构建全健康体系方面的进展和挑战,并为政策设计的优先事项确定提供了证据。

二、材料与方法

在我们此前对 GOHI 的研究中,建立了全健康要素的细胞式评价框架以构建指数[10],制定了一至四级指标,并运用模糊层次分析法(FAHP)确定各级指标的权重。高层级指标的得分为低层级指标得分的加权之和。

$$\text{Indicator score}_{ih} = \sum_{1_h}^{m_h} S_{ij_h} \times W_{j_h}, \sum_{1_h}^{m_h} W_{j_h} = 1$$

其中,m 表示第 h 个指标下的次级指标总数,j_h 表示第 h 个指标下的第 j 个次级指标,S_{ij_h} 表示第 j_h 个分指标在第 i 个国家的得分,W_{j_h} 表示第 j_h 个分指标的权重。

我们从 GOHI 研究中抽取分数和指标,分析了中国在人兽共患病、粮食安全、抗微生物药物耐药性(AMR)和气候变化这 4 个核心科学问题上的表现。选择这些问题进行分析的依据是我们之前在 GOHI 框架下开展的工作[10],也与四方发起的《全健康联合行动计划(2022—2026 年)》中提出的 6 个行动轨道相一致[13]。

在本研究中,我们根据中国和其他纳入 GOHI 国家的得分情况,从不同角度确定了中国在全健康实践中的进步和挑战。

为了揭示中国在部分科学领域全健康发展的总体情况,研究分析了中国在所有 146 个国家中 4 个一级指标、18 个二级指标和 58 个三级指标的排名,并根据四分位数将排名划分为四个等级。

根据结构—过程—结果(structure-process-outcome,SPO)模型[14],我们将 GOHI 的 18 个二级指标(C2.1～C5.3)分为结构、过程和结果三类:①结构类指标衡量全健康实践的资源投入、政策法规制定及社会环境;②过程类指标衡量全健康干预措施和实施策略的完整性;③结果类指标衡量全健康干预措施和实施策略的成效[10]。分类后,根据中国的排名比较中国在这三个类别中的表现,以了解中国在推广和实施全健康方法过程中的能力建设情况。

有证据表明,社会和经济因素在促进健康方面发挥重要作用[15]。我们的 GOHI 试点分析也发现,许多发达国家在全健康发展方面表现出色[11]。因此,我们将中国的各级指标得分与 G20 中的发达国家进行对比,以找出中国在实践和实施全健康方法中的薄弱环节,并通过分析了解其差异的根本原因。

三、结　　果

1. 中国在 4 个核心科学问题中的表现概览

GOHI 试点分析的结果显示,中国的总分为 56.34 分,在 146 个国家中排名第 21 位。图 5 - 1 提示,4 个核心科学问题的得分排名均位于 Tier 1。在 18 个二级指标中,有 11 个指标位于 Tier 1,2 个指标位于 Tier 2,3 个指标位于 Tier 3,2 个指标位于 Tier 4。位于 Tier 1 的指标主要来自粮食安全(4/11)和 AMR(4/11),而位于 Tier 4 的指标全部来自气候变化,表明中国在确保粮食安全和控制 AMR 方面总体表现较好。

2. 基于 SPO 模型的中国指标排名模式

根据 SPO 模型,5 个二级指标归入结构类,8 个二级指标归入过程类,5 个二级指标归入结果类。表 5 - 1 显示,与其他类别相比,结构指标在 Tier 1 所占比例最高(80.00%,

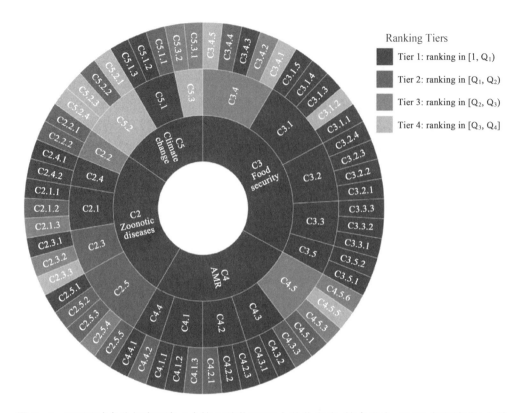

图 5 - 1　GOHI 试点分析中国在 4 个核心科学问题(人兽共患病、粮食安全、AMR、气候变化)上的所有指标得分排名

注　中国的排名分为 4 个量级:Tier 1 为第 1～36 名,Tier 2 为第 37～72 名,Tier 3 为第 73～108 名,Tier 4 为第 109～146 名;4 个一级指标:C2、C3、C4、C5;18 个二级指标:C2.1～C5.3;58 个三级指标:C2.1.1～C5.3.2。

分母为相应类别的指标总数),结果指标在 Tier 4 中所占比例最高(20.00%)。

表 5 - 1　根据 SPO 分类中国排在 Tier 1 和 Tier 4 中的指标所占百分比

类别	总计[a]	Tier 1		Tier 4	
		个数	占比(%)[b]	个数	占比(%)
结构	5	4	80.00	0	0.00
过程	8	5	62.50	1	12.50
结果	5	2	40.00	1	20.00

注　a:每个类别中的指标总数;b:每个类别中排在 Tier 1 的指标占比。

3. 中国在 G20 国家中的全健康发展绩效比较分析

研究将中国的三级指标得分与所有 G20 国家的最高分进行了比较(图 5 - 2)。

中国与最高分差距最小的指标如表 5 - 2 所示。中国与 G20 国家最高分相比仍有较大的差距,详见表 5 - 3。

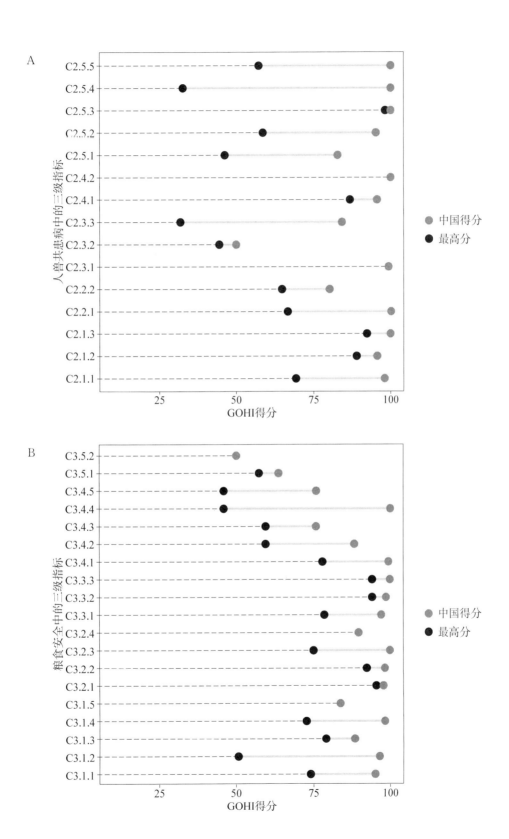

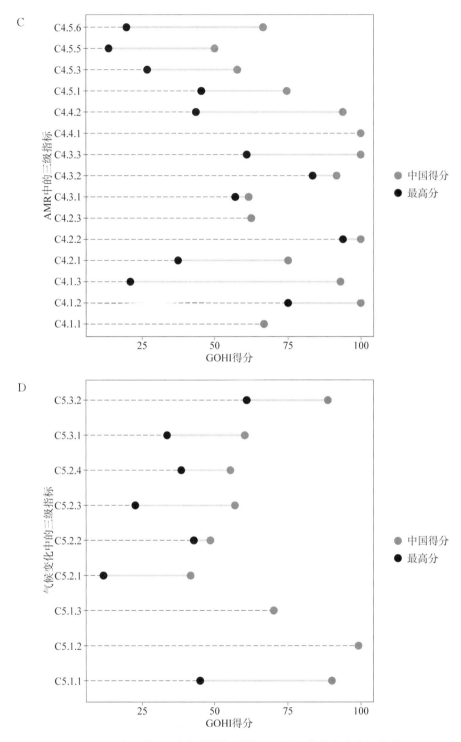

图 5 - 2　中国的三级指标得分与所有 G20 国家的最高分之间的差距

注　X 轴为各三级指标的得分;Y 轴为各三级指标的代码。浅色代表中国的得分,深色代表 G20 国家的最高分。A:
中国在人兽共患病方面的三级指标得分与 G20 国家最高分之间的差距;B:中国在粮食安全方面的三级指标得分
与 G20 国家最高分之间的差距;C:中国在 AMR 方面的三级指标得分与 G20 国家最高分之间的差距;D:中国在
气候变化方面的三级指标得分与 G20 国家最高分之间的差距。

表 5 - 2　中国与最高分差距最小的指标

领　　域	中国得分	中国与最高分差距
人兽共患病		
免疫覆盖率	99.35	0.00
自然环境	100.00	0.00
新冠疫情防控	82.80	0.00
粮食安全		
食品生产率	83.85	0.00
食源性疾病控制	89.71	0.00
高科技使用	50.00	0.00
AMR		
抗生素使用控制	66.67	0.00
国家行动计划制定	62.50	0.00
提高公众认知	100.00	0.00
气候变化		
公众宣教	99.30	0.00
干预战略	70.12	0.00
极端天气发生	42.83	5.78

表 5 - 3　中国与 G20 国家最高分比较

领　　域	中国得分	中国与最高分差距
人兽共患病		
狂犬病防控	32.62	67.38
结核病防控	57.28	42.72
人群居住条件	31.83	52.37
粮食安全领域		
农业增值	46.18	53.82
粮食损失和浪费	50.75	45.73
粮食经济学	46.09	29.92
AMR 领域		
监测环境中的抗菌药物	20.92	71.96
培训专业人员	43.75	50.00
重要抗菌药物的耐药性	19.60	46.92
气候变化领域		
政策应对	45.00	45.00
化石能源的使用	22.52	34.52
大气污染治理	11.42	30.47

四、讨 论

1. 中国全健康顶层设计的进展

研究结果表明,使用 SPO 模型进行分类时,中国在结构类指标上的表现优于过程和结果类指标。结合文献综述,我们发现中国在全健康实施的顶层设计上具有一定的优势。

首先,中国通过强化政策、资金和技术等手段积极应对人兽共患病,颁布了《中华人民共和国传染病防治法》,制定了人兽共患病防控专项。2016—2020 年,中国政府重大传染病防治预算年均增长率为 3.31%(不含 COVID-19)[16]。除了颁布和完善《中华人民共和国野生动物保护法》和《中华人民共和国动物防疫法》外,中国还制定了牲畜和野生动物监测制度[17]以提高动物健康水平。

其次,中国一直致力于促进粮食安全与食品安全,主要聚焦于解决耕地减少、粮食需求增长和食品监管不足等问题。随着《国家农业可持续发展规划(2015—2030 年)》《食品安全法》等政策的相继落实,鼓励农作物秸秆还田、施用有机肥、严格食品添加剂使用监管等举措也同步实施。为减少大量食物浪费,中国自 2013 年起在全国范围内开展"光盘行动",并于 2021 年颁布《反食品浪费法》。

同时,中国也在加强抗菌药物的管控。在 2011—2013 年持续严格控制临床抗生素使用之后,住院患者抗生素使用率从 2011 年的 59.40%下降到 2019 年的 36.00%[18]。此后,2014 年中国出台了《遏制细菌耐药国家行动计划》,首次从人—动物—环境整体角度解决 AMR 问题,强调医疗和农业监管、责任明确的跨部门合作以及环境污染管理的重要性。

最后,面对多种气候变化相关问题,中国也采取了诸多行动。2007 年至今,已出台包括《中国应对气候变化国家方案》(2007 年)《"十二五"控制温室气体排放工作方案》(2012年)、《大气污染防治行动计划》(2013 年)、《国家应对气候变化规划(2014—2020 年)》等在内的相关行动计划和管理条例。据统计,2013—2017 年,大气污染防治行动使 PM2.5 年均浓度下降了 33.30%,PM10 年均浓度下降了 27.80%[19]。此外,中国政府向全球承诺2030 年碳排放达峰、2060 年实现碳中和,以履行应尽的国家责任。截至目前,中国 2020年的碳排放强度比 2015 年下降了 18.80%[20]。

2. 中国全健康政策转化的挑战

根据本研究结果,中国在控制狂犬病等人兽共患病、改善卫生条件、优化食品生产链、监测动物和环境中的抗菌药物、控制大气污染和化石能源使用等方面落后于 G20 国家。分析此现状后认为,中国在政策转化上存在困难,过程和结果类指标表现不如结构类指标,其原因体现在多个方面。

首先,中国虽对多个全健康相关问题进行了顶层设计,但缺乏具体实施机制。例如,虽制定了管理流浪动物的计划,但在对这些动物进行免疫接种和保持卫生方面作为较少,特别是在农村地区[21]。此外，中国尚未成立专门的政府机构来协调全健康事务，也没有建立全面、透明的数据共享环境。

其次，中国幅员辽阔，地区间差异较大。新理念、新技术、新模式在欠发达地区的应用不足，致使欠发达地区成为治理洼地。尽管目前兽用抗生素政策在一些大规模养殖场行之有效，但农村地区个体经营的小型养殖场仍缺乏监管，不少养殖户还在使用违禁抗生素[22]。另外，环境税和生态补偿机制等财政激励措施在平衡各地方经济和全健康发展方面作用不足。

此外，中国缺乏全健康的公众教育和社会意识，迫切需要培育重视动物和环境健康的社会文化。

3. 中国全健康行动框架的构建

研究建议中国进一步加强全健康能力建设，结合顶层设计，完善政府和利益相关方的责任、激励等具体实施机制。在资金、人员、设施等方面进行长期、可持续投入的同时，还需克服以下不足：

首先，应基于综合监测系统建立跨领域数据库，消除数据壁垒。应解决动物和环境监测系统发展中的不足，使数据共享机制标准化、透明化，以加强对人兽共患病暴发、自然灾害和其他突发事件的早期发现和应对。

其次，政府应根据当地的社会经济和文化背景制定相应的战略。考虑全健康战略的可行性，并为政策制定进行卫生经济学分析。更多地利用经济手段，包括财政工具和补偿机制，以减少利益相关者之间的矛盾。

最后，中国缺乏全国性的全健康教育活动，无法实现从人类健康到全健康的社会转型。目前国际社会已有许多案例可供参考，如《福冈全健康行动计划》等[23]。应借鉴已实践的健康教育经验以及现有渠道和机制，如2016年开始实施的《"健康中国2030"规划纲要》等。

全健康高级别专家委员会提出的全健康定义重点强调了"共享有效的治理、沟通、协作、协调"。这提示决策者应关注全健康体系的完整性，避免治理分散化，地方政府和利益相关方需克服地方保护主义和部门主义，积极开展跨部门、跨学科、跨地区合作与协调，加强利益相关方沟通[24]。

五、小　　结

本研究利用GOHI预试验研究结果总结了中国全健康的发展情况，发现仍存在两个局限性：一是缺乏不同时间点的时间尺度数据及分析；二是当前的研究仅包含描述性统计数据，尚未应用数理模型。进一步的研究可通过更高质量的数据和数学模型探讨当前表现的原因。此外，GOHI目前仅有国家层面的数据，预计未来会引入省级层面的数据，更准确地描述中国全健康的发展。

中国在加强全健康方法在政策和实践中的应用方面取得了重大进展。但由于全球健康威胁的复杂性,中国在解决这些健康问题时仍面临挑战,尤其在基层实践方面。本研究建议,中国应进一步消除治理瓶颈,对全健康治理体系进行系统性重新设计,构建整体的全健康社会行动框架。同时,更多地关注治理实践中的沟通、协调、协作和能力建设,制定中国的全健康国家发展战略,以更好地应对人类—动物—环境界面上的公共卫生威胁。

参 考 文 献

［1］ Cohen A J, Brauer M, Burnett R, et al. Estimates and 25-year trends of the global burden of disease attributable to ambient air pollution: an analysis of data from the Global Burden of Diseases Study 2015 ［J］. Lancet, 2017,389(10082):1907 - 1918.

［2］ FAO, OIE, WHO, et al. Tripartite and UNEP support OHHLEP's definition of "One Health" ［R］. 2021 - 12 - 01.

［3］ 王梦梦. 浅析道家思想的传承与升华［J］. 汉字文化,2021,(22):187 - 188.

［4］ Wang L D, Chen H G, Guo J G, et al. A strategy to control transmission of Schistosoma japonicum in China ［J］. N Engl J Med, 2009,360(2):121 - 128.

［5］ Hu Y. The patriotic hygiene campaign and the construction of clean new people ［M］//Hu Y. Rural health care delivery: modern China from the perspective of disease politics. Heidelberg: Springer, 2013:111 - 126.

［6］ Chinadaily. Full text of Xi Jinping's report at 19th CPC National Congress ［N］. 2017.

［7］ School of Global Healty. Shanghai Jiao Tong University School of Medicine. Chinese Consortium for One Health(CCOH) ［C］. 2021.

［8］ Shanghai Jiao Tong University. SJTU and The University of Edinburgh Establish One Health Center ［Z］. 2020 - 05 - 09.

［9］ Zhang X X, Liu J S, Han L F, et al. One Health: new evaluation framework launched ［J］. Nature, 2022,604(7907):625.

［10］ Zhang X X, Liu J S, Han L F, et al. Towards a global One Health index: A potential assessment tool for One Health performance ［J］. Infect Dis Poverty, 2022,11(1):57.

［11］ Zhou N, Cheng Z, Zhang X, et al. Global antimicrobial resistance: a system-wide comprehensive investigation using the Global One Health Index ［J］. Infect Dis Poverty, 2022,11(1):92.

［12］ Zhao H Q, Fei S W, Yin J X, et al. Assessment of performance for a key indicator of One Health: evidence based on One Health index for zoonoses in Sub-Saharan Africa ［J］. Infect Dis Poverty, 2022,11(1):109.

［13］ World Health Organization, Food and Agriculture Organization of the United Nations, World Organization for animal Health and United Nations Environment Programme. One health joint plan of action(2022 - 2026): working together for the health of humans, animals, plants and the environment ［M］. Geneva: World Health Organization, 2022.

［14］ Donabedian A. Evaluating the Quality of Medical Care ［J］. The Milbank Quarterly, 2005,83(4): 691 - 729.

［15］ Vidal D G, Oliveira G M, Pontes M, et al. Chapter 6-The influence of social and economic environment on health ［M］//Prata J C, Ribeiro A I, Rocha-santos T. One Health. Academic Press, 2022:205 - 229.

[16] 财政部,国家卫生健康委,财政部.国家卫生健康委关于下达 2021 年重大传染病防控经费预算的通知[R]. 2021.

[17] Li H, Chen Y, Machalaba C C, et al. Wild animal and zoonotic disease risk management and regulation in China: Examining gaps and One Health opportunities in scope, mandates, and monitoring systems [J]. One Health, 2021,13:100301.

[18] WHO, Antimicrobial Resistance [R]. 2023 - 11 - 21.

[19] Huang J, Pan X, Guo X, et al. Health impact of China's Air Pollution Prevention and Control Action Plan: an analysis of national air quality monitoring and mortality data [J]. Lancet Planet Health, 2018,2(7):e313 - e323.

[20] 国务院新闻办公室.中国应对气候变化的政策与行动[M].北京:人民出版社,2021.

[21] Yin W, Dong J, Tu C, et al. Challenges and needs for China to eliminate rabies [J]. Infect Dis Poverty, 2013,2(1):23.

[22] Schoenmakers K. How China is getting its farmers to kick their antibiotics habit [J]. Nature, 2020,586(7830): S60 - S62.

[23] Prefeture F. Action plan on One Health Promotion in Fukuoka [Z]. 2022.

[24] He J, Guo Z, Yang P, et al. Social insights on the implementation of One Health in zoonosis prevention and control: a scoping review [J]. Infect Dis Poverty, 2022,11(1):48.

第六章
2022 年全球全健康指数分析

张其羽[1,2,3#] 刘婧姝[1,2,3,4#] 韩乐飞[1,2,3] 李欣辰[1,2,3] 张晨晟[4] 郭照宇[4]
晁安琪[1,2,3] 王晨曦[1,2,3] 万尔雅[1,2,3] 陈福民[1,2,3] 赵翰卿[1,2,3] 冯家鑫[4]
薛靖波[4] 黄璐璐[4] 陈瑾[4] 孙芷珊[1,2,3] 程子乐[1,2,3] 尹静娴[1,2,3] 何征泽[4]
黄良瑜[4] Logan Wu[1,2,3,5,6] 费思伟[1,2,3] 谷思雨[1,2,3] 蒋天哥[1,2,3] 李天韵[1,2,3]
陈伟叶[1,2,3] 周楠[1,2,3] 强讷[1,2,3] 李琴[4] 何润超[4] 张仪[1,2,3,4] 李敏[1,2,3]
王向澄[1,2,3] Kassegne Kokouvi[1,2,3] 朱泳璋[1,2,3] 修乐山[1,2,3] 胡沁沁[1,2,3]
殷堃[1,2,3] 夏尚[4] 李石柱[1,2,3,4] 王兆君[1,2,3] 郭晓奎[1,2,3] 张晓溪[1,2,3*]
周晓农[1,2,3,4*]

一、引　　言

在 21 世纪，伴随全球化的加速和全球公共卫生危机的发生，联合国及其会员国不断提出全球性问题，形成人类命运共同体的需要愈发重要[1]。面对全球性的健康挑战，没有一个国家能独自应对。因此，全球健康作为卫生科学分支涌现并发展成一门学科，旨在解决具有全球卫生影响的问题，最终改善卫生公平、减少卫生差距。回顾并回应 21 世纪的

1. 上海交通大学医学院-国家热带病研究中心　全球健康学院，上海 200025
2. 上海交通大学　全健康研究院，上海 200025
3. 上海交通大学医学院　公共卫生学院，上海 200025
4. 中国疾病预防控制中心寄生虫病研究所(中国热带病研究中心)，上海 200025
5. 沃尔特与艾丽莎・霍尔研究所，澳大利亚
6. 墨尔本大学医学与健康科学学院　医学生物学系，澳大利亚
共同第一作者
* 通讯作者

全球公共卫生危机,全健康方法[2]强调国际伙伴关系,以人—动物—环境界面的整体思考为指导,强调跨学科合作解决全球卫生问题[3],得到了国际社会的强烈支持。与此同时,学术界也一直致力于为全健康发展提供高质量科学证据[4-6]。

经历几次公共卫生威胁,尤其是新冠疫情之后,国际合作应对新兴传染病变得更加重要[7]。联合国粮食及农业组织(FAO)、世界卫生组织(WHO)和世界动物卫生组织(WOAH,前身为 OIE)三方组织几十年来一直共同努力,以解决人—动物—环境界面的健康风险[8]。2021 年,这三个组织呼吁联合国环境规划署(UNEP)加入,共同组建全健康高级专家组(OHHLEP),以更好地预防、预测、检测和应对全球卫生威胁,促进可持续发展。2022 年 10 月,四方共同启动了全健康联合行动计划(OH JPA)[9],旨在全健康能力建设方面支持其成员、会员国和缔约方。

为响应全球对全健康方法的呼吁,通过全健康方法识别人—动物—环境关系中的实际缺口,为政策制定者和实践者提供信息,我们提出了全球全健康指数(GOHI)的细胞式框架[10],包括外部动因指数(EDI)、内禀动因指数(IDI)和核心动因指数(CDI)。2023 年,研究团队对数据库进行了更新,评估了 160 个国家/地区应用全健康方法的发展状况和能力,以促进各国/地区采取有效措施弥补自身差距,在现实政策和实践中推广全健康方法。

二、材料与方法

1. 概述

GOHI 2022 是对全球一体化健康发展进展的评估调查,基于类似细胞的框架,包括 EDI(地球系统、制度系统、经济系统、社会系统、技术系统)、IDI(人类健康、动物健康和生态系统多样性、环境健康)和 CDI(治理、人兽共患病、食品安全、抗菌药物耐药和气候变化)。

我们开展了基于 GOHI 2022 研究结果的分析,旨在通过比较各国的分数并深入挖掘各种影响因素对全健康能力建设的影响,为每个国家的全健康发展战略提供信息。通过更新指标体系和数据库,将参与国家/地区的数量从 2021 年试点分析的 146 个增加到 160 个。

2. 指标体系

根据指标对实际情境的反映,本研究调整了 GOHI 2022 指标体系并更新了数据来源。指标体系包括 3 个一级指标、13 个二级指标、50 个三级指标和 170 个四级指标。若任何国家的四级指标缺失数量超过 160 个,则不将该指标纳入计算;若某国家的数据缺失率超过 50%,则不将该国家纳入计算。

在方法学方面,遵循了先前出版物中介绍的大多数技术[10]。与先前的研究相比,GOHI 2022 的三级指标数量从 58 个减少到 50 个,并在指标选择方面有一些改变。首先,人类健康相关指标调整得更全面,从宏观角度涵盖人类健康的广泛范围。添加了"疾病负担"指标,并将"全球卫生覆盖和卫生系统"指标重命名为"健康覆盖",使名称更为简洁。其次,在动物健康部分,保留了先前的"动物传染病"指标,同时增加了新的"野生动植物多样性"指标及其四级指标。第三,在气候变化相关的指标下,基于实际情况和专家咨询,四级指标"健康结果"修改为"缓解和适应能力",以衡量各国/地区采取的措施,而非使用可能受众多混杂因素影响的健康结果来体现该国家/地区在气候变化方面所做出的努力。

3. 数据库

为确保数据的有效性,我们使用公开可获得的全球官方数据作为 GOHI 的主要数据来源(表 6-1),这可能导致某些指标的纳入受限。

表 6-1　用于开发全球全健康指数(GOHI)的数据来源

类别	资源
外部动因指数(EDI)	数据库来自 FAO、世界银行、经济合作与发展组织(OECD)、用数据看世界(Our World in Data)、国际能源署(IEA)、国际电信联盟(ITU)
内禀动因指数(IDI)	数据库来自世界银行、WHO、可持续发展目标(SDGs)报告、用数据看世界、耶鲁大学环境绩效指数(EPI)、WOAH-WAHIS 的世界动物信息系统
核心动因指数(CDI)	
治理	数据来源包括全球卫生安全指数(GHS Index)、耶鲁大学环境绩效指数(EPI)、可持续发展目标(SDGs)报告、世界银行以及政府网站门户
人兽共患病	数据来源包括 WHO、WOAH、全球卫生安全指数(GHS Index)以及全球卫生数据交换(GHDx)
食品安全	数据来源包括 FAO、世界银行、WHO、联合国数据(UN data)、联合国难民事务高级专员办事处(UNHCR)、联合国环境规划署(UNEP)
抗微生物药物耐药性(AMR)	数据来自 WHO 的全球 AMR 与使用监测系统(GLASS)、欧洲 AMR 监测网络(EARS-Net)、中国 AMR 监测系统(CARSS)
气候变化	数据来自 WHO、用数据看世界、《柳叶刀》气候倒计时、OECD、BP 全球能源统计评论和 Ember、全球卫生数据交换(GHDx)以及全球空气状况报告

注　WHO:世界卫生组织;FAO:联合国粮食及农业组织;WOAH:世界动物卫生组织。这里提到的详细技术方法、权重指标和计算分数的方法,都遵循了研究团队之前发表的文章。

三、结　果

1. 总体得分

GOHI 2022 年的得分表明,全球全健康表现不尽如人意,总体得分与理想得分差距较大。最高分为美国(70.61),而最低分为几内亚比绍(39.03)。全球得分中位数为54.00。排名前十的国家/地区主要分布在经济收入水平较高的北美、欧洲和中亚以及东亚和太平洋地区,而排名最后的十个国家/地区则主要位于撒哈拉以南非洲地区,其经济收入水平处于中低水平。

全球平均得分为 54.82。EDI(A)、IDI(B)、CDI(C)、治理(C1)、人兽共患病(C2)、食品安全(C3)、抗微生物药物耐药性(AMR)(C4)和气候变化(C5)的平均分别为 46.57、

58.01、57.25、56.51、68.06、52.89、44.05 和 64.19(图 6 - 1)。在 EDI 中,160 个评估国家/地区中的得分范围为 32.83~50.28,中位数为 39.72。在 IDI 中,评估国家/地区中的得分范围为 41.99~71.88,中位数为 58.50;在 CDI 中,治理领域国家/地区的得分范围为 26.75~80.52,中位数为 54.77;国家/地区在人兽共患病指标上的得分范围为 43.01~84.86,中位数为 69.23;食品安全的得分范围为 24.83~73.08,标准差为 9.80,中位数为 53.78;AMR 的得分范围为 14.75~81.43,中位数为 43.09;在气候变化指标中,得分范围为 49.16~75.60,中位数为 64.12。

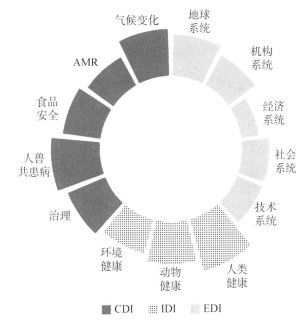

图 6 - 1　2022 年全球全健康指数(GOHI)得分各类别分布图

在 EDI 中,地球系统(A1)平均分最高(56.21),中位数也最高(56.29);经济系统(A3)平均分最低(24.62),中位数也最低(24.64);在 IDI 中,人类健康(B1)平均分最高(72.35),其中疾病负担(B1.2)、动物流行病(B2.1)、空气质量与气候变化(B3.1)在其相应维度中的平均分别为 80.74、94.57 和 53.72。

在 CDI 中,治理相关指标中共识导向(C1.5)得分最高,中位数为 94.58;在人兽共患病相关指标中,案例研究(C2.5)的得分最高,大多分布在 80.00~90.00 范围内;在粮食安全相关指标中,食品安全(C3.2)得分最高;在 AMR 相关指标中,实验室网络和协调能力得分最高(55.57);在气候变化相关指标中,健康结果(C5.2)得分最高。

GOHI 得分的区域分布和中位数显示在图 6 - 2 中。2022 年 GOHI 总体得分按地区划分如下:北美(中位数 69.11)、欧洲和中亚(中位数 60.39)、东亚和太平洋(中位数 57.63)、拉丁美洲和加勒比(中位数 54.93)、中东和非洲(中位数 54.33)、南亚(中位数 51.39)、撒哈拉以南非洲(中位数 48.46)。其中,北美和欧洲以及中亚的得分较高,其次是东亚和太平洋以及拉丁美洲和加勒比。得分较低的国家/地区主要集中在撒哈拉以南非洲(图6-2)。

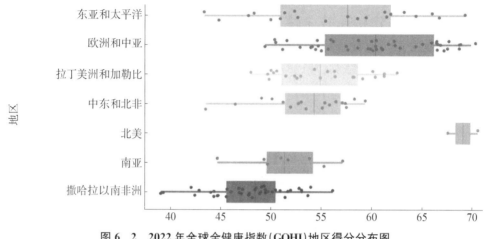

图6 2 2022年全球全健康指数(GOHI)地区得分分布图

2. 全球排名

附录一呈现了160个评估国家/地区的GOHI 2022得分的全球排名。来自北美、欧洲和中亚、东亚和太平洋的国家得分较高,而撒哈拉以南非洲、中东和北非、东亚和太平洋以及南亚的国家得分较低。在2022年GOHI总分中表现最好的16个国家是美国、英国、澳大利亚、挪威、德国、法国、瑞士、加拿大、瑞典、芬兰、荷兰、日本、奥地利、意大利、西班牙和丹麦。然而,排名最低的16个国家主要是撒哈拉以南非洲国家,显示了各国之间全健康能力存在显著差异(附录一)。

3. EDI全球排名

在160个评估的国家/地区中,前25个国家中有2个来自北美(加拿大和美国),16个来自欧洲和中亚(占该地区的10.00%),6个来自东亚和太平洋,而拉丁美洲和加勒比地区只有1个国家乌拉圭(附录二)。

附录二排名最低的25个国家包括11个来自撒哈拉以南非洲地区,5个来自中东和北非地区,5个来自南亚地区,排名最低的3个得分国家(利比亚、伊拉克和科威特)均来自中东和北非地区。

4. IDI全球排名

在160个评估的国家中,前25个国家中有11个来自欧洲和中亚地区(占该地区的6.88%),3个来自东亚和太平洋,3个来自拉丁美洲和加勒比,3个来自南亚,3个来自中东和北非,2个来自北美(美国和加拿大)(附录三)。

在附录三排名最低的25个国家中,18个来自撒哈拉以南非洲。排名最低的10个得分国家(尼日尔、刚果民主共和国、布隆迪、喀麦隆、中非共和国、乍得、索马里、利比里亚、纳米比亚和莱索托)均来自撒哈拉以南非洲。

5. CDI 全球排名

在 160 个评估的国家/地区中,前 25 个国家中有 16 个来自欧洲和中亚地区(占该地区的 10.00％),7 个来自东亚和太平洋,2 个来自北美(美国和加拿大)(附录四)。

在附录四排名最低的 25 个国家中,16 个来自撒哈拉以南非洲,4 个来自东亚和太平洋,得分最低的 2 个国家(索马里和几内亚比绍)均来自撒哈拉以南非洲。

在治理方面,前 25 名中有 18 个国家来自欧洲和中亚地区,挪威位居榜首。北美地区的 2 个国家(美国和加拿大)分别位居第六和第七位。中东、南亚和撒哈拉以南非洲在全球前 25 名中均无国家入选。

在人兽共患病方面,前 25 名中有 14 个国家来自欧洲和中亚地区,德国位居榜首。在 7 个地区中,仅南亚没有国家进入前 25 名。

在食品安全方面,前 25 名中有 14 个国家来自欧洲和中亚地区,澳大利亚位居榜首。南亚和撒哈拉以南非洲在全球前 25 名中均无国家入选。

在 AMR 方面,前 25 名国家全部来自欧洲和中亚、北美和东亚和太平洋地区,法国位居榜首。在北美地区,仅美国进入前 25 名。

在气候变化方面,前 25 名中有 15 个国家来自欧洲和中亚地区,西班牙位居榜首。中东和北非地区以及南亚地区在全球前 25 名中均无国家入选,详见附录五。

6. CDI 指标的全球表现

如表 6-2 所示,在治理方面,共识导向得分最高(86.45),而治理效率和效益得分最低(28.38)。在人兽共患病方面,案例研究得分最高(66.99),而传播途径得分最低(59.30)。在食品安全方面,食品安全得分最高(69.36),而政府支持和应对得分最低(16.85)。在 AMR 方面,AMR 实验室网络和协调能力得分最高(55.57),而重要抗生素的耐药率得分最低(33.03)。在气候变化方面,健康结果得分最高(85.41),而缓解和适应能力得分最低(28.24)。所有指标的得分详见附录六。

四、讨　　论

总体而言,全球范围内全健康实施仍有改进的空间。GOHI 2022 年全球平均得分为 54.82。EDI、IDI 和 CDI 的全球平均得分分别为 46.57、58.01 和 57.25。这些结果显示与满分相比存在超过 40 分的差距。160 个国家/地区中无一个国家能在 CDI 的所有关键指标中排名第一。以阿曼和新加坡为例,阿曼 CDI 得分在中东和北非地区排名第二,新加坡在东亚和太平洋地区排名第 20。阿曼因政府高度重视生态环境保护,在动物健康和环境健康指标上表现良好,但与人类健康相关指标表现不佳,可能归因于健康支出较低。新加坡在人类健康方面排名第一,因其拥有该地区最好的临床设施和卫生系统,但在环境健康方面排名第 142,因为这个低洼岛国高度城市化,生态环境非常脆弱。此外,即使美

表 6 - 2　全球 CDI 指标得分

类别	编码	指标名称	全球得分	类别	编码	指标名称	全球得分
治理	C1.1	参与度	41.70	食品安全	C3.1	食品需求与供应	59.53
	C1.3	治理透明度	65.15		C3.2	食品安全	69.36
	C1.4	响应能力	44.42		C3.3	营养	67.17
	C1.5	共识导向	86.45		C3.4	自然和社会环境	51.54
	C1.6	公平和包容性	73.61		C3.5	政府支持与响应	16.85
	C1.7	效果和效率	28.38	AMR	C4.1	AMR 监测系统	34.79
	C1.8	政治支持	55.89		C4.2	AMR 实验室网络和协调能力	55.57
人兽共患病	C2.1	感染源	69.22		C4.3	抗菌药物控制与优化	48.76
	C2.2	传播途径	59.30		C4.4	提高意识和理解	48.09
	C2.3	目标人群	59.90		C4.5	重要抗生素的耐药率	33.03
	C2.4	能力建设	72.85	气候变化	C5.1	气候变化风险	80.87
	C2.5	案例研究	85.89		C5.2	健康结果	85.41
					C5.3	缓解和适应能力	28.24

国排名第一（总分为 70.61），仍离满分有 30 分之差；几内亚比绍排名第 160（总分为 39.03），比前一国低 31.58 分（附录七）。EDI 的 5 个二级指标的平均得分都在 70.00 以下。

值得注意的是，全健康指数的全球得分差异很大，不同国家和地区之间存在显著差异。每个国家/地区的得分范围为 39.03～70.61。首先，不同国家/地区的 EDI（32.83～50.28）、治理（26.75～80.52）、人兽共患病（43.01～84.86）、粮食安全（24.84～73.09）和 AMR（14.75～81.43）的得分分布差异很大。撒哈拉以南非洲在治理和粮食安全方面的排名最低，意味着该地区在全健康治理和粮食安全方面存在明显问题。其次，IDI 得分突显了在不同国家和地区之间，以及人类、动物和环境健康指标之间，IDI 表现存在很大差异。发达国家/地区通常具有较高的 IDI 得分和较高的 IDI 人类健康得分，更注重人类健康，因此整体结果更好，而相对较少关注动物和环境健康。在 IDI 得分较低的国家/地区，资源通常匮乏，导致对人类、动物和环境健康的关注不足。第三，COVID - 19 大流行对全球各国政府造成了相当大的压力，可能使资源从食品安全倡议转向更紧急的公共卫生关切[11]。因此，对粮食安全的关注减少可能导致可获得数据减少以及政府反应减弱，进而导致该国得分低。需要进一步的调查来确认这些假设，并更好地了解低分和缺失数据背后的原因。

COVID - 19 的经验提醒我们，在这个相互联系的世界中，没有一个国家能够独自应对全球性卫生危机,必须通过国际合作和协调共同应对。在我们的主要发现中,拉丁美洲和加勒比地区的一些低收入和中等收入国家疫苗接种覆盖率较低。由国家主导的COVID-19疫苗全球获得计划的成功经验[12]提醒国家领导人和国际组织,在人兽共患病疫苗短缺时需合作应对。此外,在全健康框架下,科学—政策—实施接口的支持至关重要,以确保并加强各国在科学知识、技术和行动方面的协作[13]。因此,在重塑国家发展和国际合作战略方面,需更强调实践中的沟通、协调、合作和能力建设[14]。建议发展一个全球范围内的跨部门和多学科合作平台,以统一人类、动物和环境健康。地方政府和利益相关者应超越地区保护主义和部门隔阂,积极在各个领域、学科和地区开展协作与协调,提升利益相关者之间的沟通[15]。

在治理方面,"共识导向"在治理平均分数中表现最佳,只有9个国家(占5.63%)得分低于30.00。这表明全球大多数国家在共识和导向方面表现更好,反映了全球对全球一体健康治理的共识和改进意愿。然而,在某些具体领域,政治支持仍然不足。例如,在粮食安全领域,"政府支持和应对"指标在所有5个粮食安全指标中表现最差,平均得分为16.84,对52.89的平均粮食安全得分贡献较低。这说明政府在全健康视角下应对粮食安全问题的努力可能存在不足之处。在气候变化领域,"减缓和适应能力"的平均分(28.24)远低于"气候变化风险"(80.87)和"健康结果"(85.40),表明政府在政策、法律、研究和应对措施方面存在不足。

尽管国际社会对全健康治理的重要性的共识逐年增加,但各国将这些概念转化为政策实践仍需强化。全球卫生治理过程中全健康的协调机制应发挥增强领导力的作用,以加强全健康概念的实际应用,并强调多个学科和部门的协作角色。根据OH JPA的意见,与政治意愿、跨部门治理和法规框架相关的行动应被视为发展全球一体健康愿景的首要任务。

健康服务治理中社区参与是吸引利益相关方的重要组成部分。在美国,明尼苏达州实施了一项面向青少年的人兽共患病宣传活动[16],改善了利益相关方关系,加强了对主要公共卫生和动物卫生问题的响应。这是通过政府与非政府组织之间的合作实现的,涉及州卫生部等利益相关方[17]。

在阻断传播途径和保护易感人群方面,人兽共患病得分较低。人兽共患病在CDI指标中表现最佳,反映了全球社区和联合国成员对人兽共患病控制的重视。然而,与其他指标相比,"传播途径"和"目标人群"的得分最低(分别为59.30和59.90)。"传播途径"下的一个四级指标"传统干预"平均得分为46.48,"目标人群"下的四级指标"人群覆盖和干预成本"仅得39.26分。这项低分表明在人兽共患病宿主的实验室测试和疫苗接种方面存在不足。全球属于传播途径的人兽共患病病原体检测得分仅为46.48,迫切需要各国加强实验室能力以检测人兽共患病病原体。为提高测试效率,应发展跨部门合作,涉及实验室科学家、诊断专家和野生动物专家,覆盖概念和实验室项目设计阶段[18]。

在我们的病例研究中,人兽共患病是全球性重大公共卫生问题,影响着数百万生活在收入有限、医疗服务有限的低收入国家的人们。因此,为了更好地预防和控制人兽共患病,有必要投资相关项目,包括公共教育、清洁水和卫生设施的获取以及大规模的药物管理活动[19]。此外,各国应优先发展针对这些疾病的疫苗和其他医疗治疗手段,以提高本国人口健康状况,为全球消除这些疾病做出贡献。

五、小 结

本研究尚存在一些局限。其一,为确保数据的有效性,我们主要使用全球官方数据作为 GOHI 的主要数据来源,这可能使得一些指标的纳入受到限制。由于数据不足,一些敏感指标(如动物疾病发生率、动物疾病负担、动物疫苗使用等)未被纳入分析。其二,在搜索来自不同国家自行设计的指标数据时,主要以英语和法语为主要搜索语言,这可能出现偏倚。其三,咨询专家委员会的专家主要来自中国,可能限制了委员会的全球代表性。不过,我们的研究团队包括来自中国以外的国际组织和研究机构的专家,且在研究过程中进行了几次关键访谈,与来自联合国各机构的专家交流,为研究引入了一些国际视角。

基于 2022 年 GOHI 的分析,我们对全球的全健康发展水平进行了测量和排名。结果显示,全球各国仍有很大改进空间。总体而言,全球全健康的能力建设需要国际合作框架,促使各国/地区在共同问题上进行广泛的信息共享和经验交流。在关键问题上,领先地区应增加对困境地区的援助,通过派遣专家和开展试点项目,加速全健康的全球联合响应。在全健康框架下,应支持科学政策实施接口,以确保和增进各国在科学知识、技术和行动方面的合作。同时,建议进一步消除全健康系统重新设计中的治理瓶颈,构建面向社会行动的整体全健康框架。在重新塑造国家发展和国际合作战略、更好地应对人—动物—环境界面的公共卫生威胁方面,应更加强调实践中的沟通、协调、合作和能力建设。

参 考 文 献

［1］ WHO. One Health High-Level Expert Panel(OHHLEP)［R］. 2021.

［2］ Zinsstag J, Schelling E, Waltner-Toews D, et al. One Health: the theory and practice of integrated health approaches ［M/OL］. 2022 – 05 – 19. https://www. cabi. org/cabebooks/ebook/20153067399.

［3］ Zinsstag J, Schelling E, Wyss K, et al. Potential of cooperation between human and animal health to strengthen health systems ［J］. Lancet, 2005,366(9503):2142 – 2145.

［4］ Zhang X X, Li X C, Zhang Q Y, et al. Tackling global health security by building an academic community for One Health action ［J］. Infect Dis Poverty, 2023,12(1):70.

［5］ Liu J S, Li X C, Zhang Q Y, et al. China's application of the One Health approach in addressing public health threats at the human-animal-environment interface: advances and challenges ［J］. One Health, 2023,17:100607.

［6］ Zhou N, Cheng Z, Zhang X, et al. Global antimicrobial resistance: A system-wide comprehensive investigation using the global One Health index ［J］. Infect Dis Poverty, 2022,11(1):92.

［7］ Zhang X X, Jin Y Z, Lu Y H, et al. Infectious disease control: from health security strengthening to health systems improvement at global level ［J］. Glob Health Res Policy, 2023,8(1):38.

［8］ FAO, OIC, WHO. Tripartite and UNEP support OHHLEP's definition of "One Health" ［R］. 2021－12－1.

［9］ World Health Organization, Food and Agriculture Organization of the United Nations, World Organization for Animal Health and United Nations Environment Programme. One Health joint plan of action(2022－2026): Working together for the health of humans, animals, plants and the environment ［M］. Geneva: World Health Organization, 2022.

［10］ Zhang X X, Liu J S, Han L F, et al. Towards a global One Health index: a potential assessment tool for One Health performance ［J］. Infect Dis Poverty, 2022,11(1):57.

［11］ OECD. COVID－19 and the food and agriculture sector: Issues and policy responses ［R］. 2020－04－29.

［12］ WHO. WHO Director-General's opening remarks at the UNGA UNSG-hosted event: "Ending the pandemic through equitable access to COVID－19 vaccines, tests and treatments" ［R］. 2022－09－23.

［13］ Vanlangendonck C, Mackenzie J, Osterhaus A. Highlights from science policy Interface sessions at the One Health Congress 2020 ［J］. One Health Outlook, 2021,3(1):1.

［14］ Gage K L, Burkot T R, Eisen R J, et al. Climate and vectorborne diseases ［J］. Am J Prev Med, 2008,35(5):436－450.

［15］ Watts N, Amann M, Arnell N, et al. The 2019 report of The Lancet Countdown on health and climate change: ensuring that the health of a child born today is not defined by a changing climate ［J］. Lancet, 2019,394(10211):1836－1878.

［16］ NIFA, APHIS, CSTE, et al. Influenza and zoonoses education among youth in agriculture program ［R］. 2024－06－13.

［17］ Delpla I, Diallo T A, Keeling M, et al. Tools and methods to include health in climate change adaptation and mitigation strategies and policies: a scoping review ［J］. Int J Environ Res Public Health, 2021,18(5):2547.

［18］ Bird B H, Mazet J A K. Detection of emerging zoonotic pathogens: an integrated One Health approach ［J］. Annu Rev Anim Biosci, 2018,6:121－139.

［19］ Sinclair J R. Importance of a One Health approach in advancing global health security and the sustainable development goals ［J］. Rev Sci Tech, 2019,38(1):145－154.

第七章
全健康理念下气候变化对健康的影响

李欣辰[1,2]　张其羽[1,2]　刘婧姝[1,2]　章妍妍[1,2]　张晓溪[1,2]*　周晓农[1,2,3]*

一、引　言

自 1990 年以来,所有主要温室气体类别的人为排放持续增长。全球升温预计将达到或超过 1.5 ℃,并危险地接近将温度维持在"远低于 2 ℃"的商定极限[1,2]。人为引起的气候变化,包括更加频繁和强烈的极端事件,对自然和人类造成了广泛的不利影响和相关损失损害[3]。已有压倒性证据阐释了气候变化的环境后果,如气温升高、极端天气事件增多、干旱增加、洪水和野火频发、海平面上升等,对人类健康的危害包括与热有关的疾病、呼吸系统疾病、营养不良、生物媒介传播或水/食物传播等传染病、心理障碍等。2020 年《柳叶刀倒计时》提供的全球监测系统报告了 5 个部分的 43 项指标,更展现出气候变化对人类健康影响令人担忧的加速局面[4]。

然而,与气候变化有关的许多复杂风险的后果目前无法量化。这些风险包括由于跨学科知识和专长共享延迟而遗漏的风险、气候影响的空间和时间变化、风险之间的反馈和相互作用、人们获得知识深度的不确定性以及目前未识别的风险等[5]。一个既定事实是,气候变化的影响将随着进一步变暖而加剧,且正在与其他多种社会和环境挑战相互作用,包括世界人口增长、不可持续的消费、城市居住人数迅速增加、严重不平等、持续贫困、土

1. 上海交通大学医学院-国家热带病研究中心　全球健康学院,上海 200025
2. 上海交通大学-爱丁堡大学全健康研究中心,上海 200025
3. 中国疾病预防控制中心寄生虫病预防控制所(国家热带病研究中心),国家卫生健康委员会寄生虫病原与媒介生物学重点实验室,世界卫生组织热带病合作中心,国家级热带病国际联合研究中心,上海 2000025

* 通讯作者

地退化、土地利用变化造成的生物多样性丧失、海洋污染、过度捕捞和栖息地破坏以及全球流行病等。在趋势交叉处，它们可相互加强，加剧风险和影响，尤其对穷人和脆弱人群的影响最大。

　　人类、动物、环境健康紧密联系且相互依存，因而在探寻健康威胁的同时，迫切需要在全健康理念下重新审视动物、环境健康的重要意义，并以系统思维进一步调查气候变化与自然、生物和其他人为危害的直接和间接联系。这有助于更好地识别和理解级联和复杂的危害和风险，以系统的方式解决气候变化作为危害驱动因素的问题。本文梳理了气候变化对不同人类疾病及动物危害的复杂影响，讨论以全健康理念重构治理决策体系，并分析系统动力学模型和深度学习算法的应用前景。

二、气候变化对健康的影响

1. 热应激与热应变

　　据估计，人类活动导致的全球变暖已超过工业化前水平约 $1.0\ ℃(0.8\sim1.2\ ℃)$[6]。同时，极端热事件(热浪)的频率、强度和持续时间全球性增加，造成更严重的人类热应激和热应变，对健康构成最直接的威胁。热应激(heat stress)指接收的热量超过身体可承受热量而不造成生理损伤。随之而来的不良反应通常被称为热应变(heat strain)，包括临床疾病、健康损害以及人类表现和工作能力的下降[7]。相关研究主要使用日平均温度、最高温度、最低温度或表观温度作为环境温度指标[8]，也陆续有文献强调昼夜温差、复合极端热等对健康的重要意义。总的来说，炎热的环境条件会通过影响人的生理因素增加心肺疾病等的发病率和病死率，同时增加不良妊娠结局并对心理健康产生负面影响。更有广泛研究表明，暴露于热应激会减少生产工作时间，并且由于健康状况较弱，还可能降低劳动力参与率，对生产力造成影响。

　　在此基础上，城市热及空气污染这两个因素与全球气候变化产生的相互作用尤为关键。一方面，前所未有的城市化进程加速了城市热岛的显著影响。自 1950 年以来，全球 1692 个城市因热岛效应引起的年平均气温上升了 $1.72\ ℃$[9]。到 2030 年，居住在城市地区的人口预计将达到世界总数量的 60%，超过 1000 万居民的特大城市数量预计将达到 43 个[10]。像纽约、伦敦、曼彻斯特和伯明翰等大城市中心的温度可能比外围农村地区高 $4\ ℃$。在极端高温事件期间，这种差异可以达到 $10\ ℃$，且在夜间差异最大[11]。因而气候变暖和城市热岛集约化相结合，会导致更频繁、更强烈的高温事件。另一方面，化石燃料的使用在促进气候变化的同时也加剧了空气污染。越来越多的证据表明，同时暴露于极端高温和空气污染环境会带来更大的健康危害，可吸入颗粒物(空气动力学直径 $<10\ \mu m$，PM10)对健康的影响随着温度水平的变化而变化[12]。城市热岛还会影响降雨模式，加剧空气污染。糟糕的是，随着气候危机的进展，野火频率增加，也将促使极端颗粒物和地面臭氧等空气污染事件增加，使气候对热相关疾病的发病率和病死率的影响加剧。

值得注意的是,高温对人类健康的影响在不同地理区域及不同人口社会经济条件下差异显著。例如,尽管撒哈拉以南非洲对整体气候变化的贡献很小,但其却承担了最大的气候变化负担,温度升高与该地区加剧的霍乱暴发、心血管疾病患病及全因死亡息息相关[13]。同时,老年人及患有慢性呼吸道和心血管疾病的患者等更易发生热应激和热应变,老龄化问题加剧了气候变化的危害。此外,农业、建筑、采矿等职业工人更常暴露于高温条件,增加了其脆弱性。住房条件差、能源贫困(难以支付空调费用)等社会经济因素同样构成了对极端温度的脆弱适应[14]。

2. 营养不良

营养不良指一个人的能量和/或营养素摄入不足、过量或不平衡,包含营养不足(消瘦、发育迟缓、体重不足)、营养素缺乏或过量、超重肥胖和与饮食有关的非传染性疾病三大类。尽管由于各国共同努力使患有营养问题的人口比例有所改善,但目前估计仍有至少 8.21 亿人营养不良,1.5 亿名 5 岁以下儿童发育迟缓,6.13 亿名 15～49 岁妇女缺铁[15]。气候变化使农业和粮食安全面临风险,特别是在发展中国家。数据显示,2019 年,气温每升高 1℃,全球严重粮食不安全的概率会增加 1.64%[16]。在此基础上,有关气候变化对营养不良复杂影响路径的研究十分广泛,其中最有影响力的概念框架来自 WHO 的技术丛书,将影响分为了食品、护理和健康三条途径[17]。

从全健康视角下再分类,可重点关注粮食作物危害、粮食价格波动和冲突三条途径。气候变化对营养相关疾病最直接的影响源于气温升高、降雨不确定、极端天气事件等对粮食作物的危害,具体可分为粮食作物产量和质量的改变。干旱和极端高温是粮食作物生产最灾难性的自然灾害之一。高纬度地区粮食作物产量可能增加,但在已受到营养不良严重影响地区的粮食作物产量明显下降[17]。数据表明,全球变暖条件下,玉米、冬小麦、大豆、水稻等陆地粮食作物产量潜力呈下降趋势,且海洋粮食生产力和海洋粮食安全面临越来越大的威胁[16]。与此同时,农作物害虫和病原体在变暖的世界中向两极移动,促使农作物、牲畜、鱼类和人类暴露在新的病虫害媒介之下,加剧产量损失[18]。此外,CO_2 浓度的升高会使特定农作物中蛋白质、铁和锌等必需营养素的浓度下降,导致生活在低收入和中等收入国家的近 20 亿人营养素缺乏的风险增加[19,20]。在此基础上,气候变化影响下的长期粮食作物减产与极端天气事件造成的短期产量波动使粮食价格上涨或不稳定,从而引发粮食危机甚至饥荒[17]。值得一提的是,2021 年 9 月,联合国粮食系统峰会(UNFSS)重点关注了气候变化、COVID - 19 和冲突,认为此"3C"因素正在推动粮食系统中断与营养不良的发生。食品价格上涨使健康饮食变得难以负担,并可能引起冲突[21],COVID - 19 大流行更是对粮食生产、卫生系统、金融市场带来巨大危机。

在气候变化对营养造成危害的同时,我们必须认识到,粮食系统也会通过作物和畜牧生产、土地用途改变、食品加工运输消费三种主要途径促进温室气体排放,从而对气候变暖形成正反馈。食品部门排放了全球约 30% 的温室气体。不断扩大的农田、牧场和人工林造成了三分之二的森林损失(每年 550 万公顷),且不良的耕作方法使土壤退化,污染并耗尽供水,降低生物多样性。因而在粮食作物生产和温室气体排放之间取得平衡,将粮食系统向可持续发展方向不断推动,对保护人类动物环境健康至关重要。

3. 病媒传播疾病

由蚊子、蜱虫等节肢动物媒介传播的病媒传播疾病在过去几十年不断出现或再次出现,在全世界造成相当大的公共卫生问题。越来越多的研究关注到,气候变化通过影响病原体、媒介或宿主和环境因素及其相互作用,直接或间接改变病媒传播疾病的分布、动态和风险[22]。其中对病原体影响的研究相对较少。有证据表明,环境温度升高加快了载体内登革热等病毒的复制速度并缩短了其外在潜伏期(extrinsic incubation period, EIP)[23,24],且气候变化可能促使了登革热和黄热病病毒的进化。大量证据表明,温度、降水和湿度是影响病媒发育、繁殖、行为和种群动态的关键气候因素。例如,温度以非线性方式影响双翅目病媒幼虫和成虫以及蜱类的发育、繁殖速度和死亡率,从而扩大病媒的种群规模和密度,且蚊子的叮咬率、媒介能力等也对温度敏感[25];降水增加可以提供更多的病媒滋生地,从而以复杂方式影响病媒丰度;相对湿度对蚊虫和蜱虫的生存及传播疾病产生非线性影响的阈值为 $70\% \sim 80\%$[26,27],且往往受温度和相对湿度共同决定的空气干燥度指标的影响。此外,全球气温升高和降水模式的不稳定促使了蚊媒、虫媒病毒和传播它们的蚊子种群的扩张。以上气候变化对病原体和媒介的影响除了直接加速人类感染,还会加快虫媒病毒在野生动物中的传播,并溢出给具有重要农业意义的家畜,威胁动物健康的同时间接影响着人类健康。不仅如此,气候变化对生境及生物多样性的影响至少以两种方式影响传染病的传播:改变宿主和病媒的丰度,或影响宿主和病媒的行为,从而促使环境和媒介或宿主间的协同影响。

然而,气候变化对病媒传播疾病的影响远不止出于自然因素的推动。全球流通性增强、土地利用变化及其他社会人口因素同样是连接气候和病媒传播疾病的关键一环[28,29]。国际旅行和贸易的增加不仅以资源依赖方式加快温室气体排放,更是大幅提升了全球流通性,从而加大人类和牲畜不断跨国界转移,且可能使入侵媒介和新型病原体广泛传播,造成跨大陆的大流行。土地利用变化主要包括森林砍伐、农业灌溉、城市化及以上多种因素的组合,其在加快气候变化进程的同时,也以破坏生物多样性、加大人与病毒暴露机会、延长疾病传播季节等复杂机制助长了病媒传播疾病的传播风险。此外,气候变化引发的自然灾害会干扰卫生保健服务、病媒控制和教育项目的提供;社会、政治和经济变化也会影响人类接触媒介病毒,尤其是生活在卫生设施、基础设施差且水源不足地区的贫困人口;公共卫生政策和病媒控制工作等可能会加剧这些因素中的现有差异。

4. 食源性疾病和水源性疾病

食源性疾病和水源性疾病(food- and water-borne diseases, FWBD)属于气候和环境敏感性传染病。每年,全球十分之一的人因食源性疾病(诸如病毒感染、非伤寒沙门菌病、绦虫病等)而患病[30],约 200 多万人因水传播疾病(腹泻病、霍乱、痢疾、伤寒等)死亡。食物和水污染与疾病的传播密切相关,且气候变化会通过脆弱的水系统等严重加剧 FWBD。

极端高温和降水事件可能加剧细菌增殖以及土壤和水的污染，对食源性疾病构成挑战。具体而言，证据表明炎热潮湿等气象条件可能对沙门菌等致病菌的繁殖、激增有直接影响；与此同时，洪水泛滥可能将病原体传播到食物链，经被生吃的蔬菜水果等进入人体，且干旱条件会增加对灌溉水的需求，同样可能使水污染影响土壤及食品安全。不仅如此，在温暖的日子里改变饮食习惯（更多的野餐、烧烤等）可能导致烹饪不充分，且除了未煮熟的食物外，食用在生产、运输和储存过程中容易受到环境温度影响的生食或交叉污染食品也是食源性疾病的危险因素之一。

含有病原微生物的饮用水是水传播疾病负担的主要驱动因素[31]。温度升高影响病原体的存活率，使饮用水中的细菌病毒产量增加，且可能增加动物宿主中的病原体负荷并延长传播季节。极端降水可使地下土壤饱和，牧场和农场中的病原体扩散，并将人类排泄物或动物粪便中携带的病原体运输到河流湖泊，导致通过灌溉污染农产品。同时在城市中，来自街道和排水管道的地表水与生活污水相结合并输送到处理设施。水中的沉积物会导致浑浊，从而影响水处理的清除能力和市政饮用水的纯度。在此基础上，降雨或洪水对病原体的集聚与干旱缺水都可能加大水中病原体浓度，限制稀释效应[32]。此外，干旱会加剧对稀缺水资源的竞争，从而耗尽水资源供应并降低水质，如人类与牲畜共用水源等。炎热的天气会增加用水需求和用水量，造成更大威胁[33]。

女性、受教育程度较低者、生活在非混凝土屋顶家庭中者以及不卫生的厕所使用者等均是气候变化对食源性疾病和水源性疾病影响的脆弱群体。其他中介因素，如农业和土地利用的转移、流离失所和移民以及与增加生计、家庭和护理活动相关的其他负担，预计也会加剧患病风险。

5. 生物多样性丧失

生物多样性包括物种、基因和生态系统的多样性、丰度和特性[34]。近三十年来，有关气候变化对生物多样性影响的讨论不断，大致影响通路可归纳为对物种范围、范围内相对丰度和群落结构、物种灭绝等多方面的影响。最直接且最受关注的一点是：全球变暖显著影响了植物动物物种的地理重新分布。温度升高、降水改变、野火频发、冰川融化等非生物因素可能影响动植物的生存繁殖[35-38]。陆地生物向更凉爽的高海拔、高纬度地区移动，海洋生物向较冷的更深水域涌去。不同物种以不同速率和程度的移动，使得物种间的相互作用被打破，进而改变物种丰度和群落结构，影响生态系统功能[39]。在此基础上，未能调整地理范围或未能适应新的生态环境将最终导致物种崩溃或灭绝。当然，气候变化对生物多样性丧失的影响仅是较小的一部分。证据表明，土地利用变化等传统的人为因素始终比气候变化的当代影响更重要，且土地利用和气候相互作用的影响可能在空间上有所不同，如热带物种往往比温带物种对气候变化更敏感。

气候变化和生物多样性丧失是全球性挑战，二者相互关联，并与其他社会经济和环境挑战相互影响，共同作用于人类[40]。当此人类健康和福祉的基石——生物多样性受损，将通过以下三种途径构成人类健康威胁：一是生物多样性丧失将加剧人与动物之间传染病传播风险,并可能改变媒介/宿主的遗传、表型和物种多样性以及媒介的功能多样性等,加剧病媒传播疾病风险;二是生物多样性的整体下降可能降低微生物组的多样性,使人类接触传染病以外的微生物,影响人类健康;三是生物多样性丧失可能会增加对过敏的易感性,并与大气污染共同影响人类健康[41]。

三、重构气候变化的应对决策

1. 以全健康理念重构治理决策体系

全健康理念是国际社会当前大力倡导的应对全球公共卫生问题的新型思维范式。该理念以"人—动物—环境"交界面的整体思维为指导,旨在通过多机构、跨学科、跨地域的协同合作,可持续性地促进人类、动物和环境的共同健康与和谐发展。这一概念起初通过兽医学视角看待人类健康,因而迄今为止,绝大多数强调全健康概念的研究都集中在新兴的人兽共患病上。如果说在全健康时代的前十年,这一概念为控制、预防动物和人类疾病提供了主动性、协调和动力,那么在当前的第二个十年中,全健康理念需要认识到更广泛的行星健康问题,将健康视野聚焦于环境与健康之间的联系、粮食安全与贫困、经济/社会不公正等更广阔的领域[42]。

将气候变化对人类健康的影响重新梳理后发现,很难将此过程与动物健康和生态系统分割,且气候变化与人口、社会和经济、环境和景观变化叠加会构成更大的健康威胁。城市热力和环境污染等加剧了高温和热浪对发病率和死亡率的影响,且环境冷却、空气净化、娱乐和心理健康等绿化益处更容易被城市中较富裕的社区所获得,这一环境正义问题有望通过全健康框架解决[43]。营养不足、肥胖和气候变化不可分割地联系在一起,政府需优先考虑国家营养、农业和气候政策,使这些政策将粮食系统内的反馈循环解耦,以解决各种形式的气候变化和营养不良问题[44]。病原体、媒介或宿主生命周期的改变以及家养和野生动植物的疾病受到包括气候变化在内的多种复杂过程的影响,同时也适用于相互作用的物种、营养级联以及栖息地的改变或破坏之间同步性的破坏[45]。随着微生物适应变暖的世界,它们可通过改变宿主—微生物相互作用的模式,改变微生物生物地理学以及改变陆地、水生和城市微生物学来直接影响人类福祉,因而微生物、气候变化和人类福祉之间的三重关系需更多跨学科研究和合作,以解决复杂的健康问题。除众多对陆地生态环境影响的研究外,也需关注海洋对人类社会的重要意义。海洋变暖、酸化、富营养化、污染、缺氧,以及栖息地丧失、风暴频率和强度变化、生态系统连通性等环境因素及渔业和水产养殖等社会经济因素共同构成了对甲壳类动物健康的影响,进而引发粮食安全、人兽共患病、微塑料等卫生问题,亟待用全健康方法解决。此外,对海洋背景下的全健康研究可以考虑将珊瑚礁作为监测海洋健康和退化的主体,探究生物多样性改变及生态系统扰动。不仅如此,有关极地地区的研究表明,气候变暖会影响非生物和生物污染物向极地的远距离迁移和接触途径,导致野生动植物和人类接触持久性有机污染物的增加,全健康方法可以帮助查明可能对野生动植物和人类健康产生影响的环境变化和多种压力源,有望促进极地福祉。气候变化、生物多样性、环境污染、野生生物生境及其他社会经济因素与人类健康之间的相互联系要求将所有这些问题作为一个整体加以解决,并关注其中多向的相互作用。

2. 系统动力学模型和深度学习算法的应用前景

由上述分析可见,全健康理念下气候变化缓解与适应的决策机制涉及主体众多、决策界面交叉、影响因素多维、逻辑关系复杂,传统的参数建模难以完成对该决策过程及决策要素间相关关系的刻画。系统动力学以复杂系统理论为指导,将复杂社会决策场景模拟为流体化的要素、系统、环境三者间的相互作用[46],以计算机仿真技术分析复杂反馈系统的动态变化规律,成为沟通自然科学和社会科学领域的研究范式,被誉为"政策实验室"。

系统动力学由美国麻省理工学院 Jay Forrester 教授于 1956 年提出,最初应用于工业生产和企业管理。该方法主要研究系统结构、系统行为与系统功能间的内在机制,借助计算机仿真技术进行模拟建模,对复杂体系进行动态化、定量化分析,从而提出综合性、可操作性的系统优化建议。其后,Forrester 和 Meadows 等在 20 世纪 70 年代发表了《世界动力学》(1971)、《增长的极限》(1972)、《趋向世界的均衡》(1973)等重要研究成果,分析了全球人口、资源、工业、农业、污染等因素的相互关系以及各种交互作用可能产生的后果,标志着系统动力学方法推广应用至社会发展决策领域。此后,系统动力学方法逐步发展成为政策仿真、战略规划的常用工具之一,许多学者将其应用于生态经济、城市规划等领域研究。该方法擅长处理复杂社会决策中涉及的长时程、高阶次、多重反馈问题,为刻画全健康决策系统中内外部多个子系统相互嵌套的情形提供了有效的建模手段。

然而,系统动力学模型是采用预先设定的显式数学函数表达要素间的逻辑回路。为了保持数学计算上的可处理性,模型必须依赖于简化的先验假设,且需从有限的数据中推断出构建模型所需的大量参数,从而限制了传统系统动力学模型定量预测的准确性、可建模动力学系统的复杂性以及对连续时间系统动态演变的刻画能力。此外,真实世界中相关数据的维度、结构和格式不一,比如环境数据通常包含卫星图像、大气监测数据等高频高维的非结构化数据,而人和动物数据通常来自定点采集的扁平的结构化数据,这也给传统系统动力学建模带来了挑战。

在这样的情况下,以图神经网络(graph neural network, GNN)为代表的深度学习算法弥补了传统系统动力学基础模型的不足。图神经网络以数据驱动的方式抓取系统中关键节点及其间关系的特征,预设、假设少,不需要定义分析函数形式[47]。通过图神经网络映射编码后,可获得数据更高层次的表达形式,从而实现对多源、多尺度、高维、高频数据的有效利用。基于连续时间序列的常微分计算,该技术还可以处理系统随时间的动态变化关系,实现更加精准的结局预测。由此,在系统动力学的整体研究范式下,对于系统中逻辑关系未知、时间动态复杂、数据形式多样的组分,使用图神经网络技术对关键变量进行预测,再代入传统系统动力学模型参与函数运算,可有效提高模型的仿真应用能力。系统动力学基础模型与深度学习算法的结合,进一步适应了对于全健康理念下应对气候变化决策机制的建模需求。将图神经网络技术与系统动力学模型结合的探索处于学术的前沿领域,尤其在传染病传播建模中显示出突出的应用前景。《自然—通讯》(*Nature Communications*)近期刊登的 Charles 等的研究提出,将图神经网络算法结合进动力学模型,能够提升传染病传播仿真模型的有效性,并证明了该方法在西班牙 COVID‐19 案例中的适用性良好[48];在此之前,Zang 等的研究也提出,可将图神经网络的数据驱动框架应用于分析复杂系统中的隐藏交互关系,并证明了该模型可以有效应用于真实世界的生物行为分析[49];Ha 等也在研究中阐述了图神经网络技术应用于复杂动态系统模拟的突出优势,并提出使用常微分方程系统处理连续时间段上的结构动力学演变问题[50]。

四、小　　结

气候变化不只是环境问题,更是全球范围内的多维度挑战。在过去的一个世纪,人类对生物圈的主导地位体现在技术创新、加速的流动性和转变的生态系统上,这些都是工业化、全球化和城市化的特征。然而,人类进步在促进健康的同时,也协同气候变化一起对全健康构成全新威胁。空气污染、粮食与水资源安全、土地利用变化、病原传播改变、经济社会安全等众多系统变化在健康大系统下发挥作用,同时 COVID‐19 大流行可能加剧了这个时代群体面对更糟糕环境的心理压力。从多维度、交叉领域出发共同考虑气候变化的全健康危害势在必行,然而对于相关决策机制的分析目前仍处于研究的空白阶段。与深度学习算法结合的前沿探索,增强了采用动力学模型处理复杂决策问题的技术能力,为填补全健康决策研究问题的相关空白提供了有效思路。

参 考 文 献

［1］ McMichael A J, Haines A, Slof R, et al. Climate change and human health: an assessment prepared by a Task Group on Behalf of the World Health Organization, the World Meteorological Association and the United Nations Environment Programme [M]. Geneva: WHO, 1996.

［2］ ShuHa J S, Slade R A, Khourdajie A A, et al. Climate Change 2022: Mitigation of Climate Change. Contribution of Working Group Ⅲ to the Sixth Assessment Report of the Intergovernmental Panel on Climate Change[M]. Cambridge: Cambridge University Press, 2022.

［3］ Pörtner D C R, Poloczanska E S, Mintenbeck K M, et al. Summary for Policymakers [M]. Cambridge: Cambridge University Press, 2022.

［4］ Watts N, Amann M, Arnell N, et al. The 2020 report of The Lancet Countdown on health and climate change: responding to converging crises [J]. Lancet, 2021,397(10269):129‐170.

［5］ Rising J, Tedesco M, Piontek F, Stainforth DA. The missing risks of climate change [J]. Nature, 2022,610(7933):643‐651.

［6］ Summary for Policymakers. In: Ipcc, editor. Global warming of 15 ℃: IPCC special report on impacts of global warming of 15℃ above pre-industrial levels in context of strengthening response to climate change, sustainable development, and efforts to eradicate poverty. Cambridge: Cambridge University Press, 2022.

[7] Kjellstrom T, Briggs D, Freyberg C, et al. Heat, human performance, and occupational health: A key issue for the assessment of global climate change impacts[J]. Annu Rev Public Health, 2016, 37(1):97 – 112.

[8] Yang J, Liu H Z, Ou C Q, et al. Global climate change: Impact of diurnal temperature range on mortality in Guangzhou China [J]. Environ Pollut, 2013, 175:131 – 136.

[9] Estrada F, Botzen W, Tol R S. A global economic assessment of city policies to reduce climate change impacts[J]. Nature Climate Change, 2017, 7(6):403 – 406.

[10] Desa U. 68% of the world population projected to live in urban areas by 2050, says UN. United Nafions Department of Economic and Social Affairs [R]. 2018.

[11] Heaviside C, Macintyre H, Vardoulakis S. The urban heat island: Implications for health in a changing environment [J]. Curr Environ Health Rep, 2017, 4(3):296 – 305.

[12] Tian L, Liang F, Guo Q, et al. The effects of interaction between particulate matter and temperature on mortality in Beijing, China [J]. Environ Sci Process Impacts, 2018, 20(2):395 – 405.

[13] Amegah A K, Rezza G, Jaakkola J J K. Temperature-related morbidity and mortality in Sub-Saharan Africa: A systematic review of the empirical evidence [J]. Environ Int, 2016, 91:133 – 149.

[14] Gronlund C J, Sullivan K P, Kefelegn Y, et al. Climate change and temperature extremes: A review of heat- and cold-related morbidity and mortality concerns of municipalities [J]. Maturitas, 2018, 114:54 – 59.

[15] Binns C W, Lee M K, Maycock B, et al. Climate change, food supply, and dietary guidelines [J]. Ann Rev Public Health, 2021, 42(1):233 – 255.

[16] Romanello M, McGushin A, Di Napoli C, et al. The 2021 report of the Lancet Countdown on health and climate change: code red for a healthy future [J]. Lancet, 2021, 398 (10311):1619 – 1662.

[17] Organization W H. Technical series on adapting to climate sensitive health impacts: Undernutrition2019 1/1/2023 12:02:00;(0):[0 p.][R/OL]. Available from: https://fctc. who. int/publications/i/item/adapting-to-climate-sensitive-health-impacts-undernutrition.

[18] Bebber D P, Ramotowski M A T, Gurr S J. Crop pests and pathogens move polewards in a warming world [J]. Nature Climate Change, 2013, 3(11):985 – 988.

[19] Myers S S, Zanobetti A, Kloog I, et al. Increasing CO_2 threatens human nutrition [J]. Nature, 2014, 510(7503):139 – 142.

[20] Myers S S, Smith M R, Guth S, et al. Climate change and global food systems: Potential impacts on food security and undernutrition [J]. Annu Rev Public Health, 2017, 38:259 – 277.

[21] Hendriks S L, Montgomery H, Benton T, et al. Global environmental climate change, covid – 19, and conflict threaten food security and nutrition [J]. BMJ, 2022, 378:e071534.

[22] Ostfeld R S, Brunner J L. Climate change and Ixodes tick-borne diseases of humans [J]. Philos Trans R Soc Lond B Biol Sci, 2015, 370:1665.

[23] Morin C W, Comrie A C, Ernst K. Climate and dengue transmission: evidence and implications [J]. Environ Health Perspect, 2013, 121(11 – 12):1264 – 1272.

[24] Samuel G H, Adelman Z N, Myles K M. Temperature-dependent effects on the replication and transmission of arthropod-borne viruses in their insect hosts [J]. Curr Opin Insect Sci, 2016, 16: 108 – 113.

［25］ Shapiro L L M, Whitehead S A, Thomas M B. Quantifying the effects of temperature on mosquito and parasite traits that determine the transmission potential of human malaria ［J］. PLoS Biol, 2017,15(10):e2003489.

［26］ Hubálek Z, Halouzka J, Juricová Z. Host-seeking activity of ixodid ticks in relation to weather variables ［J］. J Vector Ecol, 2003,28(2):159-165.

［27］ Wu X, Lang L, Ma W, et al. Non-linear effects of mean temperature and relative humidity on dengue incidence in Guangzhou, China ［J］. Sci Total Environ, 2018,628-629:766-771

［28］ Franklinos L H V, Jones K E, Redding D W, et al. The effect of global change on mosquito-borne disease ［J］. Lancet Infect Dis, 2019,19(9):e302-e312.

［29］ Hess J, Boodram L-LG, Paz S, et al. Strengthening the global response to climate change and infectious disease threats ［J］. BMJ, 2020,371:m3081.

［30］ Towards stronger food safety systems and global cooperation2022 1/1/2023 12:02:00;(0):［0 p.］ ［R］. Available from: https://www. who. int/news/item/17-10-2022-towards-stronger-food-safety-systems-and-global-cooperation.

［31］ David J M, Ravel A, Nesbitt A, et al. Assessing multiple foodborne, waterborne and environmental exposures of healthy people to potential enteric pathogen sources: effect of age, gender, season, and recall period ［J］. Epidemiol Infect, 2014,142(1):28-39.

［32］ Hashizume M, Armstrong B, Hajat S, et al. Association between climate variability and hospital visits for non-cholera diarrhoea in Bangladesh: effects and vulnerable groups ［J］. Int J Epidemiol, 2007,36(5):1030-1037.

［33］ Semenza J C. Cascading risks of waterborne diseases from climate change ［J］. Nat Immunol, 2020,21(5):484-487.

［34］ Mace G M, Norris K, Fitter A H. Biodiversity and ecosystem services: a multilayered relationship ［J］. Trends Ecol Evol, 2012,27(1):19-26.

［35］ Pörtner H O, Knust R. Climate change affects marine fishes through the oxygen limitation of thermal tolerance ［J］. Science, 2007,315(5808):95-97.

［36］ Sinervo B, Méndez-de-la-Cruz F, Miles D B, et al. Erosion of lizard diversity by climate change and altered thermal niches ［J］. Science, 2010,328(5980):894-899.

［37］ Foden W, Midgley G F, Hughes G, et al. A changing climate is eroding the geographical range of the Namib Desert tree Aloe through population declines and dispersal lags ［J］. Diversity and Distributions, 2007,13(5):645-653.

［38］ Keith D A, Akcakaya H R, Thuiller W, et al. Predicting extinction risks under climate change: coupling stochastic population models with dynamic bioclimatic habitat models ［J］. Biol Lett, 2008,4(5):560-563.

［39］ Pecl G T, Araújo M B, Bell J D, et al. Biodiversity redistribution under climate change: Impacts on ecosystems and human well-being ［J］. Science, 2017,355(6332):eaai9214.

［40］ Madruga R P. Linking climate and biodiversity ［J］. Science, 2021,374(6567):511.

［41］ Marselle M R, Hartig T, Cox D T C, et al. Pathways linking biodiversity to human health: A conceptual framework ［J］. Environ Int, 2021,150:106420.

［42］ An urgent call to make One Health work for people and our planet ［J］. MEDICC Rev, 2020,22 (1):3-4.

［43］ Murray M H, Buckley J, Byers K A, et al. One Health for all: Advancing human and ecosystem health in cities by integrating an environmental justice lens ［J］. Ann Rev Ecol Evo Sys, 2022,53(1):403-426.

［44］ Morgan A E, Fanzo J. Nutrition transition and climate risks in nigeria: Moving towards food systems policy coherence [J]. Curr Environ Health Rep, 2020,7(4):392 - 403.

[45] Zinsstag J, Crump L, Schelling E, et al. Climate change and One Health [J]. FEMS Microbiol Lett, 2018,365(11):fny085.

[46] 李旭. 社会系统动力学[M]. 上海:复旦大学出版社,2008.

[47] Gori M, Monfardini G, Scarselli F, et al. A new model for learning in graph domains [C]. IEEE International Joint Conference on Neural Networks(IJCNN 2005). 2005 - 07 - 31[2005 - 08 - 04]. Montreal, Canada, 2005.

[48] Murphy C, Laurence E, Allard A. Deep learning of contagion dynamics on complex networks [J]. Nat Commun, 2021,12(1):4720.

[49] Zang C X, Wang F, Assoc Comp M. Neural dynamics on complex networks. 26th ACM SIGKDD International Conference on Knowledge Discovery and Data Mining(KDD) [C]. 2020 Aug 23 - 27; Electr Network2020.

[50] Ha S, Jeong H. Towards automated statistical physics: Data-driven modeling of complex systems with deep learning [M]. arXiv preprint arXiv: 200102539,2020.

第八章
全健康视角下食品安全研究进展

李天韵[1,2]　强讷[1,2]　谷思雨[1,2]　韩乐飞[1,2]　周晓农[1,2,3]*

一、背　　景

随着社会的不断发展进步,食品安全问题日益突出。世界上11.3%的人口面临严重粮食安全隐患[1]。据估计,全球每年近十分之一的人因食用不安全食品患上食源性疾病,造成3 300万个健康生命年的损失[2]。食品不安全事件对世界卫生健康、经济发展、粮食安全、社会稳定等方面造成巨大冲击,严重阻碍了全球一体化形势下世界各国的发展进步。食品安全问题复杂多样,涉及从农场到餐桌的全部过程,包括食品原料生产、加工、运输、烹饪、消费等。仅靠单一部门或学科的参与难以解决。

全健康(One Health)定义为一种综合的方法,旨在可持续地平衡和优化人类、动物、植物和生态系统的健康,认为人类、家养和野生动物、植物以及更广泛环境(包括生态系统)的健康是紧密联系、相互依存[3]。全健康理念强调通过跨学科、跨领域和跨部门交流协作,为解决复杂的健康问题提供更为系统、全面和可持续的方案。未来食品安全的发展也会在一定程度上受全健康方法影响[4]。在食品体系中运用全健康方法能融合多学科、多部门优势,将控制和解决食品安全问题的关口前移,最终提高整个食品体系的安全指数。

1. 上海交通大学医学院-国家热带病研究中心全球健康学院,上海(200025)
2. 上海交通大学-爱丁堡大学全健康研究中心,上海(200025)
3. 中国疾病预防控制中心寄生虫病预防控制所,国家热带病研究中心,国家卫生健康委员会寄生虫病原与媒介生物学重点实验室,世界卫生组织热带病合作中心,国家级热带病国际联合研究中心,上海(200025)

* 通讯作者

本文旨在综述现有食品安全问题,总结并分析食品安全现状,归纳目前全健康理念下改善食品安全现状的干预措施,同时提出以全健康方法为指导的食品安全干预策略和建议。

二、食品安全问题现状

1. 食源性疾病和食物中毒

食源性疾病是最普遍的世界性健康问题之一,不仅对人类健康造成损伤,还带来了极大的经济负担[5]。据统计,世界上每年有高达 6 亿例食源性疾病事件发生,且呈持续增加的趋势[6]。2018 年世界银行估计,低收入和中等收入国家每年相关的生产力损失总额约为 952 亿美元,食源性疾病治疗费用约为 150 亿美元[7]。更严重的是,消费者会拒绝消费引起食源性疾病的相关食品,进而可能引发经济危机[5]。因此,食源性疾病受到世界各国的广泛关注。

食物中因含有水分和丰富的营养物质,能为微生物提供相对适宜的生存条件,可成为细菌、病毒、真菌等众多微生物生长和繁殖的温床。食品在加工和运输过程中易受环境中重金属和农药等化学物质污染。食源性疾病由人体摄入被上述有害物质污染的食品引起(表 8-1)[8,9],一般分为感染性和中毒性[2],共有 200 多种疾病与此相关[10]。

表 8-1　常见食源性危害及病原体

食源性危害	常见类型	主要食物来源	主要症状/疾病
细菌性	沙门菌	蛋、家禽等动物源食品	发烧、头痛、恶心、呕吐、腹痛和腹泻
	弯曲杆菌	生奶、生的家禽和饮用水	
	大肠埃希菌	新鲜水果和蔬菜、未煮熟的肉类和未消毒牛奶	
	葡萄球菌	牛奶、未煮熟的肉类	
	李斯特菌	牛奶、蔬菜、未煮熟的肉类	
病毒性	诺如病毒	受污染的食物和水、牡蛎、浆果、蔬菜或饮料	恶心、呕吐、水样腹泻和腹痛
真菌性	镰刀菌、青霉菌、曲霉菌	谷物(产生黄曲霉素)	影响免疫系统和正常发育,或导致癌症
寄生虫	绦虫	受感染动物生肉或未煮熟肉	腹痛、呕吐、恶心、腹泻、减重
	吸虫	鱼类	胃肠道疾病等
化学性	重金属	污染的水、鱼类等水产品	水俣病、痛痛病、黑脚病
	农药	受污染的水	头痛、恶心、致癌

2. 动物性食品安全问题

动物性食品如牛肉、鸡肉、鱼肉等,能够为人体提供蛋白质、脂肪、维生素、微量元素等营养物质[11],是人类日常膳食的重要组成部分。然而,在动物养殖过程中,兽药的使用和被抗生素污染的饲料和水等可能导致动物本身被抗生素污染,以其为原料制成的动物性食品经人体摄食后会对人类健康造成一定程度的危害[12]。不规范的加工和处理过程也会增加食品被污染的风险[13],从而使动物性食品沾有细菌、病毒、寄生虫等病原体,增加消费者患上食源性疾病的概率。

动物作为动物性食品的重要原料,在动物贸易、屠宰和加工处理等过程中易引起人兽共患病。在养殖场、贸易市场等场所与动物的直接接触可能导致人类患上禽流感、布鲁杆菌病等疾病;野生动物圈养和贸易易使以野生动物为源头的新发传染病直接传播给人类,或是通过使家畜患病间接传播[14-16]。人兽共患病贯穿整个人类发展史,占已知人类传染病的60%以上,严重威胁人类健康及社会经济发展[17]。例如,人类感染禽流感的途径主要有两种,直接与家禽接触或接触受家禽污染的环境[18]。2021年5月,实验室检出的高致病性禽流感H5N6支系2.3.4.4病毒的患者病死率超过55%。

3. 植物性食品安全问题

植物性食品如谷物、水果和蔬菜等含有丰富的营养物质、维生素和矿物质,有益于人体健康。随着人们对健康生活的要求不断提高,饮食结构开始向荤素合理搭配转变,素食在日常膳食中所占比例越来越大,因此影响植物性食品安全的危害因素不容忽视。有研究表明,谷物在田间和储藏期间易受真菌污染,真菌病致使全世界农作物每年损失10%~23%,且168种被联合国粮食及农业组织(FAO)认定为重要营养来源的农作物也深受其害[19-21]。此外,植物性食品还面临化学物质对其质量和安全造成的威胁。随着工业化发展,重金属污染在土壤中广泛蔓延,废水灌溉、污泥、工业废水等会导致重金属在粮食作物中积累,再经食物链转移到动物及人体中。重金属能蓄积在骨骼或脂肪中,导致人体免疫功能减弱[22],如铅和汞可使人类罹患胃癌和肝癌[23]。另外,农场种植过程中经常使用杀虫剂以增产,摄入含有残留杀虫剂的农产品成为人类暴露于农药的最常见途径[24]。在美国和中国种植的核果中有70%~92%检测出杀虫剂残留,美国花椰菜也有58%含有新烟碱类杀虫剂[25]。

4. 饥饿与营养不良

据世界银行统计,2022年全世界总人口数超过79亿[26],且每年以0.8%的速度增长[27]。人口持续增多、新冠疫情暴发及各国冲突的发生都可能使粮食安全体系受到巨大冲击,食物短缺、营养不良等问题加剧[28]。2021年世界上有7.02亿~8.28亿人面临饥饿,预计到2030年仍将有近6.7亿人面临饥饿,并且一直持续存在明显的地域性差异,尤其是非洲国家最为严重[29]。良好的营养状态在预防感染等方面发挥着积极作用[28],然而2022年全世界人口营养不良比例达到9.2%[30]。除了劳动力资源受损和日益增加的医疗负担,长期处于饥饿和营养不良状态还可能激起人们对于政府的不满,从而引起严重的社会动荡。

5. 食品安全评价指标

食品安全评价围绕可获得性安全、质量安全和可持续性安全三个指标[31]开展,各级指标组成详见表 8-2。可获得性安全即食品在数量上能维持基本生存的需要,粮食产量是决定食品数量的基本条件,人均食品供应量反映一个国家或地区居民获得食品的基本情况。质量安全强调食品的品质,包括卫生和营养安全。卫生安全指食品不被微生物或有毒有害物质污染,食用后不会对人体有害。食品监管政策是食品卫生安全的重要保障,食品抽检合格率反映食品整体的卫生安全性,食源性疾病发生频率考量食品对人类健康造成不良影响的程度。营养安全指食品为人类提供充足的营养,保障人类健康生活。可持续性安全强调合理利用自然资源,能够持续、稳定地获得食品,包括资源安全和生物安全。资源安全指自然资源充足,耕地面积、农业用水是农业生产的重要保障。生物安全以食品生产原料即动植物为出发点,从源头考察食品的多样性和持续性。

表 8-2 食品安全评价指标

一级指标	二级指标	三级指标
可获得性安全	数量安全	粮食自给率
		粮食储备率
		年人均粮食占有量
		人均粮食供应量变化
		人均热能日摄入量
质量安全	卫生安全	食品监管政策
		食品安全储存能力
		食品卫生监测合格率
		药物残留抽检合格率
		食源性疾病发生频率
	营养安全	营养不良发生率
		平均膳食能量供应率
		人均蛋白质供应量
可持续性安全	资源安全	人均耕地
		农业取水量占可再生水资源总量的百分比
		水土流失农田比例
		农田有机物含量
	生物安全	畜牧多样性
		农作物多样性
		海洋生物多样性
		虫害和疾病应对能力

注 该评价指标体系参考全球粮食安全指数[32]和李哲敏[31]等的指标体系并加以修改。

6. 治理研究现状

各级卫生行政机构、医疗机构、疾病控制机构、卫生监督机构、药品食品安全机构等通常采用独立治理的方式解决复杂的公共卫生问题,主要是因为缺乏对全健康的认识,不了解其概念、意义、作用以及各部门应肩负的责任[33]。食品法律法规主要从微生物检测、食品成分、添加剂种类和使用量、市场监督等方面对食品安全相关问题进行规制,但并未将所有食品从业者纳入管理。如街头流动食品摊贩往往是非正规的,大多数不受任何相关机构的监管[34]。

对病原体特征、风险因素等科学知识认识不足可能妨碍人们对食品安全问题做出正确判断,干预措施研究的局限性更是一大障碍,从而影响防治行动的开展[35]。在现有的科学研究中,学科分散仍然是一个重大问题[33],限制了不同学科之间的沟通、交流和合作。例如,学术界的抗微生物耐药基因和新兴病原体研究工作往往将畜牧业排除在外,并且畜牧业参加全健康国际会议时的参与度也不够[36]。

三、全健康政策干预改善食品安全现状

1. 基于全健康理念的食品安全

对于食品体系出现的安全问题,原因主要有以下几点:①政府监管不力、普遍缺乏食品安全意识、对科学知识的认知有限等因素都限制了人们正确认识和处理食品安全问题。②气候变化对食品安全的影响有多种方式和途径,且这些危害可能在食物链从初级生产到最终消费的各个阶段对食品产生直接或间接影响。洪水和干旱等极端天气事件可能会导致土壤、农田受到有害物质的污染,带来粮食减产等影响,海洋变暖和酸化也会影响水的生化特性[37]。同时,随着温度和湿度的改变,病原体和动物可能扩展现有活动范围,造成更多食品污染或是引发新污染,使动物和人类感染相关疾病的风险增加[38]。③以野生动物为特点的新兴动物食品出现拓展了人们接触的食品原料或加工工艺范围,可能为病原体通过食品向人类传播增加新路径[39]。④农药和兽药不规范使用等人类行为、环境污染以及动物活动使食品受污染程度增加,进而加剧新兴病原体和耐药基因出现以及食源性疾病等不良事件的发生风险。

目前,全健康理念正在全球范围内兴起,并得到越来越多国家和地区的支持。由WHO、FAO、WOAH、UNEP 在 2022 年提出的《全健康联合行动计划》等全球倡议,都提出采用全健康方法来应对全球健康威胁[38]。为应对食品安全问题,全健康理念倡导将人、动物、环境视为一个整体,从人—动物—环境交叉界面入手采取相应干预措施(如图8-1所示)。政府部门需加强对食品安全体系的管理,建立健全监测预警体系,完善相关法律法规,积极开展健康教育和合作交流,鼓励并支持开展科学研究。针对动物带来的食品安全风险,需注意规范养殖,设置专业的养殖流程、提供科学的技术手段以确保动物健康,同时合理使用抗生素;畜牧兽医局和林业等相关部门要加强野生动物保护,减少人类与野生动物的接触机会,避免造成食品污染。环境治理方面,要加强环境监测、及时报告风险;加强环境污染治理;保护生物多样性,增强食品体系可持续性安全;研究并开展智慧农业。

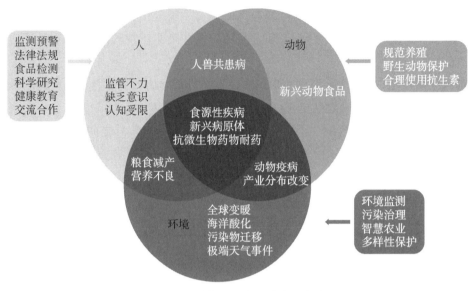

图8-1 全健康理念下的食品安全

2. 建立健全监测预警体系

良好的监测体系能够在早期预知或发现风险所在,及时了解食品中出现的潜在威胁因素(包括可能引起传染病暴发的病原体等),将食品安全的控制关口前移。依据监测结果迅速采取措施,可有效遏制食品安全问题的扩大蔓延,改善人们的健康状况,降低医疗费用的支出,产生巨大经济效益[40]。随着全球气候变化等形势带来新的影响,各国的监测计划有可能需要进一步审查和修订[37]。因此,建立健全监测预警体系是改善食品安全现状的重要任务。

养殖场是很多动物疾病的源头,对养殖场进行监测可有效改善动物健康,确保动物性食品的安全。在养殖过程中,不良卫生环境易导致动物感染疾病,对养殖场卫生进行监测可在早期发现致病因子(如动物易感细菌、病毒等)并及时制定针对性策略,降低动物患病的风险。养殖场还需积极开展监测工作,掌握哪些抗微生物药物耐药性基因或新出现的病原体正在流行,并以此为依据采取有效干预措施加以应对[36]。另外,未来的监测预警体系应注重纳入更多来自动物临床分离物的抗微生物药物耐药性数据[41],以补充现有数据的空白。

耕作方式、食品加工和储存等都影响着食品原料及其相关产品的质量安全,且对气候条件十分敏感[42]。环境健康是人类、动物和植物健康的重要基础。环境监测有助于及时发现土壤、水体等环境中的病原体或有害化学物质,同时有效保护生物多样性,降低食品安全风险在动物—人类—植物界面出现的概率[38],提高植物性食品的安全性。例如,利用 RT-PCR 和扩增子测序技术对大连市废水开展细菌性病原体监测[43],在提高用水质量和减少土壤污染的前期防治中能够发挥积极影响。针对野生动物的生活环境及产品质量监测,由于野生动物或其产品可直接从野外或农场到达消费者手中,其贸易路径涉及批发或零售点[17],因此要将野外、农场和销售点纳入监测范围。

3. 加强完善食品安全管理

食品安全管理能使食品原料生产和加工更加标准化和规范化,涉及从农田到餐桌的整个食品链,包括原料生产、食品加工、食品检测、食品贸易等环节。

首先,食品原料是食品生产的基本物质,需注重食品原料生产的管理,完善农作物种植、畜牧养殖等过程的操作规范,加强监督管理力度,保证原料的健康、卫生,从源头上确保食品安全。加工食品中的各种添加剂可能会对人们的健康造成威胁,尤其是增加了罹患非传染性疾病(如糖尿病、癌症等)的概率,因此严格规范加工食品中添加剂的使用种类及添加量十分必要[44]。食品质量检测是食品投入市场前的关键控制点,可剔除不合格产品,限制其流入市场,避免发生不合格批次食品造成食源性疾病暴发等问题。

食品流入市场后,市场管理则成为更重要的管理内容。食品标准法规的规制对象应包括所有相关从业者,无论是正规企业还是街边流动摊贩[45]。对正规企业采取严查食品生产许可证,不允许生产"三无产品";定期检查厂房卫生,及时纠正不良问题等。另外,应尽快完善相关的食品法律法规,将街头流动摊贩纳入正规管理,降低街边食物带来的安全风险。

除了与食品直接相关的因素,食品质量安全监督管理部门需关注针对间接影响因素的管理。食物链中产生的废物(如质量不合格品、厨余垃圾)、粪便、动物尸体等如若处理不慎都可能对水、环境或食品造成污染[38],不但影响食品质量,还可能阻碍食品安全的可持续发展。另外,管理层还需要明确防控的优先级[33],将管理重点放在优先级别更高的事务上。例如,一些食源性疾病的发生具有很强的季节性,如人类沙门菌感染的发病率在夏季高于冬季[42],因此对该病的管理力度在夏季应明显增强。

4. 深入开展科学研究

生物学、公共卫生与预防医学、兽医学等学科的研究人员应深入探索病原体特征、人类暴露行为等对人兽共患病从动物向人类溢出的影响[46]。掌握病原体特征能为动物养殖过程中的风险控制和检测方法的开发提供依据,抑制病原微生物的滋生和减少动物感染。人类暴露行为的研究是制定管理措施的基础,在降低人类感染人兽共患病风险中发挥积极作用。

微生物是引发食源性疾病的危害之一,对病原微生物及其产生毒素的科学研究有利于规避食品安全风险。目前对食品中有害菌的检测存在效率低、耗费人力、假阳性、检测限较高等问题,新的检测技术如生物传感器等有待研发[47]。病原微生物的间接控制方法也具有一定的研究价值。例如,益生菌能够通过各种机制预防感染,在肠道对病原菌的防御反应中发挥着重要作用[48],科学研究还需进一步确定益生菌是否能有效减少食品中的病原微生物[49]。另外,谷物食品中的霉菌毒素污染问题尚未得到有效解决[21],对植物性食品安全造成冲击。目前对微生物产生特定毒素的原因、调节致病菌毒素产生的基本机制和信号等了解甚少,深入研究可能为如何在食品安全中控制毒素产生提供理论指导[50]。因此,对食品中微生物的研究需要微生物、植物、动物等多个学科的研究者共同探索。

在农业方面,可注重研究适合在受干旱或洪水、盐碱化土壤等影响最严重的地区生长的转基因作物[37],从而应对气候变化引起的极端天气事件造成的威胁。此外,一些新兴技术的开发为降低食品安全风险带来了机遇。例如,一种基于纳米技术开发的新型过滤装置对土壤和水中的一系列化学和微生物污染物都有良好的清除作用,能最终实现食品中污染物的去除[37]。智慧农业的发展也可能进一步增强农业生产过程中监测和管理等方面的能力,积极探索科学技术在农业生产中的应用可能会在一定程度上提高植物性食品的产量和质量。

抗微生物药物耐药基因对人类、动物和植物健康造成一定程度威胁,也严重影响食品安全,且这些影响随着抗生素的不规范使用正逐步扩大[38]。尽管抗微生物药物耐药基因问题一直备受关注,但目前其出现的根本原因尚不清楚[51]。科学研究需要探明出现了哪些抗微生物药物耐药基因,以及这些基因出现的原因,从而为完善抗生素使用管理制度提供理论依据。

5. 加强健康教育

很多食品安全事件源于对食品安全和全健康的认识不足,在食品生产加工、食品标准法规制定、食品管理等过程中忽视关键危害控制点或是违背食品安全准则,致使食品质量安全控制存在漏洞。加强卫生健康知识的宣传教育是帮助人们树立食品安全意识、掌握食品安全卫生知识最直接的方法。全健康理念的健康教育需要卫生行政部门、兽医部门、社区委员会等多部门协同合作,针对整个食品链中涉及的工作人员、从业人员和消费者等人群开展。

针对各部门独立治理食品安全问题的情况,要对部门工作人员开展宣传教育,在培养食品安全意识的同时,更重要的是增进他们对全健康的了解,让他们认识到部门单独治理无法很好地解决食品安全问题,进而促使他们积极寻求多部门之间的合作交流,填补部门管理过程中的空白。另外,明确自身责任可能有助于提高解决食品安全问题的效率,这对防止不良影响的扩大蔓延具有十分重要的意义。

食品行业的相关从业人员严重缺乏食品安全意识,对他们进行关于危害分析、关键控制点识别、洗手等食品安全重要理论的培训,能有效减少食品加工过程中的微生物扩散[52]。这表明从业人员食品安全和健康卫生意识的提高能够对食品质量产生直接的积极影响,持续培训和加强这方面的宣传教育可能加快改善食品安全现状。例如,对养殖场工人开展健康教育,能够加深他们对人兽共患病的认识并掌握预防措施,从而减少动物养殖过程中人兽共患病的发生。

消费者对食品安全的认知水平决定了家庭食品能否正确储存和烹饪,例如很多由蜡样芽孢杆菌毒素引发的食物中毒就是因为食物在家庭中储存不当[53]。因此,对消费者开展食品安全教育十分必要。例如对于经常含有食源性病原体和寄生虫的食物,立即冷冻和适当的热处理是减少潜在危害的关键[13],掌握这些基本知识可有效规避常见的家庭食品安全危险。

6. 开展全健康合作交流

非洲全健康研究、教育、推广中心（One Health Research，Education and Outreach Centre in Africa，OHRECA）以国际畜牧研究所（The International Livestock Research Institute，ILRI）与该地区多个合作伙伴的合作交流为基础，旨在预防新出现的传染病、控制被忽视的人兽共患病、确保食品安全以及降低抗微生物药物耐药性。东盟国家自 2016 年起针对食品安全问题陆续开展培训讲习班、风险分类区域研讨会、磋商会议、食品法典标准制定研讨、东盟国家形势分析等合作，协同参与食品法典和标准的制定。2016 年，FAO 与 WHO 和德国国际合作机构（Deutsche Gesellschaft für Internationale Zusammenarbeit，GIZ）合作开展多部门磋商，重点关注各种形式的营养不良问题，农业部、卫生部、农村发展部、规划部和社会福利部等多部门均参与其中，且近年 FAO、WHO、GIZ 和东盟一直密切合作。2018 年，山区农业发展与粮食安全和营养治理国际研讨会和区域专家磋商会在北京举办，该跨学科活动涉及经济、政策、农业和环境粮食安全和营养的各个方面。FAO、WOAH、WHO、世界粮食计划署（World Food Programme，WFP）和 UNEP 分别从食品链、动物食品、消费者、食品援助和环境方面共同努力，确保整个食品体系的安全[54]。国家和区域之间要持续开展全健康合作交流，在"从农场到餐桌"的整条食物链建立完善、良好的全健康治理网络。

四、采用全健康理念改善食品安全现状的策略建议

食品安全是一个复杂的公共卫生问题，在食品体系中要系统、全面地应用全健康理念指导食品安全工作，采取相应干预措施应对从生产到消费的整个过程中涉及人、动物、环境的食品安全风险。从全健康角度出发，针对食品安全现状的改善提出建议如下[29,38]：

1. 从政府层面重视食品安全问题

①加强国家食品安全系统建设，首先要建立或改善食品控制系统的关键基础设施和组成部分，包括食品安全立法、标准和准则、实验室能力、食品控制活动以及应急准备和响应能力；②各国积极探索新的宣传渠道，强调食品安全在整个食品体系中、国家及其他层面的业务和管理决策中的核心作用，并引导适当的食品安全投资；③确保国家和地方层面政策连贯一致。

2. 风险识别

①制定食品安全的全健康框架，捕捉食品链中对人类、动物和环境产生积极和消极健康结果的途径和联系；②有关疾病发生率和食源性危害负担的数据，以及有关化学、微生物和物理来源归属的知识，对于评估当前和新型控制措施的成本和效益至关重要；③将人类和动物疾病监测与环境和食品监测结合起来，建立有效的监测系统应对食源性疾病；④国家和区域农业粮食体系政策需建立国家网络，动员各级政府参与，进行强有力的多级治理。

3. 加强全健康合作交流

①开展全球食品安全运动,在不同的利益相关者中进行宣传和教育;②提供技术支持并制定培训计划,确保所有国家能根据全健康方法从食品系统的角度进行食品安全风险分析;③支持各国加强全健康能力建设。

4. 以科技进步推动全健康理念在食品体系中的应用

运用多项技术和创新,提高农村、城郊和城市地区的生产力,缩小中等偏下收入国家的生产力差距,特别是在气候危机和自然资源日益减少的情况下。

五、结 语

随着气候变化和全球一体化的不断进展,食品安全风险日益加剧,且涉及领域复杂多样,其带来的威胁和挑战不容忽视。任何单一学科、领域和部门都无法良好地解决这一问题。全健康提供了人—动物—环境一体化理念,是解决食品安全问题的重要理论支撑。今后要大力倡导不同国家和地区的合作,将全健康理念纳入更多国家的食品安全治理体系,并持续加强不同学科和部门之间的交流。重点关注人—动物—环境交叉界面的食品安全风险,促进人类、动物和环境的协调健康发展。

参 考 文 献

［1］ FAO. Prevalence of severe food insecurity in the total population(percent)(annual value)［R］. 2022.

［2］ WHO. Food safety［R］. 2024 - 10 - 04.

［3］ One Health High-Level Expert Panel(OHH LEP), Adisasmito W B, Almuhairi S, et al. One Health: A new definition for a sustainable and healthy future ［J］. PLoS Pathog, 2022, 18 (6):e1010537.

［4］ Boqvist S, Söderqvist K, Vågsholm I. Food safety challenges and One Health within Europe ［J］. Acta Vet Scand, 2018,60(1):1.

［5］ Ripolles-Avila C, Marínez-Garcia M, Capellas M, et al. From hazard analysis to risk control using rapid methods in microbiology: A practical approach for the food industry ［J］. Compr Rev Food Sci Food Saf, 2020,19(4):1877 - 1907.

［6］ WHO. WHO steps up action to improve food safety and protect people from disease［R］. 2021.

［7］ The World Bank. The Safe food imperative: Accelerating progress in low- and middle-income countries［R］. 2018 - 10 - 23.

［8］ Fung F, Wang H S, Menon S. Food safety in the 21st century ［J］. Biomed J, 2018,41(2):88 - 95.

［9］ Gallo M, Ferrara L, Calogero A, et al. Relationships between food and diseases: What to know to ensure food safety ［J］. Food Res Int, 2020,137:109414.

［10］ WHO. WHO Director-General's opening remarks at the media briefing-8 June 2023［R］. 2023 - 06 - 08.

［11］ Williams P. Nutritional composition of red meat ［J］. Nutr Diet, 2007,64(s4).

[12] Innes G K, Nachman K E, Abraham A G, et al. Contamination of retail meat samples with multidrug-resistant organisms in relation to organic and conventional production and processing: A cross-sectional analysis of data from the United States National Antimicrobial Resistance Monitoring System, 2012 – 2017 [J]. Environ Health Perspec, 2021,129(5):57004.

[13] Jiang X, Zhao Y, Tang C, et al. Aquatic food animals in the United States: Status quo and challenges [J]. Compr Rev Food Sci Food Saf, 2022,21(2):1336 – 1382.

[14] Huong V T L, Hoa N T, Horby P, et al. Raw pig blood consumption and potential risk for *Streptococcus suis* infection, Vietnam [J]. Emerg Infect Dis, 2014,20(11):1895 – 1898.

[15] Loh E H, Zambrana-Torrelio C, Olival K J, et al. Targeting transmission pathways for emerging zoonotic disease surveillance and control [J]. Vector Borne Zoonotic Dis, 2015,15(7):432 – 437.

[16] Karesh W B, Cook R A, Bennett E L, et al. Wildlife trade and global disease emergence [J]. Emerg Infect Dis, 2005,11(7):1000 – 1002.

[17] Li H, Chen Y, Machalaba C C, et al. Wild animal and zoonotic disease risk management and regulation in China: Examining gaps and One Health opportunities in scope, mandates, and monitoring systems [J]. One Health, 2021,13:100301.

[18] Bui C H T, Kuok D I T, Yeung H W, et al. Risk assessment for highly pathogenic avian influenza A(H5N6/H5N8) clade 2.3.4.4 viruses [J]. Emerg Infect Dis, 2021,27(10):2619 – 2627.

[19] Steinberg G, Gurr S J. Fungi, fungicide discovery and global food security [J]. Fungal Genet Biol, 2020,144:103476.

[20] Stukenbrock E, Gurr S. Address the growing urgency of fungal disease in crops [J]. Nature, 2023,617(7959):31 – 34.

[21] Wan J, Chen B, Rao J. Occurrence and preventive strategies to control mycotoxins in cereal-based food [J]. Compr Rev Food Sci Food Saf, 2020,19(3):928 – 953.

[22] Rai P K, Lee S S, Zhang M, et al. Heavy metals in food crops: Health risks, fate, mechanisms, and management [J]. Environ Int, 2019,125:365 – 385.

[23] Zhao Q, Wang Y, Cao Y, et al. Potential health risks of heavy metals in cultivated topsoil and grain, including correlations with human primary liver, lung and gastric cancer, in Anhui province, Eastern China [J]. Sci Total Environ, 2014,470 – 471:340 – 347.

[24] Fantke P, Jolliet O. Life cycle human health impacts of 875 pesticides [J]. Int J Life Cycle Assess, 2015,21(5):722 – 733.

[25] Wyckhuys K A G, Aebi A, Bijleveld Van Lexmond M F I J, et al. Resolving the twin human and environmental health hazards of a plant-based diet [J]. Environ Int, 2020,144:106081.

[26] The World Bank. Population, total [R]. Washington, 2022.

[27] The World Bank. Population growth(annual %) [R]. Washington, 2022.

[28] Rahaman A, Kumari A, Zeng X A, et al. The increasing hunger concern and current need in the development of sustainable food security in the developing countries [J]. Trends Food Sci Technol, 2021,113:423 – 429.

[29] FAO, IFAD, UNICEF, et al. The state of food security and nutrition in the world 2022 [R]. Geneva: WHO, 2022 – 06 – 06.

[30] FAO. Prevalence of undernourishment(percent)(annual value) [Z]. Roman, 2022.

[31] 李哲敏. 食品安全内涵及评价指标体系研究[J]. 北京农业职业学院学报,2004,1:18 – 22.

[32] Global food security index 2022: Country profiles [R]. Boston: Harvard University, 2022.

[33] Woolaston K, Nay Z, Baker M L, et al. An argument for pandemic risk management using a multidisciplinary One Health approach to governance: an Australian case study [J]. Global Health, 2022,18(1):73.

[34] Samapundo S, Cam Thanh T N, Xhaferi R, et al. Food safety knowledge, attitudes and practices of street food vendors and consumers in Ho Chi Minh city, Vietnam [J]. Food Control, 2016, 70: 79 - 89.

[35] Wernli D, Jørgensen P S, Parmley E J, et al. Evidence for action: a One Health learning platform on interventions to tackle antimicrobial resistance [J]. Lancet Infect Dis, 2020, 20(12): e307 - e311.

[36] Gray G C, Mazet J A K. To Succeed, One Health must win animal agriculture's stronger collaboration [J]. Clin Infect Dis, 2020, 70(3): 535 - 537.

[37] Tirado M C, Clarke R, Jaykus L A, et al. Climate change and food safety: A review [J]. Food Res Int, 2010, 43(7): 1745 - 1765.

[38] WHO, FAO, WOAH, et al. One Health Joint Plan of Action [R]. Geneva: WHO, 2022.

[39] Antunes P, Novais C, Peixe L. Food-to-humans bacterial transmission [J]. Microbiol Spectr, 2020, 8(1): 10.

[40] White A E, Tillman A R, Hedberg C, et al. Foodborne illness outbreaks reported to national Surveillance, United States, 2009 - 2018 [J]. Emerg Infect Dis, 2022, 28(6): 1117 - 1127.

[41] Mader R, Damborg P, Amat J P, et al. Building the European Antimicrobial Resistance Surveillance network in veterinary medicine(EARS-Vet) [J]. Euro Surveill, 2021, 26(4): 2001359.

[42] Semenza J C, Paz S. Climate change and infectious disease in Europe: Impact, projection and adaptation [J]. Lancet Reg Health Eur, 2021, 9: 100230.

[43] Fu S, Li H, He F, et al. Targeted amplicon sequencing facilitated a novel risk assessment framework for assessing the prevalence of broad spectrum bacterial and coronavirus diseases [J]. Sci Total Enviro, 2024, 912: 168797.

[44] Abdisa T. Review on public health aspects of processed foods [J]. J Food Process Technol, 2023, 14(6): 1001028.

[45] 陆秦. 油炸食品安全标准法治化建设研究进展[J]. 食品与生物技术学报, 2023, 42(6): 7 - 12.

[46] Milbank C, Vira B. Wildmeat consumption and zoonotic spillover: contextualising disease emergence and policy responses [J]. Lancet Planet Health, 2022, 6(5): e439 - e48.

[47] Shen Y, Xu L, Li Y. Biosensors for rapid detection of Salmonella in food: A review [J]. Compr Rev Food Sci Food Saf, 2021, 20(1): 149 - 197.

[48] Wan L Y M, Chen Z J, Shah N P, EL-NEZAMI H. Modulation of intestinal epithelial defense responses by probiotic bacteria [J]. Crit Rev Food Sci Nutr, 2015, 56(16): 2628 - 2641.

[49] Chowdhury M A H, Ashrafudoulla M, Mevo S I U, et al. Current and future interventions for improving poultry health and poultry food safety and security: A comprehensive review [J]. Compr Rev Food Sci Food Saf, 2023, 22(3): 1555 - 1596.

[50] Rajkovic A, Jovanovic J, Monteiro S, et al. Detection of toxins involved in foodborne diseases caused by Gram-positive bacteria [J]. Compr Rev Food Sci Food Saf, 2020, 19(4): 1605 - 1657.

[51] Kakkar M, Chatterjee P, Chauhan A S, et al. Antimicrobial resistance in South East Asia: time to ask the right questions [J]. Glob Health Action, 2018, 11(1): 1483637.

[52] Levy N, Cravo Oliveira H T, CECCHINI M. Food safety policies and their effectiveness to prevent foodborne diseases in catering establishments: A systematic review and meta-analysis [J]. Food Res Int, 2022, 156: 111076.

[53] Jovanovic J, Ornelis V F M, Madder A, et al. Bacillus cereus food intoxication and toxicoinfection [J]. Compr Rev Food Sci Food Saf, 2021, 20(4): 3719 - 3761.

[54] FAO. United under One Health to promote a holistic approach to food safety in Asia and the Pacific [R]. 2022.

第四篇

动物健康与食品安全

第九章
全健康视角下的人类与动物整体健康

陈伟叶[1,2] 郭晓奎[1,2] 朱泳璋[1,2]*

一、引 言

　　全健康理念强调人类、动物和环境间的相互影响,具有跨学科、跨部门、跨区域合作等特点,它的发展源于人们对人类、动物健康和生态变化相互依存的认识日益增加,旨在实现"人—动物—环境"整体健康[1,2]。全健康视角下,把人与动物的健康作为提升整体健康的目标,必须深入认识人与动物之间的关系和纽带,整体解决人类—动物健康错综复杂的问题,应用全健康理念实现人—动物共同健康。

二、动 物 健 康

　　动物健康(animal health)在个体层面指动物机体结构和功能处于正常状态;在群体层面,指物种间生态平衡,能维持稳定的生物多样性。受贸易全球化、全球气候变暖、人口增长和农业集约化等因素影响,人类生活对动物产品的需求越来越大,人类、动物和环境之间联系越来越紧密,动物健康比以往任何时候都更加重要。动物健康的维护是人类获取动物产品的基本保证,对于可持续畜牧及水产生产不可或缺。动物产品不仅是优质食品的来源,也是发展中国家许多农民和动物饲养者的主要收入来源,畜牧业占农业国的国内生产总值的很大部分;此外,动物健康和人类健康相互依存,可以直接影响人类健康。人类每 10 种已知的传染病中至少有 6 种由动物传播,而人类每 4 种新发传染病中有 3 种

─────────────
1. 上海交通大学医学院-国家热带病研究中心　全球健康学院,上海 200025
2. 上海交通大学-爱丁堡大学全健康研究中心,上海 200025
* 通讯作者

由动物传播[3],人兽共患病的暴发及大流行严重危害人类健康。动物健康是实现食品安全、生态环境保护、人类健康的重要因素,有助于实现联合国可持续发展目标(sustainable development goals),是人类社会可持续发展的重要驱动力[4]。从全健康角度来看,动物健康有着诸多复杂的影响因素,其中最主要的是当前全球性的、多方位的人类—动物关系。

三、人类—动物相互关系

自从人类出现后,人—动物复杂的关系随着人类社会的发展不断变化。至今,人类—动物关系仍在不断发生剧变,环境变化、人为因素等都发挥着巨大的催化作用。近年来,影响全球人口及环境的诸多变化使畜牧业、水产养殖业、城市化及现代化达到了前所未有的水平,形成一种独特的、全球性的、多方位的人类—动物层面[5]。根据人类行为及与动物相互作用的原则,当前可将动物类型分为食用性动物、伴侣动物、野生动物、共生动物四类。

全球人口急速增长导致对肉类、乳制品及其他产品的需求不断增长。动物生产对提供足够的优质蛋白质至关重要,到 2050 年动物蛋白产量需增加约 80% 才能满足彼时全球人口需求[6]。为满足对动物蛋白的高需求,畜牧业实行高密度集中式动物饲养模式(concentrated animal-feeding operation, CAFO)[7,8]。家畜高密度饲养系统最大限度提高了产量,但也增加了动物流行病的患病率和成本损失,需要更加精确有效的生物安全防控。猪肉是全球消费量最大的肉类,占全球肉类消费量的 35%[9]。近年来,非洲猪瘟已成为国内猪肉行业的重大危机,导致猪群大量损失并产生严重的经济后果。由于没有有效的疫苗,这种疾病不仅阻碍了动物的健康和福利,而且对农民的生计和粮食安全产生了有害影响。

相比之下,野生动物与人类的关系似乎没那么紧密,但野生动物健康对人类健康的影响显而易见。大多数新发的人兽共患病都与野生动物有关,这主要是人类行为模式改变所致。人兽共患病发展和流行的重要驱动因素就是野生动物贸易[10]。无论合法与否,野生动物贸易都容易导致引入人兽共患病或影响家畜或当地野生物种的外来动物疾病。除存在这种风险外,野生动物从环境健康、食品安全与保障到生计等多个方面都与人类健康密切相关[11]。

在当代社会,宠物如猫、狗等被视为具有高情感价值的人类亲密伴侣,一方面人类与伴侣动物的互动对人类健康和教育产生了诸多积极影响,另一方面,也增加了人类感染病原体的概率,如与猫的互动可能会引起弓形虫感染造成孕妇流产[12]。此外,伴侣动物数量的增长同时也推动了全球宠物食品市场的发展,宠物食品可能与动物和人类感染肠杆菌科、沙门菌属和其他病原体的风险有关[13,14]。

共生动物指与人类在同一生态中生存的动物。城市化发展导致人类破坏自然栖息地,同时也创造了有利于共生动物生存的环境,为它们提供了遮风挡雨的居所和丰富的食物来源,为它们持续扩大种群提供了便利条件。城镇被某些哺乳动物和鸟类占领,这促进了人兽共患病的出现或复发[15]。

四、人类—动物健康挑战

通过全健康视角看人与动物层面之间复杂多样的联系,涵盖了食品安全、抗微生物药物耐药性(AMR)等诸多健康问题,给人类健康带来严峻的挑战,需要对人类和动物健康采取综合方法,应用全健康理念参与健康问题治理,实现人类—动物的整体健康。

食品安全是全球公共卫生的优先事项,也是实现粮食安全的重要因素之一[16]。据估计,不安全的食品可诱发 200 多种疾病,全球每年约发生 6 亿例食源性疾病[17],婴幼儿是主要的患病人群,这些疾病对人类健康和全球经济构成严重威胁。食品安全原则旨在防止最终可能导致食源性疾病的食品污染。食品安全意味着以保持完全安全且不受污染的方式处理、准备和储存食品以供人们食用。食品安全面临的挑战包括微生物病原体、化学污染物、重金属、食品添加剂、农药残留和药物残留物的污染等[18]。从初级生产、加工、运输、储存、处理到最终消费环节,食品可能在不同的阶段通过多种途径发生致病性和非致病性微生物污染。养殖中非法和不合理使用杀虫剂、生长激素和化学防腐剂等增加了农业生产中食品污染的风险。在水产养殖生产中使用 N-亚硝基会增加鼻咽癌的患病风险[19]。在屠宰场中,由于屠宰前或屠宰后肉类的混合,肉类可能被病原体污染[20]。在运输过程中也可能发生与病原体的接触,不适当的储存温度会加剧危害。污染的风险从农场到餐桌都存在,需要应用全健康方法在整个食品供应链中进行预防和控制[21-22]。

AMR 是一项全球性健康挑战,通常被列为兽医和公共卫生方面需要合作的首要问题之一。在食品生产养殖等过程中,为了预防疾病和促进生长可能会使用抗生素和激素,一些抗生素被用作牲畜的生长促进剂。鸡饲料中的四环素和青霉素可显著提高产蛋量和孵化率,并提高饲料效率[23]。在集约化水产养殖中,抗生素滥用导致养殖的水产品中出现抗生素残留和 AMR,水产品中的抗生素残留量对人类构成潜在风险,包括过敏、毒性和 AMR[24]。在食用动物中使用抗生素具有严重的负面外部性或副作用,因为耐药细菌可能通过动物进入食物链传播给人类,对疾病预防和控制构成挑战。世界卫生组织(WHO)和美国疾病预防与控制中心(Centers for Disease Control and Prevention, CDC)指出,动物抗生素的使用可能高于人类,美国 70%～80%的抗生素使用发生在动物身上,对人类健康造成威胁[23]。因此,从长远来看,在动物生产养殖中大量使用抗生素是不可持续的,必须寻求改进方法。噬菌体生物防治是一种绿色生态的方法,使用从环境中分离的裂解噬菌体来特异性靶向致病菌或耐药菌,并从食物中消除它们或降低水平。噬菌体在食品工业中用作生物控制剂,以减少细菌的负荷,从而减少人类感染的可能性[25]。噬菌体已被用于有效减少肉制品、牛奶(奶制品)中细菌的活体数量,且批准用于食品安全应用的含有噬菌体的市售产品数量也在稳步增加[26]。尽管存在一些挑战,但噬菌体生物防治越来越被认为是一种具有吸引力的方式,可安全自然地消除食物中的致病细菌。

五、小　结

从人兽共患病控制到全球食品安全再到 AMR 的全球传播,靠单一学科已不足以防控这些重大的全球健康风险,需要在人类和动物部门建立充分合作,构建全健康卫生体系,应用全健康方法解决人兽共患病传播、动物健康、食品安全等问题,最大限度提高人与动物整体健康。

参 考 文 献

［1］ Zinsstag J, Schelling E, Waltner-Toews D, et al. From "one medicine" to "one health" and systemic approaches to health and well-being ［J］. Prev Vet Med, 2011, 101(3 - 4):148 - 156.

［2］ Centers for Disease Control and Prevention. One Health ［EB/OL］. https://www.cdc.gov/onehealth/. 2021.

［3］ Wolfe N D, Daszak P, Kilpatrick A M, et al. Bushmeat hunting, deforestation, and prediction of zoonoses emergence ［J］. Emerg Infect Dis, 2005, 11(12):1822 - 1827.

［4］ World Organisation for Animal Health. Animal health and welfare ［EB/OL］. Animal Health and Welfare-OIE-World Organisation for Animal Health, 2022.

［5］ Reperant L A, Cornaglia G, Osterhaus A D. The importance of understanding the human-animal interface: from early hominins to global citizens ［J］. Curr Top Microbiol Immunol, 2013, 365:49 - 81.

［6］ Ehrlich P R, Harte J. Opinion: To feed the world in 2050 will require a global revolution ［J］. Proc Natl Acad Sci U S A, 2015, 112(48):14743 - 14744.

［7］ Hu Y, Cheng H, Tao S. Environmental and human health challenges of industrial livestock and poultry farming in China and their mitigation ［J］. Environ Int, 2017, 107:111 - 130.

［8］ Feng Y, Xiao L. Molecular epidemiology of cryptosporidiosis in China ［J］. Front Microbiol, 2017, 8:1701.

［9］ FAO, OIE. Global control of African swine fever: a GF-TADs initiative. 2020 - 2025. Paris, 2020.

［10］ Rostal M K, Olival K J, Loh E H, et al. Wildlife: the need to better understand the linkages ［J］. Curr Top Microbiol Immunol, 2013, 365:101 - 125.

［11］ Chomel B B, Belotto A, Meslin F X. Wildlife, exotic pets, and emerging zoonoses ［J］. Emerg Infect Dis, 2007, 13(1):6 - 11.

［12］ Milne G, Webster J P, Walker M. Toxoplasma gondii: an underestimated threat ［J］. Trends Parasitol, 2020, 36(12):959 - 969.

［13］ Centers for Disease Control and Prevention (CDC). Notes from the field: Human Salmonella infantis infections linked to dry dog food—United States and Canada, 2012 ［J］. MMWR Morb Mortal Wkly Rep, 2012, 61(23):436.

［14］ Dobson R L, Motlagh S, Quijano M, et al. Identification and characterization of toxicity of contaminants in pet food leading to an outbreak of renal toxicity in cats and dogs [J]. Toxicol Sci, 2008,106(1):251-262.

[15] Deplazes P. Ecology and epidemiology of *Echinococcus multilocularis* in Europe [J]. Parassitologia, 2006,48(1-2):37-39.

[16] Gallo M, Ferrara L, Calogero A, et al. Relationships between food and diseases: what to know to ensure food safety [J]. Food Res Int, 2020,137:109414.

[17] Food and Agriculture Organization of the United Nations. Food safety and quality [EB/OL]. https://www.fao.org/food-safety/background/en/. 2022.

[18] Fung F, Wang H S, Menon S. Food safety in the 21st century [J]. Biomed J, 2018,41(2):88-95.

[19] Pham D K, Chu J, Do N T, et al. Monitoring antibiotic use and residue in freshwater aquaculture for domestic use in Vietnam [J]. Ecohealth, 2015,12(3):480-489.

[20] Chapman B, Gunter C. Local food systems food safety concerns [J]. Microbiol Spectr, 2018,6:2.

[21] Pouokam G B, Foudjo B U S, Samuel C, et al. Contaminants in foods of animal origin in Cameroon: a One Health vision for risk management "from Farm to Fork" [J]. Front Public Health, 2017,5:197.

[22] Boqvist S, Söderqvist K, Vågsholm I. Food safety challenges and One Health within Europe [J]. Acta Vet Scand, 2018,60(1):1.

[23] Lammie S L, Hughes J M. Antimicrobial resistance, food Safety, and One Health: the need for convergence [J]. Annu Rev Food Sci Technol, 2016,7:287-312.

[24] Chen J, Sun R, Pan C, et al. Antibiotics and food safety in aquaculture [J]. J Agric Food Chem, 2020,68(43):11908-11919.

[25] Vikram A, Woolston J, Sulakvelidze A. Phage biocontrol applications in food production and processing [J]. Curr Issues Mol Biol, 2021,40:267-302.

[26] López-Cuevas O, Medrano-Félix J A, Castro-Del Campo N, et al. Bacteriophage applications for fresh produce food safety [J]. Int J Environ Health Res, 2021,31(6):687-702.

第十章
全健康视角下的食用养殖动物健康

钱璟[1,2]　马凌超[1,2]　刘畅[1,2]　郭晓奎[1,2]*

一、引　言

人与动物界面的病原、耐药基因和微生物组常随两者活动而变化,食用养殖动物与人之间病原流行和物种间传播风险也随之发生变化。自工业革命以来,全球家禽和养殖牲畜数量增加与人类人兽共患流感病毒感染频率增加有关。人类与动物的密切联系使两者微生物群落组成渐趋相似。人与动物可通过直接接触或间接接触、食用或接触包括肉、蛋、奶及其制品以及动物皮毛等其他副产品在内的各种动物产品(animal products)接触病原和兽药抗生素残留。从全健康角度了解人类、动物和环境的微生物群之间的联系,对应对全球性公共健康挑战至关重要。本章从全健康视角揭示了食用养殖动物与人之间病原、耐药基因及微生物组的协同演化过程和途径(图 10-1)。

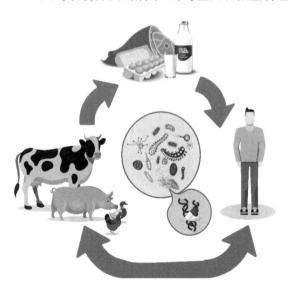

图 10-1　人与食用养殖动物之间病原、耐药基因、微生物组的协同演化

1. 上海交通大学医学院-国家热带病研究中心全球健康学院,上海(200025)
2. 上海交通大学-爱丁堡大学全健康研究中心,上海(200025);
　* 通讯作者

二、食用养殖动物及其产品与主要病原谱

1. 细菌

2015 年世界卫生组织(WHO)报道,2010 年有近 6 亿起因食品污染引起的疾病暴发,其中 3.5 亿起由致病菌引发[1]。弯曲杆菌、沙门菌、小肠结肠炎耶尔森菌、单核细胞增生李斯特菌等同时存在于禽畜、鱼类、宠物甚至野生动物中,引起食源性感染和一系列并发症,对发达国家或发展中国家都造成了巨大的健康威胁和经济负担。

弯曲杆菌($Campylobacter\ spp.$)通常存在于禽、牛、猪肉制品,引发的感染是目前全球发病率最高的食源性细菌人兽共患病,食用野生鸟类也可能造成弯曲菌病。有研究发现,弯曲杆菌存在于牛、羊等反刍动物蹄子和鬃毛表面[2]。弯曲杆菌是全球细菌性食源性腹泻的主要原因之一[3]。弯曲杆菌感染的症状从水样腹泻到带血便,伴有发热、腹痛、呕吐和脱水,还可能引发周围神经病变、反应性关节炎、肠易激综合征。动物中弯曲杆菌的传播主要通过鸟类(如鸡、鸭、火鸡、鹌鹑和乌鸦)和家畜(如猪、牛、绵羊和山羊)与养殖场工作人员的接触、养殖场内水、饲料和空气等环境介质等水平传播,几乎没有证据表明弯曲杆菌在家禽中经蛋垂直传播[4]。总体来说,弯曲杆菌可以在养殖、运输、屠宰、肉类加工、零售市场和鸡肉消费的整个家禽产品生产链持续存在。几乎所有类别的动物源性食品都是引起人体弯曲菌病的重要危险因素,包括奶和奶制品(未经巴氏消毒)、鸡蛋及蛋制品(生鸡蛋和蛋黄酱)、肉制品(未煮熟)和水产(生海鲜)等。肉鸡、肉鸡尸体和零售鸡体内可检测到弯曲杆菌[5],且从家禽中分离出的弯曲杆菌表现出多重耐药(MDR)。Abay 等人[6]对从 100 名弯曲杆菌感染阳性患者中随机分离出的 200 株空肠杆菌菌株,以及从零售店购买的鸡中随机分离出的 100 株空肠杆菌菌株均针对 9 种抗生素进行了测试。结果发现,92%的人类分离株对至少一种抗生素耐药,96%的鸡肉分离株对至少一种抗生素耐药,且 94%的鸡肉分离株对两种或多种抗生素耐药,最常见的耐药类型为环丙沙星、恩诺福沙星、萘啶酸和(或)四环素耐药。应采取严格的生物安全措施,防止通过其他动物、养殖场工作人员和访客将弯曲杆菌引入集中饲养的鸡群。

能引起人类食物中毒的非伤寒型沙门菌($nontyphoidal\ Salmonella\ spp.$)的主要来源是鸡蛋、蛋制品和禽肉,其次是猪牛肉制品和乳制品。鸡蛋通过致病母鸡生产过程被感染,或因蛋壳接触粪便和外界环境被感染,且沙门菌可能渗入蛋壳内部。禽畜动物通过摄入被污染的蔬菜、饲料,接触粪便、其他动物和环境等交叉感染,出现腹泻、发热、流产等症状或成为无症状携带者,其肉制品加工后给人类健康及养殖业经济带来巨大损害。除食物中毒典型症状外,5%～10%的人体非伤寒型沙门菌感染还可能引起菌血症和一些局灶性感染[7]。在家庭、兽医诊所、动物园、农场环境或其他公共场所,人们可通过直接或间接接触动物感染沙门菌,但是大多数人类沙门菌病病例是由动物或人类粪便污染后通过食物传播的[8]。沙门菌成为公共卫生问题,不仅因为每年病例数多,还因为多重耐药沙门菌

菌株出现以及这些耐药基因在全球范围内传播。食物链是抗生素耐药性传播的最重要途径之一。Elbediwi 等人对中国养猪场和屠宰场中表型健康的食用猪的沙门菌分离株进行基因组测序和抗生素耐药性测试发现,4 种分离株均属于具有多重耐药表型的第 34 序列类型(ST34);4 个分离株中有 3 个在 IncHI2 质粒中携带黏菌素耐药基因 mcr‐1;收集整个食物链(农场动物,动物源性食物和人类)中所有携带 mcr‐1 的菌株后利用系统基因组学分析证明,食物链在携带 mcr 的多耐药表型鼠伤寒沙门菌的传播中起关键作用[9]。Paudyal 等人对养牛场中食用牛中肠沙门菌亚种都柏林肠道血清型(*Salmonella enterica subsp. enterica serovar Dublin, S. Dublin*)的研究发现,牛分离株对四环素、氯霉素、氨苄西林、磺胺甲噁唑和头孢菌素等中国食用养殖动物中最常用的抗生素耐药性更强。Iwu 等人对两个南非养猪场的 500 头成年猪的粪便样本中分离的沙门菌进行研究发现,所有菌株均对四环素和土霉素耐药,75% 的菌株对氨苄西林、磺胺甲噁唑甲氧苄啶、萘啶酸和链霉素耐药,且所有菌株均表现出多重耐药,得出健康的猪是多重耐药沙门菌的潜在宿主,并可通过食物链传染给人类的结论[10]。

人感染小肠结肠炎耶尔森菌(*Yersinia enterocolitica*)主要来源是食品,尤其是生的或未完全煮熟的猪肉,以及未处理或经巴氏杀菌后的牛奶及乳制品[11]。耶尔森菌可分布于猪的舌头、口腔、扁桃体、淋巴结和胃肠道内,并随粪便排出[12]。在肉类屠宰加工过程中,致病菌可从受感染的组织转移到其他组织部位,尤其头部和胸骨附近的肉最易受感染。小肠结肠炎耶尔森菌可引起肠系膜淋巴结炎、心内膜炎等,主要感染儿童。

单核细胞增生李斯特菌(*Listeria monocytogenes*)引起的李斯特菌病并不常见,但十分凶险,病死率高达 20%~30%。通常可从动物源性食品中分离到,包括肉制品(牛肉、火鸡肉、猪肉)、牛奶、奶制品(巴氏杀菌奶或生奶)、鱼(腌鱼、熏鱼或生鱼片)等[13]。李斯特菌更易感染老人、儿童、孕妇和其他免疫力低下的人群,导致孕妇流产、新生儿败血症和脑膜炎等。

产志贺氏毒素大肠埃希氏菌(Shiga toxin-producing *Escherichia coli*,STEC)是唯一具有明确人兽共患起源的大肠埃希菌致病菌,以牛为主的反刍动物是人类感染的来源[14]。虽然食用受污染的牛肉是人感染 STEC O157:H7 的主要原因,但食用受污染新鲜农产品引起的食源性疾病暴发也对人群健康构成了极大威胁[15]。例如,食用含有 STEC 的叶类蔬菜、水果、未经巴氏杀菌的乳制品和豆芽等比食用受污染的熟食(牛肉、家禽和其他肉类)的发病率更高。与农业环境接触是人类 STEC 感染的另一个重要危险因素,STEC 可长期存在于土壤中,受含有粪便污染的土壤中 STEC 也会经降水淋滤进入水源。同人类一样,牛可通过摄入受污染的食物和水或接触其他动物的粪便接触 STEC[16]。80% 的 STEC O157:H7 传播发生在 20% 能排出含高浓度 STEC 粪便的动物中,对这些动物采取干预措施(如疫苗接种,益生菌和噬菌体)可以减少环境中 STEC 的污染[17]。在大型养殖场中大量使用抗生素促进动物生长,会导致能稳定整合到宿主菌基因组中提高毒力的 stx2 噬菌体传播。

耐甲氧西林金黄色葡萄球菌(MRSA)于1962年被发现,已成为全球重大医疗卫生问题[18]。根据MRSA的来源,可将其分为三种类型:医疗保健相关MRSA(HA-MRSA)、社区相关MRSA(CA-MRSA)和家畜相关MRSA(LA-MRSA)[19]。动物是人兽共患金黄色葡萄球菌感染的来源,动物与人之间的传播通过直接接触、环境污染或处理受感染动物食品传播,食品中存在的MRSA对人类健康和动物健康的威胁迫在眉睫。美国每年因食用受金黄色葡萄球菌污染的动物食品而致葡萄球菌食物中毒的患者多达241 000人[20]。引起感染的金黄色葡萄球菌分离株中,"超级细菌"MRSA菌株占比超过20%[21]。牲畜接触的人群中LA-MRSA检出率更高,近40%的MRSA菌株属于CC398谱系的spa型[22]。除了直接的身体接触外,LA-MRSA还通过养殖场内动物粪便污染的土壤、水源和空气等环境介质传播[23]。LA-MRSA可通过被污染的肉和肉制品传播[24]。徒手处理生肉可能使仍有生存能力的MRSA绕过烹饪过程,通过与其他人的直接接触而传播。从全健康角度出发,加强对兽医抗生素用药的监测,应用良好生产规范(good manufacturing practice,GMP)、良好卫生规范(good hygienic practice,GHP)和危害分析及关键控制点(hazard analysis and critical control point,HACCP)系统,可防止(或至少限制)金黄色葡萄球菌对食品的污染。

布鲁菌病又称"地中海热",是主要的人兽共患病之一。其在人群中的流行与牲畜和野生动物中动物布鲁菌病的流行有关[25]。布鲁菌病主要通过食用受污染的生牛奶和乳制品传播给人类,也可通过直接接触受感染的动物传播,被国际兽疫局(OIE)、世界卫生组织(WHO)和联合国粮食及农业组织(FAO)列为为全球最重要的被忽视的职业危害之一[26]。虽然一些发达国家通过建立有效的疫苗接种计划和疾病预防控制方法(如定期检测、监测和屠宰受感染牲畜等)成功根除了布鲁菌病,但全球每年约50万例新的人类布鲁菌病病例,使这种疾病成为中东、拉丁美洲、南亚和中亚以及北非和东非等地区的主要健康问题[27]。人群感染布鲁菌的程度取决于饮食习惯、加工牛奶和奶制品的方法、饲养方式和环境卫生等因素,这些因素与消费者和生产者对该疾病的认识有关。布鲁菌病在这些国家流行情况复杂,使得全健康理念的应用十分必要。为了实现立法、政策、投资以及多部门参与、多学科行动的战略布局,立法者、国家和地方负责任的决策当局、兽医从业人员和工人、医生和医疗保健提供者、牲畜生产者、乳制品加工商和供应商、偏远游牧和农村小农以及客户都应联合起来参与政策的规划和执行。

除上述细菌外,近年来还发现了与腹泻、菌血症和败血症有关的*Aliarcobacter butzleri*,并在许多禽畜产品中均分离出弓形杆菌(*Arcobacter spp.*)[28]。肉毒梭状芽孢杆菌(*Clostridium botulinum*)、蜡样芽孢杆菌(*Bacillus cereus*)等在禽畜甚至野生动物及其制品均有发现。

2. 病毒、真菌和寄生虫

近年在全球食源性疫情中,动物源性食物病毒疫情呈上升趋势。通常病毒不能在动物产品中生长,但可在其加工和储存过程中存活,受病毒污染的动物产品能感染人类,对人体健康造成损害。

猪流感(swine influenza, SI)是由甲型流感病毒引起的猪呼吸道疾病,会引起以咳嗽、呼吸困难、鼻涕、打喷嚏和发热为典型临床体征的人类疾病。甲型流感病毒可以在人类、猪、鸟、马、牛、鲸鱼、海豹、老虎、狗、猫和雪貂等多物种中引起严重疾病,是临床上最重要的流感病毒。甲型猪流感病毒(Swine influenza virus, SIV)会给畜牧业和人类医疗卫生方面带来重大经济损失,且基因重组型猪流感病毒可以在猪、禽和人群中广泛传播,造成包括 2009 年由 H1N1 流感病毒引起的大流行在内的全球大流行。SIV 在猪之间通过直接接触传播和气溶胶间接传播。SIV 在鸟类、猪和人类之间传播的 HA 亚型包括 H1～H16。不同物种间传播亚型不同,野生水禽是 H1 - H16 的天然宿主,家禽主要感染 H5、H7 和 H9 亚型,H1～H3 主要在人和猪中传播[29]。在美国 H1N1 流感疫情暴发后不久,影响了全球 10%～20% 的人类,并可以感染猪和人类的新毒株 H1N1pdm09 病毒在巴西、德国、意大利、英国、越南、泰国、日本、韩国和中国等国家的猪群和人群检出。2009 年在越南进行的一项调查显示,在屠宰场取样的猪中,H1N1pdm09 的最大血清阳性率为 55.6%(95%CI:38.1～72.1),农场级血清阳性率为 29%(95%CI:23.2～35.7)[30]。无独有偶,研究人员于 2009 年首次在中国猪群中分离出 H1N1pdm09 病毒,并在接下来的几年里,在猪身上发现了与 2009 年大流行 H1N1 流感病毒的内部基因重组的基因[31]。1997 年,在香港 HPAI H5N1 病毒首次在人类身上被发现,此次暴发期间有 18 人感染、6 人死亡,它是世界各地家禽中流行的唯一高致病性禽流感病毒谱系,对人类和动物健康构成重大威胁。HPAI H5N1 病毒的传播与斗鸡、非法鸟类交易、活禽市场和使用家禽粪便喂鱼等活动有关[32]。不仅如此,Ding 等人使用机器学习模型研究发现,养殖场内猪群、鸡群、鸭群的密度及该地人口密度、年累计降水量和海拔高度等环境因素均与猪流感病毒的流行有关[33]。人类流感病毒感染或大流行的出现与动物健康、环境因素密切相关,采取从全健康理念出发的多部门协同行动对提高人们对流感病毒等人兽共患病的认识并预防大流行的发生有着重要意义。

动物产品中最常报道的食源性病毒是诺如病毒(norovirus)和甲型肝炎病毒(hepatitis A virus, HAV)[34]。全球 16% 的急性肠胃炎由诺如病毒引起,具有高传染性,引起胃肠道症状和高热等,除接触和摄入被污染水源和蔬菜水果外,人体通过摄入生的双壳贝类(牡蛎等)和鱼类感染诺如病毒。HAV 通过摄入贝类等生海鲜以及牛奶传播给人,导致甲型肝炎,除胃肠道、发热、黄疸、乏力等症状外,同时引起人体免疫力下降,特别是在发展中国家。除此以外,生贝类等海鲜水产中还存在轮状病毒(Rotavirus)、爱知病毒(Aichi virus)、札幌病毒(Sapovirus, SaV)、腺病毒(adenovirus)、肠病毒(enterovirus)等,除肠道疾病外,还能引起呼吸道疾病、结膜炎、败血症、脑膜炎等。野生动物制品携带的病毒在很大程度上影响着人类健康。戊型肝炎病毒(hepatitis E virus, HEV)可存活于未煮熟的野生动物肉制品中,如野猪、野鹿、骆驼等的肉、肝脏和其他内脏中,受感染的动物粪便污染水源后还可能污染贝类。另外,在生鲜市场、动物屠宰加工厂等场所,除食源性感染外,人体也可能通过直接或间接接触一些污染的动物制品而感染病毒,如埃博拉病毒(Ebola virus)、冠状病毒(coronavirus)、猴痘病毒(mpox virus)、尼帕病毒(Nipah virus)等。这些野生动物及其制品来源的病毒十分凶险,给人类和动物健康以及全球公共卫生带来巨大挑战。

动物产品中的真菌毒素残留主要源于摄入受污染的动物饲料或牧草,其中最受关注的是黄曲霉毒素。黄曲霉毒素是剧毒的致肝癌物质,主要残留在动物肝脏、肾脏、血液、奶、蛋和肉类及其制品中,消费这些动物产品是人类摄入真菌毒素的最重要来源之一。此外,赭曲霉毒素、烟曲霉毒素、毛孢素、展青霉素、桔青霉素和玉米赤霉烯酮等也会对人体健康造成损害,如玉米赤霉烯酮会影响女性生殖。

同样,动物产品中的寄生虫可能导致重大公共卫生问题。在我国,生或腌制的鱼和甲壳类动物产品中可能存在华支睾吸虫(Clonorchis sinensis)、颚口线虫(Gnathostoma),猪、牛肉中可能有旋毛虫(Trichinella spinalis)、绦虫(Taenia)等。由绦虫引起的棘球蚴病和囊尾蚴病已成为我国最严重的食源性寄生虫病,对人体肝、肺、脑、骨骼等造成严重损害。世界范围内,食用被刚地弓形虫(Toxoplasma gondii)、隐孢子虫(Cryptosporidium parvum)、蓝氏贾第鞭毛虫(Giardia lambia)污染的肉类等动物产品也受到广泛关注。

三、耐药基因在食用养殖动物与人之间的传播

在医疗活动、医药产品制造、农业、畜牧业、水产养殖业中,人们因自我用药、出于清洁目的滥用抗生素产品、未遵守抗生素配药指南、抗生素处方不当、为促进动植物生长以及抗生素监管不力等原因过度使用抗生素,使得抗生素及其代谢活性产物排入环境,或经食物链富集后再次经农副产品被人类摄入,致使抗生素耐药微生物和抗生素耐药基因因人类医疗活动和生产实践而在人—动物—环境界面传播。在这种情况下,与不同疾病流行相关的许多不同病原菌已发展为多重耐药(multidrug resistance, MDR)病原体,造成更为严峻的抗生素耐药性危机。同时,随着全球范围内的人类旅行和迁移的增加、动物和动物产品进出口的增加、不受限制的食品贸易以及部分国家将粮食生产等劳动生产外包给拥有廉价劳动力的发展中国家以实现劳动生产的经济性,全球化在带来经济增长和社会发展的同时,也促进了耐药性的全球传播。

在畜牧业中广泛使用抗生素有以下四点原因:用作治疗动物疾病的药物;治疗大型集约化养殖场内由单个牲畜引发的整个畜群疾病;预防养殖场内可能会暴发的疾病;促进牲畜生长。欧洲养殖业在集约养殖品种(如猪和家禽)中使用抗生素较多,而在广泛养殖的牛和羊中使用较少。在动物身上持续使用抗生素会促进抗生素耐药微生物出现,并加大对微生物群落的选择压力。同时,黏菌素等用于抗菌最后一道防线药物的使用增加,导致人兽共患病原体中抗生素耐药性的出现,成为人类医疗卫生面临的重要挑战。目前,欧洲已完全禁止将抗生素作为生长促进剂给予牲畜,美国也禁止在家禽养殖业使用喹诺酮类

抗生素。尽管有这些禁令，全球范围内仍有很多国家定期以预防为目的添加抗生素喂饲牲畜。

1. 食用养殖动物耐药基因的接触传播

在缺乏生物安全措施的小规模动物食品加工厂中，从事家禽牲畜养殖的工作人员可通过直接接触促进抗生素耐药性由动物向人的传播。例如在埃塞俄比亚的屠宰厂，屠宰期间不使用肥皂、自来水和消毒剂，且用同一水桶清洁刀具、洗手、清洗尸体和洗涤地板，屠宰后，动物废弃物通常被丢弃在开阔的土地上，随后被狗、野鸟和家禽捡拾。此外，在欠发达地区或农村地区，家庭成员通常与牲畜共用生活区和睡眠区。据研究表明，在孟加拉国农村，半数家庭的家禽睡在卧室里[35]，这为抗生素耐药性的传播提供了可能。

2. 食用养殖动物耐药基因的食源性传播

弯曲杆菌属和沙门菌属的菌株对喹诺酮类药物的耐药性，提示人类通过食用动物类食品而摄入的食源性病原体的抗生素耐药问题值得关注。2013年，全球食用动物所有抗生素的消费量估计为131 109吨，预计到2030年将达到200 235吨[36]。早在2001年，White等人就对从三家超市购买的鸡肉、牛肉、火鸡和猪肉样品中分离出的沙门菌进行血清分型、药敏试验、噬菌体分型、脉冲场凝胶电泳、PCR和DNA测序，发现具有抗生素耐药性的沙门菌菌株在零售碎肉中很常见，来自4种血清型的18个分离株具有对氨基糖苷类、磺胺类、甲氧苄啶和β-内酰胺类药物的耐药基因整合子[37]。2020年，Doster等人从6家零售店购买了16种绞碎牛肉产品，一半贴上传统饲养标签，一半产品贴上不食用抗生素饲养（RWA饲养）标签，但所有样本经过16S rRNA扩增子测序发现，带有RWA包装标签的零售绞碎牛肉产品的抗药性和微生物群与未声明在牛养殖过程中接触抗菌药物的产品没有区别[38]。

3. 食用养殖动物耐药基因通过土壤传播

土壤是抗生素耐药细菌从牲畜传播到农作物、动物和人类的潜在途径，人类健康、动物健康、植物健康和环境健康起着重要的作用。然而，人类在医学和农业中过度使用抗生素，导致了抗生素耐药基因的传播和扩散。抗生素既可以直接施用在农田中来预防和治疗农作物疾病，也可以在畜牧业中使用，对动物肠道微生物群中的抗生素耐药微生物进行选择后随粪便排出，再作为肥料施用于农田中。在畜牧业广泛使用抗生素后，会通过尿液和粪便从动物体内排出，有58%会通过土壤、地表径流、地下水等转移到环境中并在环境中广泛传播，同时也会促进对抗生素耐药微生物的选择，而这些微生物也很容易传播到人类。与牲畜相比，人类大肠埃希菌分离株对磺胺类、甲氧苄啶、氨基糖苷类和青霉素的耐药水平更高，而家禽大肠埃希菌分离株对四环素类药物的耐药性更高。同时，人类的抗生素耐药微生物的携带与人类居住密度和牲畜粪便的存在相关，但饲养牲畜对人类抗生素耐药微生物没有影响。由此提出抗生素耐药性可能通过动物粪便传播的观点。Zhang等人通过对宁夏奶牛场新鲜粪便和粪便的宏基因组分析得出，在自然条件下，将奶牛排出的未腐烂的粪便堆积干燥用作垫料，可显著增加致病菌的多样性和丰度，并利于粪便中的病原体扩散到植物环境中。同时，随着微生物和病原体的富集，微生物的毒力基因和抗生素耐药基因的水平也不断增加，而堆积的奶牛粪便也成为抗生素耐药基因交换的场所和转移到土壤和水环境中的媒介[39]。不仅如此，应用特定抗生素可促进噬菌体介导的抗生素耐药基因和可移动基因元件在农业土壤微生物群中的转移。Wu 等人从位于中国三个城市的九个养猪场附近的农田土壤样本中检测发现了 15 个四环素耐药基因（$tetA$、$tetG$、$tetM$、$tetO$、$tetQ$、$tetW$ 等）[40]。但是，Popowska 等人对波兰不同类型农业土壤进行检测发现，粪便和非粪便改良的土壤都对四环素、链霉素和红霉素具有耐药性，这表明没有动物粪便干扰的农业土壤也产生了抗生素耐药微生物[41]。

4. 食用养殖动物耐药基因通过空气颗粒物传播

环境中存在的抗生素耐药基因已受到广泛关注。人类感染、免疫反应和呼吸道症状的出现与暴露于空气传播的病原体或机会性病原体有关，特别是具有抗生素耐药性的病原体。除了物理和化学成分外，空气中颗粒物还可能含有微生物或其部分，即形成 BioPM，这也可能对健康产生不利影响。在室内环境和户外环境中检测到含有抗生素耐药微生物和抗生素耐药基因的 PM2.5 和 PM10。He 等人认为抗生素耐药基因可以通过空气中的气溶胶传播，该研究团队使用宏基因组学检测了一家城区医院、附近社区和最近郊区社区中的 PM2.5 和 PM10，鉴定出了分属于 22 种抗生素耐药基因型的 643 个亚型，且在医院空气颗粒中发现了包括 $blaNDM$、$blaKPC$、$blaIMP$、$blaVIM$ 和 $blaOXA$ - 48 在内的碳青霉烯酶基因[42]。畜牧业养殖场的空气也可促进抗生素耐药性的传播，而且抗生素耐药性在空气中的传播会受到紫外线辐射强度、温度和湿度等天气条件的影响。Davis 等人在美国北卡罗来纳州通过养猪场中经空气传播的细菌分离株进行研究发现，几乎所有分离株（62/63）都是多重耐药的，对红霉素（100%）、青霉素（100%）、大观霉素（100%）、克林霉素（67%）和四环素（21%）均表现出耐药性[43]。McEachran 等人的研究发现，与来自上风位置的生物气溶胶相比，下风空气传播的生物气溶胶中抗生素耐药微生物和四环素耐药基因的浓度更高[44]。荷兰的 de Rooij 等人认为，农场可能使远达 3 000 m 外的住宅暴露于抗生素耐药基因 $tetW$ 和 $mecA$ 中[45]。

四、食用养殖动物与人类微生物组的相关性

全健康理念对加强人类的健康与动物和环境的健康息息相关这一观念的深入人心至关重要。哺乳动物肠道被数万亿种微生物定植。随着技术发展，微生物组（microbiome）的概念突破了从单一病原体到微生物群落整体的研究壁垒。构成人体微生物群的细菌、古菌、微生物真核生物群落包括非致病性生物体。它们可以通过营养和药物代谢、合成必需维生素、防御病原体、免疫调节、改变易感性等机制来影响人体健康和保持体内平衡。

人体及动物的肠道内含有多种微生物，它们在生长及发育过程中不断协同演化，形成了独特的微生物生态系统。微生物与宿主之间存在着相互依存、相互影响的关系。肠道

是微生物在动物体内生长和繁殖的重要场所，其组成十分复杂，而且通常数量庞大。

动物在健康状态下，其肠道菌群处于稳态，一旦受到外界环境的改变，便会导致该稳态的失调。肠道微生物群落会影响动物的生长和发育，能够促进宿主动物的消化和吸收，还会影响其营养转化和肠道的形态。

从微生物组与人、动物的免疫系统的关系来看，免疫系统能够与肠道菌群相互作用，使其对正常的肠道菌群产生免疫耐受，对病原菌产生免疫排斥。当健康的肠道菌群平衡被打破时，就会引起疾病。在正常健康的动物中，肠道菌群与宿主的免疫功能密切相关，它们不仅可以协助宿主合成某些蛋白和多肽，还能通过其代谢产物对宿主的免疫功能产生影响。另有研究表明，在健康动物中，肠道菌群可通过调节机体对病原菌的响应，进而影响机体对病原菌的免疫反应，从而维持机体内环境的稳定。正常动物的肠道菌群平衡失调，会引起机体免疫系统的异常活化，进而引发自身免疫病。

人体肠道微生物组（human gut microbiome）是人体中最丰富的微生物组，也是目前各相关领域的研究热点。动物源性食品极大程度地塑造了人体肠道微生物群。人体肠道微生物群落主要在出生时确定。婴儿出生后，选择喂养母乳或配方奶也会影响肠道菌群。研究发现，双歧杆菌的数量是两种喂养方式最大的差别。在相同条件下，配方奶喂养的婴儿肠道中双歧杆菌的数量仅为母乳喂养的 50%[46]。

在饮食方面，动物源性食品比其他食品对人体肠道微生物组的塑造影响更大。研究发现，经常摄入富含动物蛋白和脂肪的人群中，代谢植物多糖的厚壁菌门（*Firmicutes*）和普氏菌属（*Prevotella*）的水平较低。短期大量摄入动物性食品会迅速改变肠道微生物群落结构，使肠内去氧胆酸浓度水平提高，导致能够引发炎症性肠病的微生物生长[47]。动物性食品对人体健康的影响千差万别，取决于食品种类和数量。例如，动物中的饱和脂肪酸（如猪、牛、羊等）和不饱和脂肪酸（如鱼类）对人体肠道微生物组的影响截然不同，在人体肥胖、代谢、癌症等方面产生不同影响。动物性食品是优质蛋白质的主要来源，色氨酸是一种必需氨基酸，必须从红肉、鱼和鸡蛋等食物中获得。表达色氨酸酶的共生菌将色氨酸分解为吲哚等衍生物，其中一些可以激活芳香烃受体，调节细胞因子 IL-22 的产生，两者在黏膜免疫对抗病原体中发挥关键作用，乳酸菌和梭状芽孢杆菌参与了这一转化。此外，像酸奶、奶酪等奶制品中存在乳酸菌、半乳糖低聚糖（GOS）等益生元，能选择性地支持有益菌群（如双歧杆菌）的生长。总之，动物性食品微生物群与健康之间的关系较为复杂，很难根据食物对肠道菌群的调节来判断它们对人体健康是有益还是无益。

除此之外，从分类学和遗传学的角度即系统发育/分类组成或微生物组遗传物质角度分析，人类和食用养殖动物微生物组还可以通过不同的疾病状态产生联系。Van Gompel 等人调查了荷兰因牲畜养殖而职业暴露于抗生素耐药基因的人群（即猪和家禽养殖场主、工作人员和家庭成员以及猪屠宰场工人）和一个对照人群中的相关微生物组，结果发现与肉鸡养殖者和对照组相比，猪屠宰场工人和养猪场工作人员粪便微生物组抗生素耐药基因的总丰度更高，且微生物组和抗生素耐药基因组存在显著相关性，直接或间接与牲畜接触是人类抗生素耐药基因传播的决定因素[48]。

人类和食用养殖动物微生物组也可以通过空气等环境介质来产生联系。Luiken 等人对猪和家禽养殖场内空气中颗粒物的研究发现,养殖场粉尘中细菌微生物组可检测到丰富的抗生素耐药基因组[49]。除了空气中的颗粒物,人类在土地利用方面对环境的改变不仅会改变动物物种的多样性,也会影响动物肠道微生物组。

随着养殖业的发展,人和动物也在影响着其生存环境的微生物组。在养猪场的影响下,井水、鱼塘、蔬菜养殖和田间土壤的微生物组都发生了变化。将人、动物和环境视为一个整体的全健康理念,是跨学科对话以解决现有食用养殖动物与人之间病原、耐药基因以及微生物组协同演化问题的重要方法论。

五、小　　结

食用养殖动物是与人类关系最为密切的动物群体,它们通过直接接触或一系列动物制品以及各种环境介质,在菌群、病原和耐药性等方面与人类进行"协同演化",相互影响并塑造着各自的微生物群构成和微生物组多样性。人类对食用养殖动物的微生物组的"塑造",最终会通过直接接触或食物链等方式,影响人类自身的微生物组构成,本质上说是人类微生物组的"自我塑造"。随着时间的推移,我们对食用养殖动物与人类在菌群、病原和耐药基因等方面的研究不断深入,相关政策和法规也逐渐落实。全健康理念基于对人类、动物、环境界面的联合思考方式,是未来在微生物层面研究食用养殖动物及其制品与人类关系的突破口。目前,对于食用养殖动物食品安全方面的研究已经较为深入,未来对于通过直接接触或其他环境介质等非食品安全方面的研究可能会成为新的热点。

参 考 文 献

［1］ World Health Organization. WHO estimates of the global burden of foodborne diseases: foodborne disease burden epidemiology reference group 2007 - 2015 ［R］. Geneva: World Health Organization, 2015.

［2］ Andrzejewska M, Szczepańska B, Śpica D, et al. Prevalence, virulence, and antimicrobial resistance of *Campylobacter spp.* in raw Milk, beef, and pork meat in Northern Poland ［J］. Foods, 2019, 8: 420.

［3］ Havelaar A H, Haagsma J A, Mangen M J, et al. Disease burden of foodborne pathogens in the Netherlands, 2009 ［J］. Int J Food Microbiol, 2012,156(3):231 - 238.

［4］ Sahin O, Kassem, II, Shen Z, et al. *Campylobacter* in poultry: ecology and potential interventions ［J］. Avian Dis, 2015,59(2):185 - 200.

［5］ European Food Safety Authority. Scientific Opinion on Quantification of the risk posed by broiler meat to human campylobacteriosis in the EU ［EB/OL］. (2009 - 12 - 09)［2010 - 01 - 28］ https:// www. efsa. europa. eu/en/efsajournal/pub/1437.

［6］ Abay S, Kayman T, Otlu B, et al. Genetic diversity and antibiotic resistance profiles of

Campylobacter jejuni isolates from poultry and humans in Turkey [J]. Int J Food Microbiol, 2014, 178:29 - 38.

[7] Popa G L, Popa M I. Salmonella spp. infection-a continuous threat worldwide [J]. Germs, 2021, 11(1):88 - 96.

[8] Parry C M, Threlfall E J. Antimicrobial resistance in typhoidal and nontyphoidal salmonellae [J]. Curr Opin Infect Dis, 2008, 21(5):531 - 538.

[9] Elbediwi M, Beibei W, Pan H, et al. Genomic characterization of mcr-1-carrying *Salmonella enterica* serovar 4, [5], 12: i: - ST 34 clone isolated from pigs in China [J]. Front Bioeng Biotechnol, 2020, 8:663.

[10] Iwu C J, Iweriebor B C, Obi L C, et al. Multidrug-resistant *Salmonella Isolates* from swine in the Eastern Cape Province, South Africa [J]. J Food Prot, 2016, 79(7):1234 - 1239.

[11] Bursova S, Necidova L, Harustiakova D, et al. Growth potential of Yersinia enterocolitica in pasteurised cow's and goat's milk stored at 8 degrees C and 24 degrees C [J]. Food Control, 2017, 73:1415 - 9.

[12] Riahi S M, Ahmadi E, Zeinali T. Global Prevalence of *Yersinia enterocolitica* in Cases of Gastroenteritis: A systematic review and meta-analysis [J]. Int J Microbiol, 2021, 2021.

[13] Dos Santos J S, Biduski B, Dos Santos L R. Listeria monocytogenes: Health risk and a challenge for food processing establishments [J]. Arch Microbiol, 2021, 203(10):5907 - 5919.

[14] Ferens W A, Hovde C J. Escherichia coli O157:H7: Animal reservoir and sources of human infection [J]. Foodborne Pathog Dis, 2011, 8(4):465 - 487.

[15] Frank C, Werber D, Cramer J P, et al. Epidemic profile of Shiga-toxin-producing *Escherichia coli* O104:H4 outbreak in Germany [J]. N Engl J Med, 2011, 365(19):1771 - 1780.

[16] Besser T E, Richards B L, Rice D H, et al. *Escherichia coli* O157:H7 infection of calves: infectious dose and direct contact transmission [J]. Epidemiol Infect, 2001, 127(3):555 - 560.

[17] Matthews L, Low J C, Gally D L, et al. Heterogeneous shedding of *Escherichia coli* O157 in cattle and its implications for control [J]. Proc Natl Acad Sci U S A, 2006, 103(3):547 - 552.

[18] Rossolini G M, Arena F, Pecile P, et al. Update on the antibiotic resistance crisis [J]. Curr Opin Pharmacol, 2014, 18:56 - 60.

[19] Abolghait S K, Fathi A G, Youssef F M, et al. Methicillin-resistant *Staphylococcus aureus* (MRSA) isolated from chicken meat and giblets often produces staphylococcal enterotoxin B(SEB) in non-refrigerated raw chicken livers [J]. Int J Food Microbiol, 2020, 328:108669.

[20] Zeaki N, Johler S, Skandamis P N, et al. The Role of regulatory mechanisms and environmental parameters in *Staphylococcal* food poisoning and resulting challenges to risk assessment [J]. Front Microbiol, 2019, 10:1307.

[21] Dupre J M, Johnson W L, Ulanov A V, et al. Transcriptional profiling and metabolomic analysis of *Staphylococcus aureus* grown on autoclaved chicken breast [J]. Food Microbiol, 2019, 82:46 - 52.

[22] Becker K, Ballhausen B, Kahl B C, et al. The clinical impact of livestock-associated methicillin-resistant *Staphylococcus aureus* of the clonal complex 398 for humans [J]. Vet Microbiol, 2017, 200:33 - 38.

[23] Vanderhaeghen W, Hermans K, Haesebrouck F, et al. Methicillin-resistant *Staphylococcus aureus* (MRSA) in food production animals [J]. Epidemiol Infect, 2010, 138(5):606 - 625.

[24] Van Rijen M M, Kluytmans-Van Den Bergh M F, Verkade E J, et al. Lifestyle-associated risk factors for community-acquired methicillin-resistant *Staphylococcus aureus* carriage in the Netherlands: An exploratory hospital-based case-control study [J]. PLoS One, 2013, 8

(6):e65594.

[25] Dadar M, Alamian S, Behrozikhah A M, et al. Molecular identification of *Brucella species* and biovars associated with animal and human infection in Iran [J]. Vet Res Forum, 2019,10(4):315 - 321.

[26] Franc K A, Krecek R C, Häsler B N, et al. Brucellosis remains a neglected disease in the developing world: a call for interdisciplinary action [J]. BMC Public Health, 2018,18(1):125.

[27] Oliveira M S, Dorneles E M S, Soares P M F, et al. Molecular epidemiology of *Brucella abortus* isolated from cattle in Brazil, 2009 - 2013 [J]. Acta Trop, 2017,166:106 - 113.

[28] Fusco V, Chieffi D, Fanelli F, et al. Microbial quality and safety of milk and milk products in the 21st century [J]. Compr Rev Food Sci Food Saf, 2020,19(4):2013 - 2049.

[29] Short K R, Richard M, Verhagen J H, et al. One health, multiple challenges: The inter-species transmission of influenza A virus [J]. One Health, 2015,1:1 - 13.

[30] Trevennec K, Leger L, Lyazrhi F, et al. Transmission of pandemic influenza H1N1 (2009) in Vietnamese swine in 2009 - 2010 [J]. Influenza Other Respir Viruses, 2012,6(5):348 - 357.

[31] Chen Y, Zhang J, Qiao C, et al. Co-circulation of pandemic 2009 H1N1, classical swine $H_1 N_1$ and avian-like swine H1N1 influenza viruses in pigs in China [J]. Infect Genet Evol, 2013,13:331 - 338.

[32] Peiris J S, De Jong M D, Guan Y. Avian influenza virus (H5N1): A threat to human health [J]. Clin Microbiol Rev, 2007,20(2):243 - 267.

[33] Ding F, Li Y, Huang B, et al. Infection and risk factors of human and avian influenza in pigs in south China [J]. Prev Vet Med, 2021,190:105317.

[34] Shukla S, Cho H, Kwon O J, et al. Prevalence and evaluation strategies for viral contamination in food products: Risk to human health-a review [J]. Crit Rev Food Sci Nutr, 2018,58(3):405 - 419.

[35] Roess A A, Winch P J, Akhter A, et al. Household animal and human medicine use and animal husbandry practices in rural Bangladesh: Risk factors for emerging zoonotic disease and antibiotic resistance [J]. Zoonoses Public Health, 2015,62(7):569 - 578.

[36] Van Boeckel T P, Glennon E E, Chen D, et al. Reducing antimicrobial use in food animals [J]. Science, 2017,357(6358):1350 - 1352.

[37] White D G, Zhao S, Sudler R, et al. The isolation of antibiotic-resistant *Salmonella* from retail ground meats [J]. N Eng J Med, 2001,345(16):1147 - 1154.

[38] Doster E, Thomas K M, Weinroth M D, et al. Metagenomic characterization of the microbiome and resistome of retail ground beef products [J]. Front Microbiol, 2020,11:541972.

[39] Zhang X, Ma C, Zhang W, et al. Shifts in microbial community, pathogenicity-related genes and antibiotic resistance genes during dairy manure piled up [J]. Microb Biotechnol, 2020, 13(4): 1039 - 1053.

[40] Wu N, Qiao M, Zhang B, et al. Abundance and diversity of tetracycline resistance genes in soils adjacent to representative swine feedlots in China [J]. Environ Sci Technol, 2010,44(18):6933 - 6939.

[41] Popowska M, Rzeczycka M, Miernik A, et al. Influence of soil use on prevalence of tetracycline, streptomycin, and erythromycin resistance and associated resistance genes [J]. Antimicrob Agents Chemother, 2012,56(3):1434 - 1443.

[42] He P, Wu Y, Huang W, et al. Characteristics of and variation in airborne ARGs among urban hospitals and adjacent urban and suburban communities: A metagenomic approach [J]. Environ Int, 2020,139:105625.

[43] Davis M F, Pisanic N, Rhodes S M, et al. Occurrence of *Staphylococcus aureus* in swine and

swine workplace environments on industrial and antibiotic-free hog operations in North Carolina, USA: A One Health pilot study [J]. Environ Res, 2018,163:88 - 96.

[44] Mceachran A D, Blackwell B R, Hanson J D, et al. Antibiotics, bacteria, and antibiotic resistance genes: aerial transport from cattle feed yards via particulate matter [J]. Environ Health Perspect, 2015,123(4):337 - 43.

[45] De Rooij M M T, Hoek G, Schmitt H, et al. Insights into livestock-related microbial concentrations in air at residential level in a livestock dense area [J]. Environ Sci Technol, 2019,53 (13):7746 - 7758.

[46] Cabrera-Rubio R, Carmen C M, Laitinen K, et al. The human milk microbiome changes over lactation and is shaped by maternal weight and mode of delivery [J]. Am J Clin Nutr, 2012,96(3): 544 - 551.

[47] David L A, Maurice C F, Carmody R N, et al. Diet rapidly and reproducibly alters the human gut microbiome [J]. Nature, 2014,505(7484):559 - 563.

[48] Van Gompel L, Luiken R E C, Hansen R B, et al. Description and determinants of the faecal resistome and microbiome of farmers and slaughterhouse workers: A metagenome-wide cross-sectional study [J]. Environ Int, 2020,143:105939.

[49] Luiken R E C, Van Gompel L, Bossers A, et al. Farm dust resistomes and bacterial microbiomes in European poultry and pig farms [J]. Environ Int, 2020,143:105971.

第十一章
全健康视角下的水产养殖动物健康

李敏[1,2]　　郭晓奎[1,2]　　朱泳璋[*]

一、引　　言

在过去几十年,随着全球人口增长以及对自然资源的需求和竞争不断加剧,水产养殖业快速发展。据联合国粮食及农业组织(FAO)报道,水生动物占全球动物蛋白消费量的17%,对于超过 40%的世界人口来说,鱼类贡献了近 20%的人均动物蛋白消费量。1960—2018 年,供人类消费的水产动物产量从 2 180 万吨增加到 1.564 亿吨[1,2]。如此大规模的市场需求促使水生动物由物种捕捞方式向集约型生产模式转变。自 2001 年以来,全球水产养殖业每年增长 5.8%;仅在 2014 年,新增人工养殖的水生动物就有 580种[3,4]。大规模的密集型水产动物养殖必然增加传染病感染风险,弧菌、假单胞菌、爱德华氏菌、黄杆菌和气单胞菌是水产养殖环境中重要的细菌病原体,大多数养殖户选择采用抗菌药物和化学消毒剂来预防或者治疗细菌感染,以达到预防水生养殖动物疾病暴发的目的[5,6]。但肆无忌惮地使用抗菌药物会产生物种选择性作用,当一系列细菌、病毒、真菌和寄生虫随时间推移而发生变化且不再对药物产生反应时,即出现了抗微生物药物耐药性(AMR)。这使得感染更难治疗,增加疾病传播、严重疾病和死亡的风险。在任何领域、任何地区的 AMR 都是全球性公共卫生问题,因此必须采取必要措施控制 AMR,否则会危害人类身体健康。本章将从水产养殖业携带的主要病原体、AMR 现状入手,剖析水产养殖耐药性对人的影响,并提出基于全健康策略控制水产养殖动物 AMR 的具体举措。

1. 上海交通大学医学院-国家热带病研究中心全球健康学院,上海(200025)
2. 上海交通大学-爱丁堡大学全健康研究中心,上海(200025)
* 通讯作者

二、水产养殖动物携带的主要病原体

疾病暴发是水产养殖实践面临的主要威胁。据估计,全球每年因水产品疾病暴发损失约 6 亿美元[7]。多种细菌性疾病会导致养殖物种大量死亡,水产养殖者往往面临巨大的经济损失。据统计,2000—2019 年发表的 343 篇关于亚洲水生食用动物病原体及微生物耐药性文章中,最常见的分离细菌属为以下 5 种。这 5 种菌属加起来占了分离菌株总数的 68.5%[8]。

1. 弧菌属

弧菌是广泛分布在海洋环境中的革兰氏阴性菌,具有较强的适应能力和抗逆性,成为海洋环境的优势种群。这些物种可在许多养殖产品中引发弧菌病,常导致养殖产品食欲不振、甲壳溃烂、肌肉白浊等,死亡率高,是水产养殖业的主要威胁[9,10]。同时,弧菌作为最危险的食源性病原体之一,可导致人类感染弧菌病,尤其是皮肤伤口暴露在被污染的水源或误食被污染的海产品时易被感染。据报道,在美国弧菌病每年导致约 80 000 例病例和 100 例死亡患者,创伤弧菌、副溶血弧菌、霍乱弧菌等都可感染人类[11,12]。

2. 气单胞菌属

气单胞菌广泛分布于水生生态系统中,包括淡水流域的河流、沿海及自来水中,隶属革兰氏阴性菌,是一种人、鱼、兽共患的条件致病菌[13]。作为水产养殖动物病害的病原,嗜水气单胞菌是引起淡水养殖动物病害的主要病原细菌,其产生的毒素具有溶血性、细胞毒性及肠致病性,可致鱼类发生胃肠炎、败血症和坏死性筋膜炎等疾病[14];温和气单胞菌常出现在淡水、海水、污水之中,被感染的鱼皮肤和鳍上会出现针状小点的出血,并引起腹部肿胀、突眼等。鱼尾部损伤后,细菌感染快速繁殖,并不断向水体排放病菌,通过水体和鱼体进行传播[15];杀鲑气单胞菌是气单胞菌属中唯一的非运动物种,是主要的鱼类病原体,可引起野生和养殖鲑科动物的疖病以及多种鱼类的细菌败血症[16,17]。

3. 链球菌属

链球菌病是一种机会性细菌性疾病,由于几种不同的链球菌感染引发,该病在淡水和海洋物种中均有报道,影响各种大小或年龄的鱼类[18]。据报道,引起鱼类疾病的主要链球菌包括海豚链球菌、副乳房链球菌、无乳链球菌和停乳链球菌[19,20]。鱼类链球菌感染会导致多种临床症状,如食欲不振、脊柱侧弯、角膜混浊和出血,这些症状常出现在眼睛、鳃板、鳍基部和眼膜上[21]。随着感染发展,可通过受损的上皮组织、捕食患病动物以及在较小程度上通过粪口途径进行水平传播。

4. 爱德华氏菌属

爱德华氏菌属于肠杆菌科的兼性厌氧菌,常分离自冷血动物和其他环境,特别是淡水水域。该属共有 5 个种,包括杀鱼爱德华氏菌、鳗爱德华氏菌、鮰爱德华氏菌、迟钝爱德华氏菌和保科爱德华氏菌[22,23]。其在全球范围内均有报道,能对鳝鳗鱼类、鲶鱼、中华鳖等多种重要经济水产动物致病,引起动物食欲不振、肠道败血症等病症,造成重大经济损失,同时对人类而言是一种罕见的机会致病菌。近年来,研究人员从患病青铜石斑鱼、大口黑鲈等水产动物种也首次分离到杀鱼爱德华氏菌[24,25],表明其危害对象在不断蔓延。

5. 埃希菌属

埃希菌属于肠杆菌科的革兰氏阴性菌,最常见的是大肠埃希氏菌。该菌属是适应肠道环境的一类细菌,在人和动物的肠道中广泛存在。正常情况下,大肠埃希菌对人体是无害的,但某些致病大肠埃希菌也可能引起感染和疾病,如腹泻、腹痛、呕吐和泌尿感染等[26]。当人类污水流放到天然水中时,水被粪便污染,肠道致病菌会附着于鱼体表、鳃或进入肠道,引起鲟、鲢、虹鳟等水产品出现出血、体表溃烂、烂眼等症状[27]。另外,大肠菌群及大肠埃希菌的测定也是常见的水产品微生物检验指标。

三、水产养殖动物抗微生物药物耐药

为了加强水产病害防治效果,在养殖过程中使用预防性抗生素是一种普遍的做法。但由于部分国家对抗生素使用监管不足以及养殖户缺乏相关意识,往往易造成抗生素滥用的情况。2020 年,比利时科学家 Daniel Schar 团队发表了一篇关于水产养殖中使用抗菌药物的全球趋势分析[28]。他们指出,2017 年全球水产养殖抗菌药物消费量估计为10 259 吨,预计到 2030 年全球抗生素消费量将增长 33%,其中亚太地区占全球消费的绝大多数(93.8%),且这一比例预计在 2017—2030 年期间将保持稳定。就全球各地区而言,亚太地区为抗生素使用大国,包括中国(57.9%)、印度(11.3%)、印度尼西亚(8.6%)。就所有水产品种类而言,全球在鲶鱼养殖中使用抗生素量最多,占全球抗生素消费量的8.3%。预计到 2030 年,鲇鱼的抗生素使用量将达到 157 mg/kg,会超过食用动物以及人类的使用量。

由于水生养殖中抗生素使用量明显增加,水产动物中各种抗微生物药物耐药性(AMR)也逐渐显现。就亚洲地区水产养殖和渔业而言,大肠埃希菌对黏菌素耐药率为5.2%,弧菌属对黏菌素耐药率为 42.7%,气单胞菌属对黏菌素耐药率为 51.5%[8]。由此可见,亚洲地区水生动物耐药性已非常严重,其主要原因有三点。第一,亚洲提供了全世界三分之二的食用鱼产量,是主要的水产养殖生产地,也是大量使用抗生素的区域。第二,关于抗生素在水产养殖业中的使用条例及监管不完善。第三,相对于陆生动物,抗生素在水产养殖中更易残留及传播。由于水产动物不能及时吃掉洒在水面上的抗生素药物,估计多达 80% 的供给药物残留在施用地点附近的水和淤泥中,并且残留在水生环境中的活性代谢产物会在水生沉积物中长期存在,从而对水生细菌多样性施加选择性压力[29,30]。同时,水产食用动物供应链高度全球化,使得局部产生的耐药性在全球范围内传播[31]。

除了亚洲已报道从水产养殖和渔业中分离出重要抗生素耐药菌株外,全球各国科学家也相继报道从食用性水产品和海产品中分离出多重耐药细菌。2011 年,Sousa 团队[32]在一种海洋硬骨鱼金头鲷的粪便样本中分离出含广谱 β-内酰胺酶(ESBL)的大肠埃希菌,其抗性基因包括 bl_{TEM-52}、bla_{SHV-12},以及 $cmlA$、$tetA$、$aadA$、$sul1$、$sul2$ 和 $sul3$。2016 年,中国科学家在上海水产市场购买的常见鲜虾中分离鉴定了 400 株副溶血弧菌,且抗生素耐药率很高[33],包括氨苄青霉素(99%)、链霉素(45.25%)、利福平(38.25%)和壮观霉素(25.50%),已出现多重耐药的情况。2017 年,有报道指出世界各地的许多养殖鱼类,如鲤鱼、鲑鱼、罗非鱼、鲶鱼和虾等甲壳类动物都具有抗微生物药物耐药性病原体[34]。

越来越多证据表明,水产动物中已出现多重耐药以及临床重要抗生素耐药问题。这不但会降低细菌性感染的治疗效果,还会增加细菌感染及向人群传播的风险。这些耐药基因更是可通过质粒、整合子和转座子等可移动的遗传元素转移到陆生动物及人类环境中。Furushita 强调,从日本养殖的鱼类和临床样本分离得到的菌株中,编码四环素抗性的基因表现出高度相似性,这表明二者很有可能是同一个来源[35]。随后的实验证明,来自海洋的光细菌、弧菌、交替单胞菌和假单胞菌的四环素耐药性可通过接合转移到大肠埃希菌中,这进一步证实耐药决定因素从海洋细菌转移到与人类肠道相关的细菌中是可行的。2013 年,中国研究者从浙江养鱼场沉积物中发现四环素类耐药基因[36],并且携带耐药基因质粒中的一些片段与来自人类病原体的转座子或质粒具有高度同一性。在多个河口沉积物中也发现耐药基因种类繁多且丰富,从中国 7 个省的 18 个河口处检测到 248 个不同的抗性基因[37],这表明沉积物是耐药基因的富集场所,同时沉积物细菌可能在全球抗生素耐药性传播中发挥重要作用。Kumar 等指出,受污染的水用于再利用、饮用或农业会导致耐药性细菌在人类和动物种群中传播[38]。也有一些科学家认为水生食用动物供应链可能是一种潜在的重要途径,可将耐药细菌和耐药基因从水生动物及其环境传播到人类肠道菌群[5,39,40]。残留在水产养殖动物体内的抗菌药物不仅为耐药菌的筛选和富集提供了机制,导致水产养殖动物产生耐药基因,而且这种耐药基因会通过水源、土壤等方式传播,进而危害人体健康。因此,水产耐药性已是影响人类健康的重大公共卫生问题,解决水生动物耐药性迫在眉睫。

四、基于全健康策略控制水产养殖微生物耐药

抗微生物药物耐药性(AMR)由来已久,是生物进化的必然结果。最先关注 AMR 并意识到其危害的国家是瑞典。1986 年,瑞典颁布法律明文规定禁止将抗生素作为食用性动物的促生长剂,这也是全球首个规范停用抗生素作为促生长剂的国家[41]。1995 年瑞典加入欧盟后,该禁令一度受到其他欧盟成员国的质疑和挑战,但在欧盟科学指导委员会提供大量证据以及瑞典代表努力游说下,欧盟于 1999 年开始逐步禁止将促生长剂类抗生素用于人类,并成立欧洲抗生素耐药性监测系统(EARSS),持续监测肺炎链球菌和金黄色葡萄球菌侵袭性感染的耐药率。自 2001 年以来,大肠埃希菌的侵入性分离株和肠球菌耐

药率也受到了监测,且面向国家也逐渐增加。2006 年,欧盟全面禁止成员国使用抗生素作为食源性动物的促生长剂[42]。2011 年,欧盟发布《欧盟行动计划》[43],采取更多具体措施遏制 AMR,并强调应用全健康理念解决 AMR 问题。世界卫生组织(WHO)以让全世界人民获得尽可能高水平的健康作为宗旨,于 2015 年通过了《AMR 全球行动计划》,旨在通过疾病预防措施降低感染发生率[44]。经过 30 多年在微生物耐药领域的不懈努力,瑞典目前用于动物的抗生素销量和食用动物中 AMR 的流行率明显低于其他欧盟成员国[45,46]。

由于微生物耐药是影响全球各国、各生态领域的严重问题,动物、环境及人类都无法避免受其影响。因此,必须以全健康理念控制微生物耐药的产生及传播,尤其在水产养殖和渔业这类未受系统的食源性病原体监测的行业中。全健康是一种综合的、跨地区、跨部门的协作理念,通过结合兽医学、人类医学和环境科学来改善人和动物生存、生活质量,目的是可持续地平衡和优化人类、动物和生态系统的健康。

随着水生动物产品的养殖量和消费量的不断增加,水生动物的健康直接关系到世界粮食供应是否充足。20 世纪 60 年代,世界动物卫生组织(WOAH)鉴于国际鱼类贸易日益增长的重要性,创立了鱼类疾病委员会。1968 年,WOAH 将鱼类疾病纳入公布的第一个国际标准《陆生动物卫生法典》。该法典主要针对陆生动物,然而鲜有人知其也涉及水生动物。另外,WOAH 在 1995 年专门出台了《世界动物卫生组织水生动物卫生法典》,目的是改善全球水生动物健康和福利并提供国际标准,包括病原体的预防、早期发现、报告和控制标准,以及防止其通过国际贸易传播的标准,且该法典在持续更新中[47,48]。同时,《水生动物卫生法典》还包括养殖鱼类福利标准,以及在水生动物中负责任和谨慎地使用抗菌剂的标准。2021 年,WOAH 提出《水生动物健康战略 2021—2025》(*OIE Aquatic Animal Health Strategy* 2021—2025)[49],呼吁在全球范围内对其进行战略管理。

WOAH 在 2020 年关于微生物耐药方面的指南和解决方案中,明确指出各成员国要在全球、区域和国家级以全健康伙伴关系开展工作,以实施 WHO、WOAH 和 FAO 联合制定的《AMR 全球行动计划》。但是并没有特别提及在水产养殖方面的工作。目前除部分欧洲国家在 20 世纪就关注微生物耐药的问题并在水产养殖方面做了大量工作外,其他大多数国家尚未关注水产养殖中的耐药性问题。不过水产品中的耐药基因能通过通水产环境传播到人类肠道菌群的理念已得到科学界广泛认识。因此,基于全健康理念控制水产养殖微生物耐药的具体举措如下。

1. 建立建全相关政策法规,加大监管力度

水产养殖中微生物耐药现状日趋严重,其主要原因是很多国家及地区对微生物耐药产生的危害认识不足,未制定健全的政策法律法规。例如,中国虽有《中华人民共和国食品卫生法》规定卫生部负责食品卫生监测、检测及调查食品污染和中毒事件,但忽略了食品生产的早期阶段,未从源头控制抗生素使用量[50],尤其是水产养殖中药物制剂使用规范缺乏明文规定。印度作为第二大水产养殖生产国,其产量占全球水产总产量的 8%,但

是在抗生素售卖和使用中均无相关监管，更别提在水产养殖行业中。因此，从社会大众到政府官员，都应增强对微生物耐药的认识。政府要发挥顶层设计的作用，通过制定国家级法律法规和行动计划，强制限定抗生素的规范化使用；同时职能部门要加大监管力度，包括对抗生素的使用和售卖进行监管。

2. 规范建立行业统一标准，多方面进行系统监测

若缺乏行业标准，水产养殖个体户只能凭借自己先前经验进行水产养殖，既无法保证养殖的"量"，也不能保证"质"。因此，分管部门应联合社会层面，获得行业支持，共同建立科学合理的行业统一标准；同时，加强专业从业人员培训，包括对对兽医以及养殖户的专业培训，禁止使用临床重要抗生素。另外，从多方面进行系统监测，包括水产行业中抗菌药物销售量、抗菌药物耐药率、水和土壤环境中抗菌药物残留量、食源性病原体的监测等。这些具体数据使有关抗菌药物使用的讨论更加具体，也为采取措施和行动以及对所采取行动的评价提供了基础。

3. 不断提高技术水平，跨部门合作解决水产养殖微生物耐药问题

随着渔业和水产养殖业的发展，其微生物耐药性愈加严重。但产业发展和控制微生物耐药并非是不可调和的矛盾。例如挪威，作为全球三文鱼产量第一大国，依靠其不断提高的检测诊断技术，包括药敏检测、疫苗和益生菌的使用，在不降低食品质量和数量的情况下，将抗菌药物的使用减少到极低水平。智利是仅次于挪威的第二大人工养殖三文鱼生产国，二者在抗菌药物使用量方面相差很大。据报道，在智利生产 1 吨三文鱼所用的抗菌剂为 279 g，而挪威生产同样重量的鲑鱼在只用了 4.8 g 抗菌剂[30]。另外，在水产养殖中应用噬菌体疗法代替抗生素来消除弧菌、假单胞菌、气单胞菌和黄杆菌等致病菌，可大大降低鱼类死亡率。因此，不断提升经济实力、检测诊断技术以及开发抗生素替代产品，也是解决微生物耐药的重要方法之一，而这种技术的提升往往基于上述法律法规、行业标准、系统监测。这就要求跨部门合作，只有同时获得临床、动物、环境的相关具体数据，才能提出针对性方案。

五、小　结

总而言之，在保证水产品、海产品质与量的同时减少抗生素使用是一个全球公共卫生问题。需利用全健康理念，鼓励跨部门合作，多点发力减少抗生素使用总量，注重发展技术水平，推进疫苗、益生菌、噬菌体等产品的研发和使用在一定程度上也能代替抗生素。应发挥政府顶层设计作用，多部门联合监管和执法，加强抗生素的使用管理。只有在整个过程中遵循全健康原则，才能保证从渔场到餐桌的全体健康。

参 考 文 献

[1] Wenning R. The state of world fisheries and aquaculture (Sofia) 2020 report [Z]. Wiley 111 River

ST, Hoboken 07030‐5774, NJ USA, 2020

［2］ FAO. FishStatJ—software for fishery and aquaculture statistical time series ［Z］. FAO: Rome, 2020

［3］ FAO. The state of world fisheries and aquaculture. 2016(SOFIA)［R］. Roman: FAO, 2016.

［4］ FAO. The state of world fisheries and aquaculture 2018［M］. Roman: FAO, 2016.

［5］ Cabello F C, Godfrey H P, Tomova A, et al. Antimicrobial use in aquaculture re‐examined: its relevance to antimicrobial resistance and to animal and human health ［J］. Environ Microbiol, 2013, 15(7):1917‐1942.

［6］ European Centre for Disease Prevention and Control (ECDC); European Food Safety Authority (EFSA); European Medicine Agency (EMA). ECDC/EFSA/EMA second joint report on the integrated analysis of the consumption of antimicrobial agents and occurrence of antimicrobial resistance in bacteria from humans and food-producing animals: Joint Interagency Antimicrobial Consumption and Resistance Analysis (JIACRA) Report ［J］. EFSA J, 2017, 15(7):e04872.

［7］ Stentiford G D, Sritunyalucksana K, Flegel T W, et al. New paradigms to help solve the global aquaculture disease crisis ［J］. PLoS Pathog, 2017, 13(2):e1006160.

［8］ Schar D, Zhao C, Wang Y, et al. Twenty-year trends in antimicrobial resistance from aquaculture and fisheries in Asia ［J］. Nat Commun, 2021, 12(1):5384.

［9］ Mohamad A, Mursidi F A, Zamri-Saad M, et al. Laboratory and field assessments of oral *Vibrio* vaccine indicate the potential for protection against vibriosis in cultured marine fishes ［J］. Animals (Basel), 2022, 12(2):133.

［10］ Pang H, Chang Y, Zheng H, et al. A live attenuated strain of HY9901AvscB provides protection against *Vibrio alginolyticus* in pearl gentian grouper (9Epinephelus fuscoguttatus x dEpinephelus lanceolatu) ［J］. Aquaculture, 2022:546.

［11］ Baker-Austin C, Oliver J D. Vibrio vulnificus: new insights into a deadly opportunistic pathogen ［J］. Environ Microbiol, 2018, 20(2):423‐430.

［12］ CDC. Cholera and other vibrio illness surveillance(COVIS)［R］. 2019.

［13］ 焦雪,安俊花,张翔宇,等. 3 种气单胞菌耐药性及致病性的研究进展[J]. 中国兽医杂志, 2016, 52 (9):69‐71.

［14］ Semwal A, Kumar A, Kumar N. A review on pathogenicity of *Aeromonas hydrophila* and their mitigation through medicinal herbs in aquaculture ［J］. Heliyon, 2023, 9(3):e14088.

［15］ Ahmed S A A, Abd El-rahman G I, Behairy A, et al. Influence of feeding quinoa (*Chenopodium quinoa*) seeds and prickly pear fruit(*Opuntia ficus indica*) peel on the immune response and resistance to *Aeromonas sobria* infection in Nile tilapia(*Oreochromis niloticus*) ［J］. Animals(Basel), 2020, 10(12):2266.

［16］ Dalsgaard I, Gudmundsdóóttir B K, Helgason S, et al. Identification of atypical *Aeromonas salmonicida*: Inter-laboratory evaluation and harmonization of methods ［J］. J Appl Microbiol, 1998, 84(6):999‐1006.

［17］ Park S Y, Han J E, Kwon H, et al. Recent Insights into *Aeromonas salmonicida* and its bacteriophages in aquaculture: A comprehensive review ［J］. J Microbiol Biotechnol, 2020, 30(10): 1443‐1457.

［18］ Maulu S, Hasimuna O J, Mphande J, et al. Prevention and control of *Streptococcosis* in Tilapia culture: A systematic review ［J］. J Aquat Anim Health, 2021, 33(3):162‐177.

［19］ Nho S W, Hikima J, Park S B, et al. Comparative genomic characterization of three *Streptococcus parauberis* strains in fish pathogen, as assessed by wide-genome analyses ［J］. PLoS One, 2013, 8 (11):e80395.

[20] Agnew W, Barnes A C. *Streptococcus iniae*: an aquatic pathogen of global veterinary significance and a challenging candidate for reliable vaccination [J]. Vet Microbiol, 2007,122(1-2):1-15.

[21] Piamsomboon P, Thanasaksiri K, Murakami A, et al. *Streptococcosis* in freshwater farmed seabass <i>Lates calcarifer</i> and its virulence in Nile tilapia <i>Oreochromis niloticus</i> [J]. Aquaculture, 2020,523.

[22] Buján N, Toranzo A E, Magariños B. *Edwardsiella piscicida*: a significant bacterial pathogen of cultured fish [J]. Dis Aquat Organ, 2018,131(1):59-71.

[23] 李静林,宫春光,舒艾梅,等. 杀鱼爱德华氏菌新型毒力因子研究进展[J]. 水产学杂志,2024,37(3):1-6.

[24] Ucko M, Colorni A, Dubytska L, et al. *Edwardsiella piscicida*-like pathogen in cultured grouper [J]. Dis Aquat Organ, 2016,121(2):141-148.

[25] 王凯,阮鹏飞. 大口黑鲈源杀鱼爱德华氏菌的鉴定及组织病理学观察[J]. 当代水产,2022,47(11):61-64.

[26] Braz V S, Melchior K, Moreira C G. *Escherichia coli* as a multifaceted pathogenic and versatile bacterium [J]. Front Cell Infect Microbiol, 2020,10:548492.

[27] Xue L, Luo X, Xing J H, et al. Isolation and pathogenicity evaluation of *Escherichia coli* O157:H7 from common carp, Cyprinus carpio [J]. Microb Pathog, 2023,182:106250.

[28] Schar D, Klein E Y, Laxminarayan R, et al. Global trends in antimicrobial use in aquaculture [J]. Sci Rep, 2020,10(1):21878.

[29] Chen C Q, Zheng L, Zhou J L, et al. Persistence and risk of antibiotic residues and antibiotic resistance genes in major mariculture sites in Southeast China [J]. Sci Total Environ, 2017,580:1175-1184.

[30] Cabello F C, Godfrey H P, Buschmann A H, et al. Aquaculture as yet another environmental gateway to the development and globalisation of antimicrobial resistance [J]. Lancet Infect Dis, 2016,16(7):e127-e33.

[31] Thornber K, Verner-Jeffreys D, Hinchliffe S, et al. Evaluating antimicrobial resistance in the global shrimp industry [J]. Rev Aquac, 2020,12(2):966-986.

[32] Sousa M, Torres C, Barros J, et al. *Gilthead seabream* (*Sparus aurata*) as carriers of SHV-12 and TEM-52 extended-spectrum beta-lactamases-containing *Escherichia coli* isolates [J]. Foodborne Pathog Dis, 2011,8(10):1139-1141.

[33] He Y, Jin L, Sun F, et al. Antibiotic and heavy-metal resistance of *Vibrio parahaemolyticus* isolated from fresh shrimps in Shanghai fish markets, China [J]. Environ Sci Pollut Res Int, 2016, 23(15):15033-15040.

[34] Watts J E M, Schreier H J, Lanska L, et al. The rising tide of antimicrobial resistance in aquaculture: Sources, sinks and solutions [J]. Mar Drugs, 2017,15(6):158.

[35] Furushita M, Shiba T, Maeda T, et al. Similarity of tetracycline resistance genes isolated from fish farm bacteria to those from clinical isolates [J]. Appl Environ Microbiol, 2003, 69(9):5336-5342.

[36] Yang J, Wang C, Shu C, et al. Marine sediment bacteria harbor antibiotic resistance genes highly similar to those found in human pathogens [J]. Microb Ecol, 2013,65(4):975-981.

[37] Zhu Y G, Zhao Y, Li B, et al. Continental-scale pollution of estuaries with antibiotic resistance genes [J]. Nat Microbiol, 2017,2:16270.

[38] Kumar S, Lekshmi M, Parvathi A, et al. Antibiotic resistance in seafood-borne pathogens [M]// Singh O V. In: Foodborne pathogens and antibiotic resistance. New York: John Wiley & Sons, 2016:397-415.

[39] Shen Y, Lv Z, Yang L, et al. Integrated aquaculture contributes to the transfer of mcr－1 between animals and humans via the aquaculture supply chain [J]. Environ Int, 2019,130:104708.

[40] Aedo S, Ivanova L, Tomova A, et al. Plasmid-related quinolone resistance determinants in epidemic *Vibrio parahaemolyticus*, uropathogenic *Escherichia coli*, and marine bacteria from an aquaculture area in Chile [J]. Microb Ecol, 2014,68(2):324－328.

[41] Wierup M, Wahlström H, Bengtsson B. Successful prevention of antimicrobial resistance in animals-A retrospective country case study of Sweden [J]. Antibiotics(Basel),2021,10(2).129.

[42] Castanon J I R. History of the use of antibiotic as growth promoters in European poultry feeds [J]. Poult Sci, 2007,86(11):2466－2471.

[43] European Commission. Communication from the commission to the european parliament, the council, the european economic and social committee and the committee of the regions Strategy for Financing the Transition to a Sustainable Economy [R]. 2021.

[44] WHO. Antimicrobial resistance. Draft global action plan on antimicrobial resistance [R]. 2015.

[45] European Food Safey Authority; European Center for Disease Prevention and Control. The European Union Summary Report on Antimicrobial Resistance in zoonotic and indicator bacteria from humans, animals and food in 2017/2018 [J]. EFSA J, 2020,18(3):e06007.

[46] Grave K, Torren-Edo J, Muller A, et al. Variations in the sales and sales patterns of veterinary antimicrobial agents in 25 European countries [J]. J Antimicrob Chemother, 2014,69(8):2284－2291.

[47] Oidtmann B, Johnston C, Klotins K, et al. Assessment of the safety of aquatic animal commodities for international trade: the OIE Aquatic Animal Health code [J]. Transbound Emerg Dis, 2013,60(1):27－38.

[48] World Organisation for Animal Health. (WOAH). Previous editions of the Aquatic Code [R]. Paris: WOAH, 2022.

[49] WOAH. OIE Aquatic Animal Health Strategy 2021－2025 [R]. Paris: WOAH, 2021.

[50] Santos L, Ramos F. Antimicrobial resistance in aquaculture: Current knowledge and alternatives to tackle the problem [J]. Int J Antimicrob Agents, 2018,52(2):135－143.

第十二章
全健康与家养宠物健康

陈祎雯[1,2]　郭晓奎[1,2]　朱泳璋[1,2]*

一、引　言

近年来，随着人们物质生活条件的提高以及精神追求和情感需求的日益丰富，越来越多的家庭拥有了宠物，宠物的数量和种类不断增加。人们科学养宠、精细养宠的意识不断增强，宠物行业整体发展迅猛。根据《2022 年宠物行业白皮书》，犬猫仍是养宠人群最喜爱的宠物类型。中国城镇宠物犬、猫总量为 11 655 万只，其中犬 5 119 万只，占比为 51.3%；猫 6 536 万只，占比为 60.7%。2022 年中国城镇宠物（犬猫）消费市场规模为 2 706 亿元，较 2021 年增长 8.7%；犬消费市场规模增长有所减缓，为 3.1%；猫市场规模持续稳定扩大，增长 16.1%。总体来看，2022 年中国宠物实体市场规模达 1 158 亿，宠物食品份额增至 46%，宠物主粮占比 34%，成为最大细分品类。尽管我国宠物市场已经很庞大，但与宠物行业发展成熟的欧美发达国家相比，仍处于快速的上涨期。

宠物日益成为人们朝夕相处的家庭成员，为宠物主人带来快乐及精神慰藉和依托。然而，随着宠物家庭地位的不断提升，宠物与主人构成了相互影响的生态系统，在共享生活环境的同时，也为细菌的共享创造了机会。宠物与人之间的相互影响总体可概括为物质层面和精神层面，如宠物和人的饮食、疾病与健康属于物质层面的范畴，人与宠物的相互陪伴、感情互动都属于精神层面范畴。无论物质层面还是精神层面，微生物在宠物与人的相互影响中起到了直接或间接的作用。

1. 上海交通大学医学院-国家热带病研究中心全球健康学院，上海（200025）
2. 上海交通大学-爱丁堡大学全健康研究中心，上海（200025）
* 通讯作者

二、人与家养宠物的共患病

很多宠物与主人的关系密切,除了日常的抚摸拥抱等接触外,宠物上桌吃饭,甚至亲吻等更为密切的接触在一些宠物和宠物主人之间也普遍存在。虽然这些亲密接触增进了家养宠物与人之间的感情交流,但是也为潜在的人兽共患病病原传播提供了温床,极大增加了传染病传播的风险。人兽共患病是人与脊椎动物之间自然传播的疾病[1]。目前已知的由细菌、病毒、真菌和寄生虫等病原体引起的人兽共患病约有 200 多种[2],宠物与人之间的人兽共患病有 70 多种[3],这些疾病严重威胁着人类的健康。因此,强化宠物源人兽共患病的防范意识,采取有效措施控制疫病发生,对于保障公共卫生安全具有十分重要的现实意义。最常见的人兽共患病主要有以下几种[4]:

1. 结核病

结核病是目前严重危害公共卫生的重大人兽共患病之一,主要致病菌为结核分枝杆菌。近几年,结核病的阳性检出率逐年上升。虽然人类及畜牧业生产中的结核病受到较多关注,但犬、猫、孔雀、鸽、鹦鹉、八哥等伴侣动物的结核病危险性尚未得到充分重视。宠物犬和猫都是其病原体的携带者,能通过接触传染给人;结核病患者也能将病原体传染给犬和猫。结核病是慢性和缓发的传染病,潜伏期为 4～8 周,80％发生于肺部,15～35 岁的青少年和青年患者较为多见。不管是宠物还是人,患有结核病都应及时隔离并早进行治疗。

2. 狂犬病

狂犬病是由感染狂犬病毒引起的侵害中枢神经系统的急性传染病。不仅犬能感染狂犬病毒并传播狂犬病,猫、狐狸、蝙蝠、浣熊等动物也可能感染狂犬病毒并传播狂犬病。患病动物唾液里的病毒一旦通过伤口进入人或其他健康动物的血液中极易被传染。狂犬病一旦发作,被感染者最后会因呼吸衰竭而死亡,致死率为 100％,因此只能以预防为主。为防止狂犬病,对犬、猫等主要传播动物进行疫苗接种是较为有效的方法。

3. 弓形虫病

弓形虫是一种专性细胞内寄生的原虫,几乎能感染所有恒温动物。大多数恒温动物只是弓形虫的中间宿主,而猫是唯一的终身宿主和重要的感染源。猫多为隐性感染源,很少表现出症状,而幼年犬和青年犬感染较为普遍且症状较严重。弓形虫病的症状主要表现为发热、咳嗽、厌食、精神萎靡、虚弱,眼和鼻有分泌物,黏膜苍白,呼吸困难,甚至出现剧烈的出血性腹泻,与犬瘟热、犬传染性肝炎的症状类似。少数患弓形虫病的犬会出现剧烈呕吐,随后出现麻痹和其他神经症状。弓形虫入侵人的脑部后会改变人的性格。对急性弓形虫病病例,可通过服用磺胺嘧啶或磺胺甲氧苄氨嘧啶加以治疗。

4. 流感

目前,在欧洲和亚洲已经出现多起猫感染禽流感而死亡的病例。2007 年印度尼西亚至少有百只流浪猫感染禽流感，家猫、虎和美洲豹通过食用鸟类而感染 H5N1 病毒。由于猫是食肉性哺乳动物，作为宠物被人豢养从而与人的距离更为接近，一旦成为"病毒储存宿主"，便会对人类构成更大威胁[5]。2009 年 11 月我国有 2 例犬感染甲流报道，人禽流感可能由犬等感染。而美国也证实人可将甲流传染给猫。

5. EB 病毒感染

EB 病毒（Epstein-Barr virus, EBV）是 1964 年首次从伯基特淋巴瘤细胞中分离得到，是具有嗜 B 淋巴细胞特性的人类疱疹病毒。该病毒在人群中的感染率高达 90%，人类通常在婴幼儿时期就感染了 EBV，并终身携带。EBV 与多种疾病关系密切，包括传染性单核细胞增多症、病毒相关性噬红细胞增多症、伯基特淋巴瘤、鼻咽癌、胃癌、霍奇金淋巴瘤等。其中，鼻咽癌是我国华南地区常见的恶性肿瘤，解剖位置隐匿，地域性明显，国际上研究相对较少。最近的调查表明，EBV 在宠物中也广泛存在，猫犬感染率在 60% 以上，其公共卫生意义值得深入研究。

6. 布鲁菌病

布鲁菌病简称布病，是由布鲁菌引起的一种人兽共患传染病。本病主要通过破损的皮肤和黏膜侵入动物机体，也可经呼吸道、消化道和交配引起菌血症。犬是重要的传染源之一。根据中国兽医药品监察所监测的结果，我国从南到北犬群普遍存在布鲁菌病。

7. 沙门菌病

该病的病原体是沙门菌。感染沙门菌的犬和猫的粪便中含有病原体，可通过接触感染。人一旦感染该病，往往表现为急性肠胃炎，易感人群以儿童为主。因此，应该避免儿童接触宠物犬和猫的粪便。

8. 皮霉菌病

该病的病原体是皮霉菌，主要通过接触带有病原菌的动物的毛发、皮屑传染。因此，宠物用的刷子、项圈、笼子等都可能成为传染的途径。儿童易患此病，及时发现并隔离患病动物以及房舍消毒是主要预防措施。因此，儿童应该尽量少与宠物直接接触。

9. 钩端螺旋体病

该病简称钩体病，病原体是钩端螺旋体，犬比猫更易感染。人一般通过接触患病宠物的尿或分泌物而感染该病，严重时会引起死亡。

以上人兽共患传染病主要是通过宠物犬或者猫传播的，其他宠物也能传播人兽共患病。比如鹦鹉热，病原是鹦鹉热衣原体，主要通过病鸟的分泌物、粪便传播，人感染后会引起非典型肺炎。一些啮齿类动物，如兔子、松鼠、豚鼠等能传播野兔热、流行性出血热等传染病[6]。

对于宠物和人共患病的预防，从个人层面，宠物主人需做到：领养或者收容的流浪动物要及时就医体检；及时给宠物接种人兽共患病的多种疫苗，定期带宠物体检、做清洁；人与宠物分开用餐，接触宠物后勤洗手、勤换衣，不与宠物亲吻；定期打扫笼舍，勤给宠物的笼舍消毒；尽量避免让宠物频繁进出卧室。在社会层面，要对宠物和人共患病进行更全面和系统的预防和控制,迫切需要以全健康理念作为指导,全面贯彻与落实全健康方针,联合各部门共同行动,以取得更好的防治效果。

全健康是一种综合的、增进联合的方法,目的是可持续地平衡和优化人类、动物和生态系统的健康[2]。全健康理念认为人类、家养和野生动物、植物以及环境的健康是紧密联系和相互依赖的。该方法动员社会不同层面的多个部门、学科和社区共同参与。全健康理念应用于人兽共患病的防控主要具有防控效果好、社会成本低的特点[2]。

三、人与家养宠物间的耐药基因

抗微生物药物耐药性(AMR)是 21 世纪公共卫生的主要威胁之一,对全球人类健康产生了巨大的影响,同时也是动物、植物和环境的一大威胁[7]。由于过去 20 年细菌耐药率急速增加,细菌耐药问题已达预警水平[8]。家养宠物和人之间不仅能够通过病原体的传播而相互感染共患病,并且由于抗微生物药物的滥用,人和宠物之间的耐药基因相互转移的潜在风险也在增加,从而影响双方的健康状况。生活在相同环境中的微生物之间存在普遍的水平基因转移现象。人和宠物通过亲密接触,在包括病原菌在内的微生物相互传播的过程中,耐药基因也会相互传播,并且同一种耐药菌的耐药基因可通过水平基因转移传播到其他的微生物类群中,从而增加了人和宠物之间耐药基因的多样性。

耐药细菌和耐药基因的传播途径存在明显交叉,如从人传人、动物传人、暴露于有耐药细菌和耐药基因的环境中[9]。当今社会,人和宠物关系亲密。国外一项调查研究发现,80%的宠物主人允许宠物狗与自己睡在同一张床上,45%的宠物主人允许宠物狗对面部舔舐[10],这种行为易引起病原菌和耐药基因的双向传播[11]。宠物和人的体内都存在细菌和病毒的基因库,且二者相互影响。口腔微生物是耐药基因库的一部分[12],因此,人和宠物之间的面对面亲密互动是耐药基因相互传播的重要途径。不仅如此,口腔黏膜还有类似生物膜的功能,导致细菌群落紧密排列,常造成细菌的群体感应系统,以及耐药基因和毒力基因的交流[13],如 β 内酰胺类、四环素类和大环内酯类等常用抗微生物药物的耐药基因[14,15]。由于耐药基因的转移性强,人和动物之间的直接接触容易让他们体内的敏感细菌获得对方已有的耐药基因[16]。宠物与人之间的病原传播、耐药基因的相互转移以及微生物组的相互影响都是协同的。因此,对这些耐药基因和微生物组的协同演化规律进行总结归纳,在维持宠物、人与环境之间的生态平衡方面是极为必要的。

很多已有的研究表明,宠物和人之间的耐药基因是相互传播的。同一家庭中的人和宠物狗的牙菌斑上的微生物群被认为是人与宠物共同的耐药基因库,宠物狗的耐药基因最易传递给家中的儿童[17]。黏菌素耐药基因 mcr - 1 在宠物狗和家庭成员之间的相关性非常密切[18]。宠物主人被使用抗微生物药物治疗过的宠物犬咬伤后,在宠物主人的微生物类群中检测到与宠物犬相同的多重耐药大肠埃希菌和肠球菌[19]。国内外的研究表明,宠物犬肠道菌群中的大肠埃希菌对氨苄西林、氯霉素、链霉素、四环素和磺胺类药物等使用较早的抗微生物药物的耐药率较高,而对使用较晚的头孢菌素类药物比较敏感[20,21]。这表明抗微生物药物使用的时间越久,该种抗微生物药物的耐药基因在宠物和人体内存在就越普遍。有研究表明,宠物犬的肠道菌群的耐药基因的丰度与抗微生物药物用药存在显著正相关性。芬兰科学家 Rantala 等对使用过和未使用过抗微生物药物治疗的宠物犬进行耐药率对比实验,发现用药犬的多重耐药性(29%)明显高于未用药犬(9%)[20]。

除抗微生物药物大量使用导致耐药基因多样性和丰度增加外,不同病原菌或病毒之间耐药基因的共筛选或转移也促进了耐药基因的扩散传播,间接增加了耐药基因的多样性和丰度。当多重耐药的基因共存于同一载体(转座子、质粒等)时,其中任何一种耐药基因被抗微生物药物所筛选,其他耐药基因也同时被筛选[22]。人和宠物之间耐药基因的转移现象是普遍存在。分离自尿路感染的宠物犬的耐万古霉素肥肠球菌的基因组中含有与人相同的转座子 Tn1546,该转座子上存在万古霉素的耐药基因 vanA,表明人与宠物犬之间存在耐药基因的水平转移[23]。由质粒介导的细菌之间水平基因转移在细菌耐药基因传播过程中具有重要作用[24,25],这一过程促进了病原菌多重耐药的发展,同时缩小了疾病治疗的选择范围[26]。近年来,含有超广谱 β 内酰胺酶(ESBLs)编码基因的大肠埃希菌出现和迅速传播,因其能水解广谱的头孢霉素,且能通过水平基因转移获得 qAmpC 基因,因此是耐药率增加的重要因素[27,28]。宠物狗是频繁的含有产 ESBL 和 qAmpC 耐药基因的大肠埃希菌携带者。从宠物病原菌中分离的葡萄球菌含有的耐药基因 tetK、ermC、catpC221 等均是由质粒介导,这些宠物源质粒与人源葡萄球菌质粒具有很高的同源性[29],表明宠物和人之间的葡萄球菌耐药基因可能通过质粒介导而相互传播。

四、人与家养宠物间的微生物组

家养宠物能降低人的生活压力,促进心理健康,从而有益于身体健康[30]。尤其在老年人健康方面,家养宠物具有重要积极作用[31]。家养宠物猫能降低心血管疾病的发病风险[32]。60%的宠物主人与宠物猫同睡,在一定程度上能增加安全感,提高睡眠质量[33]。但也有研究表明,饲养宠物猫与患精神分裂症和过敏类疾病存在一定的关系[34]。可见宠物在增进人的健康和疾病传染方面都具有重要作用,只有增进对宠物的了解,才能发挥其积极一面的作用,同时尽量避免不利的影响。宠物和人之间的微生物组的影响也有利有弊,同样应促进有利影响,规避不利影响。

抗微生物药物的误用和滥用是宠物肠道产生微生物药物耐药菌和耐药基因的主要原因[35]。宠物犬和宠物猫的肠道微生物菌群十分丰富,据报道犬或猫的肠道菌群丰度可高达 $10^{13} \sim 10^{14}$ 个,微生物类群可达上千种,其基因组的丰度也比大多数动物高两个数量级左右[36]。普遍情况下,宠物犬的肠道微生物菌群的主要门类包含厚壁菌门、变形菌门、拟杆菌门和梭杆菌门等[37]。然而,独立的宠物犬或宠物猫个体的微生物群落组成和微生物生态是独特且相对稳定的[38]。宠物犬和宠物主人之间的微生物组共享某些微生物类群。

比如,在宠物犬的粪便样品中,既可以检测到长双歧杆菌、动物双歧杆菌等动物源双歧杆菌,也可以检测到链状双歧杆菌、两歧双歧杆菌等人源双歧杆菌[39]。

大肠埃希菌是人类和动物的胃肠道共生菌,具有致病的能力[40]。由于抗碳青霉烯类肠杆菌(arbapenem-resistant *Enterobacteriaceae*,CRE)等新兴 AMR 细菌的出现,宠物与主人之间的细菌共享可能导致人类发生严重感染并限制抗微生物治疗药物的选择[41]。碳青霉烯酶编码基因位于可移动基因元件(mobile genetic element,MGE)上,如转座子、整合子和质粒,可通过水平基因转移获得,促进其在不同细菌内部和之间以及在人类、动物和环境内部和之间的传播[42]。随着 CRE 的流行,多黏菌素重新被应用于临床,多黏菌素是治疗由多重耐药(MDR)的革兰氏阴性菌引起的感染的最后手段,但多黏菌素耐药基因的传播限制了治疗药物的选择[43]。除了多黏菌素以外,替加环素作为甘氨酰环素类第三代四环素类抗生素,克服了传统四环素类药物的耐药机制,也是治疗产碳青霉烯酶 MDR 细菌感染的"最后一道防线",被 WHO 列为极其重要的抗生素[44]。

一项研究对比了有宠物猫和没有宠物猫的家庭成员的肠道微生物类群差别[45]。结果表明,健康宠物对家庭成员的微生物组类群在多样性上的影响很小,但是在个别微生物类群上的影响较显著。比如阿克曼菌和乳杆菌在有宠物家庭成员的肠道微生物组中较多,而链球菌和梭菌在无宠物家庭成员的肠道微生物组中较多。与肠道微生物相比,宠物皮肤上的微生物要少得多,但对人的影响更直接。皮肤上的微生物群落组成能维持宠物皮肤的正常功能,其稳定在降低潜在的致病菌方面具有重要作用。宠物犬皮肤上存在较丰富的微生物群,且这些微生物的群落组成在宠物犬不同皮肤位置存在明显差异。作为宠物主人,应尽量避免与过敏的宠物犬直接接触。

抗微生物药物虽然在治疗宠物疾病方面能起到一定作用,但是其弊端却也日益凸显。首先,抗微生物药物会明显影响宠物微生物组的组成,在杀死病原微生物的同时也会杀死正常的有益微生物,并且在治疗过程中病原微生物会逐渐产生耐药性,使抗微生物药物的治疗作用越来越小。给宠物犬喂食含有低聚果糖的益生元,能增加肠道内双歧杆菌的丰度,提高对矿物质的利用率[46]。除了以上的益生元以外,膳食纤维[47]、葡聚糖[48]等也对宠物肠道微生物群的健康具有一定积极作用。当前对宠物益生菌和益生元的研究还不够成熟,但这方面的研究为缓解抗微生物药物滥用的弊端以及开创食物疗法防控宠物疾病提供了有益思路。

五、小　　结

我国的家养宠物行业正处于快速发展期,目前以宠物犬和宠物猫为主,但更多的动物逐渐成为家养宠物。目前对宠物的病原体、耐药基因和微生物组的研究还非常少,且主要以宠物犬和宠物猫为研究对象。抗微生物药物滥用对宠物的病原体、耐药基因和微生物组的影响很大,这种影响会直接或间接对人产生影响。同样,人的健康状况、耐药基因和微生物组也对宠物产生或直接或间接的影响。家养宠物和人之间的影响是相互的，但当前宠物的病原体、耐药基因和微生物组方面的研究还远远不够。近年来，对细菌耐药性及传播机制的研究主要集中在食源性大肠埃希菌，对宠物源细菌的耐药性研究相对较少，为此，执行全健康方针，对宠物源的耐药细菌展开监测和研究至关重要。

我们不仅要关注宠物与人之间共同的病原体、耐药基因的协同演化，还应关注宠物与人之间的整体微生物组的动态变化，而这种变化与环境变化密切相关。比如，气候变暖对某些病原体、耐药基因的传播和增殖会有直接影响。因此，宠物与人之间的微生物组的协同演化是离不开环境变化的。在未来关于宠物与人的研究课题中，环境的动态因素必须考虑在内。将宠物、人、环境的动态变化协同考虑，以全健康视角、多学科交叉研究宠物、人与环境的协同演化。以微生物组作为主线将它们贯通起来，通过大数据分析微生物组和耐药基因的动态变化及演化过程，为构建宠物与人以及生态环境之间的和谐提供有力的支撑。

参 考 文 献

［1］ Asokan G V. One Health and zoonoses: The evolution of One Health and incorporation of zoonoses ［J］. Cent Asian J Glob Health, 2015, 4(1):139.

［2］ 周晓农. 以全健康理念推进人兽共患病预防与控制［J］. 中国寄生虫学与寄生虫病杂志, 2022, 40(1):12 - 19.

［3］ 林鑫, 肖金鹏, 林子涵. 2018 年成都市青羊区牧医动物医院宠物人畜共患病防控［J］. 畜牧兽医科学（电子版）, 2019,(24):19 - 20.

［4］ 庞建国, 宋建国. 宠物的人畜共患病及其防治措施［J］. 养殖技术顾问, 2013,(02):187.

［5］ Day M J. Pet-related infections ［J］. Am Fam Physician, 2016, 94(10):794 - 802.

［6］ 姚堃. 宠物会引发人类传染病吗［J］. 微生物与感染, 2011, 6(04):256.

［7］ Collaborators A R. Global burden of bacterial antimicrobial resistance in 2019: A systematic analysis ［J］. Lancet, 2022, 399(10325):629 - 655.

［8］ Chen Y, Liu Z, Zhang Y, et al. Increasing prevalence of ESBL-producing multidrug resistance *Escherichia coli* from diseased pets in Beijing, China From 2012 to 2017 ［J］. Front Microbiol, 2019, 10:2852.

［9］ Guardabassi L, Schwarz S, Lloyd D H. Pet animals as reservoirs of antimicrobial-resistant bacteria ［J］. J Antimicrob Chemother, 2004, 54(2):321 - 32.

［10］ Wipler J, Čermáková Z, Hanzálek T, et al. ［Sharing bacterial microbiota between owners and their pets(dogs, cats)］ ［J］. Klin Mikrobiol Infekc Lek, 2017, 23(2):48 - 57.

［11］ Louzã A C. The sharing of urban areas by man and animals ［M］//Pereira, MS. In: A portrait of state-of-the-art research at the Technical University of Lisbon［C］. Dordrecht: Springer, 2007.

［12］ Sommer M O A, Dantas G, Church G M. Functional characterization of the antibiotic resistance reservoir in the human microflora ［J］. Science, 2009, 325(5944):1128 - 1131.

［13］ Marsh P D. Dental plaque: biological significance of a biofilm and community life-style ［J］. J Clin Periodontol, 2005, 32 (Suppl 6):7 - 15.

［14］ Kim S M, Kim H C, Lee S W. Characterization of antibiotic resistance determinants in oral biofilms ［J］. J Microbiol, 2011, 49(4):595 - 602.

［15］Ioannidis I, Sakellari D, Spala A, et al. Prevalence of *tetM*, *tetQ*, nim and *bla(TEM)* genes in the oral cavities of Greek subjects: A pilot study ［J］. J Clin Periodontol, 2009,36(7):569 – 574.

［16］Cherry B, Burns A, Johnson G S, et al. *Salmonella typhimurium* outbreak associated with veterinary clinic ［J］. Emerg Infect Dis, 2004,10(12):2249 – 2251.

［17］Pérez-serrano R M, Domínguez-pérez R A, Ayala-herrera J L, et al. Dental plaque microbiota of pet owners and their dogs as a shared source and reservoir of antimicrobial resistance genes ［J］. J Glob Antimicrob Resist, 2020,21:285 – 290.

［18］Lei L, Wang Y, He J, et al. Prevalence and risk analysis of mobile colistin resistance and extended-spectrum β-lactamase genes carriage in pet dogs and their owners: a population based cross-sectional study ［J］. Emerg Microbes Infect, 2021,10(1):242 – 251.

［19］Brenciani A, Bacciaglia A, Vecchi M, et al. Genetic elements carrying *erm(B)* in *Streptococcus pyogenes* and association with *tet(M)* tetracycline resistance gene ［J］. Antimicrob Agents Chemother, 2007,51(4):1209 – 16.

［20］Rantala M, Lahti E, Kuhalampil J, et al. Antimicrobial resistance in *Staphylococcus spp.*, *Escherichia coli* and *Enterococcus spp.* in dogs given antibiotics for chronic dermatological disorders, compared with non-treated control dogs ［J］. Acta Vet Scand, 2004,45(1 – 2):37 – 45.

［21］Haq H U,张沁怡,黎烨,等.宠物犬肠道可培养细菌耐药性种类及其分布［J］.福建农业科技,2020, (04):9 – 16.

［22］杨凤霞,毛大庆,罗义,等.环境中抗生素抗性基因的水平传播扩散［J］.应用生态学报,2013,24 (10):2993 – 3002.

［23］Simjee S, White D G, Mcdermott P F, et al. Characterization of *Tn1546* in vancomycin-resistant *Enterococcus faecium* isolated from canine urinary tract infections: evidence of gene exchange between human and animal enterococci ［J］. J Clin Microbiol, 2002,40(12):4659 – 65.

［24］Salgado-caxito M, Benavides J A, ADELL A D, et al. Global prevalence and molecular characterization of extended-spectrum β-lactamase producing-*Escherichia coli* in dogs and cats: A scoping review and meta-analysis ［J］. One Health, 2021,12:100236.

［25］Benavides J A, Salgado-caxito M, Opazo-capurro A, et al. ESBL-Producing Escherichia coli carrying *CTX-M* genes circulating among livestock, dogs, and wild mammals in small-scale Farms of Central Chile ［J］. Antibiotics(Basel),2021,10(5):510.

［26］Li J, Bi Z, Ma S, et al. Erratum: Inter-host transmission of carbapenemase-producing *Escherichia coli* among humans and backyard animals ［J］. Environ Health Perspect, 2020,128(1):19001.

［27］Bourne J A, Chong W L, Gordon D M. Genetic structure, antimicrobial resistance and frequency of human associated *Escherichia coli* sequence types among faecal isolates from healthy dogs and cats living in Canberra, Australia ［J］. PLoS One, 2019,14(3):e0212867.

［28］Carvalho I, Cunha R, Martins C, et al. Antimicrobial resistance genes and diversity of clones among faecal ESBL-producing *Escherichia coli* isolated from healthy and sick dogs living in Portugal ［J］. Antibiotics(Basel),2021,10(8):1013.

［29］Werckenthin C, Cardoso M, Martel J L, et al. Antimicrobial resistance in staphylococci from animals with particular reference to bovine *Staphylococcus aureus*, porcine *Staphylococcus hyicus*, and canine *Staphylococcus intermedius* ［J］. Vet Res, 2001,32(3 – 4):341 – 362.

［30］Hui Gan G Z, Hill A M, Yeung P, et al. Pet ownership and its influence on mental health in older adults ［J］. Aging Ment Health, 2020,24(10):1605 – 1612.

［31］Taniguchi Y, Seino S, Nishi M, et al. Association of dog and cat ownership with Incident Frailty among community-dwelling elderly Japanese ［J］. Sci Rep, 2019,9(1):18604.

［32］Ramon M E, Slater M R, Ward M P, et al. Repeatability of a telephone questionnaire on catownership patterns and pet-owner demographics evaluation in a community in Texas, USA [J]. Prev Vet Med, 2008,85(1-2):23-33.

[33] Smith B P, Hazelton P C, Thompson K R, et al. A multispecies approach to co-sleeping: Integrating human-animal co-sleeping practices into our understanding of human sleep [J]. Hum Nat, 2017,28(3):255-273.

[34] Palomäki J, Koskela J, Suvisaari J, et al. Cat ownership in childhood and development of schizophrenia [J]. Schizophr Res, 2019,206:444-445.

[35] 孙洋,冯书章. 宠物在病原菌耐药性形成过程中的作用[J].动物医学进展,2007,(12):106-109.

[36] Suchodolski J S. Intestinal microbiota of dogs and cats: a bigger world than we thought [J]. Vet Clin North Am Small Anim Pract, 2011,41(2):261-272.

[37] 徐海燕. 益生菌对不同年龄犬的健康及肠道菌群的影响[D];呼和浩特:内蒙古农业大学,2019.

[38] Handl S, Dowd S E, Garcia-mazcorro J F, et al. Massive parallel 16S rRNA gene pyrosequencing reveals highly diverse fecal bacterial and fungal communities in healthy dogs and cats [J]. FEMS Microbiol Ecol, 2011,76(2):301-310.

[39] Suchodolski J S, Camacho J, Steiner J M. Analysis of bacterial diversity in the canine duodenum, jejunum, ileum, and colon by comparative 16S rRNA gene analysis [J]. FEMS Microbiol Ecol, 2008,66(3):567-578.

[40] Das T, Islam M Z, Rana E A, et al. Abundance of mobilized colistin resistance gene (*mcr-1*) in commensal *Escherichia coli* from diverse sources [J]. Microb Drug Resist, 2021, 27(11): 1585-1593.

[41] Kukanich K, Burklund A, Mcgaughey R, et al. One Health approach for reporting veterinary carbapenem-resistant *Enterobacterales* and other bacteria of public health concern [J]. Emerg Infect Dis, 2023,29(6):1-9.

[42] Shrivastava S R, Shrivastava P S, Ramasamy J. World Health Organization releases global priority list of antibiotic-resistant bacteria to guide research, discovery, and development of new antibiotics [J]. J Med Soc, 2018, 32:76-77.

[43] Mmatli M, Mbelle N M, Osei Sekyere J. Global epidemiology, genetic environment, risk factors and therapeutic prospects of mcr genes: A current and emerging update [J]. Front Cell Infect Microbiol, 2022,12:941358.

[44] 叶卓幸,汤燕君,何璐茜,等. 四环素类抗生素耐药研究进展:质粒介导的替加环素耐药机制[J]. 生态毒理学报,2022,17(04):122-40.

[45] Du G, Huang H, Zhu Q, et al. Effects of cat ownership on the gut microbiota of owners [J]. PLoS One, 2021,16(6):e0253133.

[46] Pinna C, Vecchiato C G, Bolduan C, et al. Influence of dietary protein and fructooligosaccharides on fecal fermentative end-products, fecal bacterial populations and apparent total tract digestibility in dogs [J]. BMC Vet Res, 2018,14(1):106.

[47] Middelbos I S, Vester Boler B M, Qu A, et al. Phylogenetic characterization of fecal microbial communities of dogs fed diets with or without supplemental dietary fiber using 454 pyrosequencing [J]. PLoS One, 2010,5(3):e9768.

[48] Beloshapka A N, Dowd S E, Suchodolski J S, et al. Fecal microbial communities of healthy adult dogs fed raw meat-based diets with or without inulin or yeast cell wall extracts as assessed by 454 pyrosequencing [J]. FEMS Microbiol Ecol, 2013,84(3):532-541.

第十三章
全健康与野生动物健康

陈一鸣[1,2]　　周楠[1,2]　　朱泳璋[1,2]　　李敏[1,2]*

一、引　　言

全健康是一种融合多个学科领域的新型公共卫生健康理念，旨在为人类、动物和自然环境实现共同健康。抗菌药物耐药属于全健康范畴下一个重要领域，细菌耐药性的主要驱动因素是人类社会中抗菌药物的使用。在过去几十年中，抗菌药物存在使用不当的情况，主要体现在人类医疗卫生机构中因医疗不规范导致的抗菌药物滥用、养殖动物兽用抗菌药物监管不力和农业部门抗菌农药过度使用。耐药细菌和耐药基因以环境为中转点进行传播，这种无声的传播使得全球的细菌耐药情况日益严重。

在 20 世纪，抗菌药物的使用不当导致越来越多的耐药菌株出现，这对全球人类和动物健康构成威胁[1]。由于人类（医学、兽医学和农业）大规模使用抗生素，环境中的土壤、水中的抗菌药物残留对全世界的生态健康造成了负面影响。在关注食品动物健康的同时，耐药菌株在野生动物、土壤、海水等自然环境中传播的频繁报道引起了人们的重视[2]。野生动物具有与养殖动物不同的特性，其食物和水源来自自然环境，排泄物不会被集中处理，部分野生动物还具有远距离迁徙的习性。因此，野生动物可以成为不同耐药病原体的丰富集合体，对人类健康产生很大的威胁。近年来，人类健康、动物健康和环境健康以全健康的方式联系在一起[3]。通过对近几年野生动物耐药相关研究的综合分析，得出以全健康角度探讨野生动物耐药现状的思考。

由于全世界不同地区的细菌耐药趋势、医疗水平及经济发展情况不同，使得不同地区

1. 上海交通大学医学院-国家热带病研究中心全球健康学院，上海（200025）
2. 上海交通大学-爱丁堡大学全健康研究中心，上海（200025）
＊通讯作者

的医院和兽医院在抗菌药物的选用上有所不同。在中国 2023 年细菌耐药检测网(China Antimicrobial Resistance Surveillance System, CARSS)数据显示,中国主要的分离菌种前五位是大肠埃希菌、肺炎克雷伯菌、金黄色葡萄球菌、鲍曼不动杆菌、铜绿假单胞菌。2005—2023 年,大肠埃希菌和肺炎克雷伯菌的耐药检出率呈现先上升后下降的趋势。其中,在 CARSS 数据中,河南省碳青霉烯类耐药肺炎克雷伯菌的检出率为 30.2%,而西藏仅为 0.2%。2021 年的数据显示,碳青霉烯类耐药肺炎克雷伯菌检出率为 11.3%,较 2020 年上升了 0.4%。但在全国不同的地区,检出率依然存在差异。不仅如此,在发达国家较为集中的欧洲,碳青霉烯类耐药肺炎克雷伯菌的检出率也存在差异。据欧洲疾病预防中心(ECDC)数据,2020 年冰岛、爱沙尼亚、斯洛文尼亚碳青霉烯类耐药肺炎克雷伯菌检出率为 0,而同在欧洲的希腊高达 66.3%。2021 年欧洲抗生素耐药性监测数据显示,肺炎克雷伯菌对第三代头孢菌素耐药性的报告频率大于大肠埃希菌。2021 年报告金黄色葡萄球菌数据的 44 个国家中,有 11 个国家(25%)的耐甲氧西林金黄色葡萄球菌(MRSA)占比低于 5%。在 44 个国家中,有 13 个国家(30%)观察到 MRSA 占比等于或高于 25%。

二、野生动物作为抗微生物药物耐药性传播媒介的作用

抗菌药物在人类、养殖动物以及农作物中的广泛使用对野生动物产生了影响,其栖息地创造了重要的耐药细菌来源。野生动物中,既有栖息地远离人类社会的,也有距离人类社会较近的。与人类足迹有限的地区相比,更倾向于在城市、垃圾填埋场或农业地区寻找食物的、与人类生活距离较近的野生动物更有可能携带耐药细菌[4,5]。在城市中,处理生活垃圾、医疗废物和污水的各种设施会将含有大量抗菌药物残留和耐药细菌的人类垃圾输送到自然环境中,使得残留的抗菌药物和耐药细菌在环境中的土壤和水中定植。已有研究发现,医疗废物、污水、生活垃圾中分离到的耐药大肠埃希菌菌株与从野生鸟类分离到的耐药大肠埃希菌菌株的基因图谱高度相似[6],该研究为耐药细菌从人类传播到野生动物提供了证据。还有研究表明,野生动物也可以从动物养殖场的周围环境中获得耐药细菌,养殖场使用的含有抗菌药物的饲料、兽药以及垫料都可能成为野生动物获得耐药细菌和残留抗菌药物的来源[7]。野生动物除了通过上述间接的方式获得耐药细菌和残留抗菌药物以外,也有直接接触抗菌药物的机会。鸟类为了更好地飞行,身体会出现适应性进化,如体重减轻和骨骼改变等,这使得这些动物在遭受外伤时容易骨折,如与电线碰撞、遭受枪击、车祸等情况[8,9]。解剖上的适应性使鸟类更容易发生开放性骨折,暴露的骨骼部分受到外部污染物的影响,更容易出现骨髓炎和邻近组织感染。目前已有野生动物康复中心会对感染的野生动物进行抗菌药物治疗。然而在不同的研究中,研究者推荐的治疗方式也是多样化的。但抗菌药物耐药问题是世界性问题,抗菌药物多样化治疗能减少个体耐药的风险,但对于整个自然环境而言,这势必会增加野生动物这一传播媒介的耐药基

因复杂程度,可能对大环境下的耐药控制造成负面影响。由于野生鸟类具有长途迁徙的特殊性,它们可能会远距离传播耐药基因,对环境耐药的威胁非常严重。针对这一现状,西班牙的一项研究对野生动物康复中心鸟类开放性骨折中的细菌种类和抗微生物药物耐药性(AMR)进行了评估。该研究中分离到的一些肠杆菌科中的细菌曾经已经在该研究机构的其他欧洲鸟类中发现,这表明野生候鸟确实可以发生远距离的耐药基因传播。该研究者提出,应在野生动物抗菌药物治疗前明确其抗菌药物谱,以减轻环境中耐药基因传播风险[10]。对于迁徙动物,如海鸥、候鸟,它们可能助于抗生素抗性基因(antibiotics resistance genes, ARG)的长距离传播;对于非迁徙动物,如苍蝇、蟑螂,它们可能有助于ARG 的短距离传播[11]。研究表明,多种野生动物的细菌中发现携带 ESBL 的质粒,这是导致 ARG 水平转移的主要原因[12]。

　　野生动物耐药基因的传播主要由食物链传播、迁徙和扩散以及人类在农业和畜牧业中抗生素的使用导致。2022 年的研究表明,野生有蹄类动物是多重耐药细菌和基因的潜在储存者,该研究对野生有蹄类动物中的细菌 AMR 进行了分析,这增加了公共卫生和人类健康的负担。该研究从 181 只野生有蹄类动物中总共检测到 151 株耐药肠杆菌,其中 $50\%(44/88)$ 来自野猪(Sus scrofa),$40.3\%(25/62)$ 来自马鹿(Cervus elaphus),41.4% $(12/29)$ 来自小鹿(Dama dama)和 $100\%(2/2)$ 来自欧洲盘羊(Ovis aries subsp. musimon)。选定的分离株表现出多样化的耐药性,其中氨苄西林(71.5%)和四环素(63.6%)的耐药值特别高。肠杆菌菌株携带 bla TEM、tetA、tetB、sul2、sul1 或 dfrA1 ARG 基因。它们还携带在人类感染中普遍存在的 bla CTX-M 型基因,即 CTX-M-14、CTX-M-15 和 CTX-M-98。值得注意的是,这是首次在野生动物中报告 CTX-M-98。近 $40\%(n=59)$的肠杆菌具有多重耐药性[13]。

三、野生动物中的重要耐药菌种类与抗菌药物

　　细菌通过革兰氏染色可分为革兰氏阳性菌和阴性菌。革兰氏阴性菌的外膜是对 β-内酰胺类、喹诺酮类、黏菌素和其他抗生素产生耐药性的主要原因。大多数抗生素必须穿过外膜才能作用于对应靶点,该外膜上的任何改变都可能产生耐药性,这使得革兰氏阴性菌比革兰氏阳性菌更容易对抗生素产生耐药[14,15]。在野生动物中,主要耐药革兰氏阴性菌有肺炎克雷伯菌、大肠埃希菌、鲍曼不动杆菌等。2006—2016 年,对白尾鹿粪便样本中的大肠埃希菌的表型耐药性研究表明,耐多药共生大肠埃希菌的流行率有所上升[16]。

　　医院和兽医院抗菌药物的选择在很大程度上影响着野生动物获得的耐药细菌种类和耐药基因种类。2017 年,世界卫生组织(WHO)提出了一个包含了当前世界迫切需要研发新抗菌药物来对付的细菌清单,其中多数为革兰氏阴性菌[13]。在智利的一项关于野生动物康复中心及其环境耐药细菌的研究中,研究者从机构环境中的 160 份机构环境样本

中分离到 78 株菌,从机构中的 55 只野生鸟类动物、2 只野生哺乳类动物和 7 只野生爬虫类动物共计 64 只动物样本中分离出 31 株耐药菌株,其中大多数为肠杆菌科和假单胞菌科细菌。该研究对环境中分离的菌株进一步鉴定了抗菌药物敏感性,肠杆菌科对不同种类的抗生素均有耐药性,其中环境分离株对青霉素类(100%)、头孢菌素类(92.3%)、氨基糖苷类(42.3%)、喹诺酮类(42.3%)、四环素类(38.4%)、磺胺类(30.8%)、磷霉素(30.8%)、氯霉素(23.1%)和碳青霉烯类(11.5%)耐药,动物分离株对青霉素类(100%)、头孢菌素类(100%)、四环素类(75.0%)、喹诺酮类(62.5%)、磺胺类(50%)、氯霉素类(31.3%)、碳青霉烯类(6.2%)和氨基糖苷类(6.2%)耐药[16]。另一项对野生地中海红海龟的细菌耐药性研究中,研究者从野生海龟肠道中分离出 90 株菌,主要属于肠杆菌科(59%)和希瓦氏菌科(31%),而弧菌科(5%)、假单胞菌科(3%)、产碱菌科(1%)和不动杆菌(1%)的比例较低。所有分离株中总共有 74 个菌株对一种或多种抗生素具有抗性,38%对一种抗生素表现出耐药性,主要是氨苄青霉素或磺胺甲噁唑/甲氧苄啶,31%对两种抗生素耐药,主要是氨苄西林和磺胺甲噁唑/甲氧苄啶、环丙沙星或四环素。此外,分别有 8%、2%和 3%的分离株对三种、四种和五种抗生素产生抗药性[2]。在本研究机构一项未发表的研究中,中国上海市崇明区从野生鸟类和野鸭的粪便中分离出 16 株菌,其中多数为大肠埃希菌与肺炎克雷伯菌,通过多重 PCR 验证得出,所有分离株均存在 *ESBL* 抗性基因。

四、野生动物中的碳青霉烯类耐药菌

碳青霉烯类药物属于 β-内酰胺类,具有广谱抗菌作用,长期以来一直被认为是对抗多重耐药(MDR)革兰氏阴性菌最有效的抗菌药物[17]。碳青霉烯类药物与其他经典 β-内酰胺类药物一样,通过结合青霉素结合蛋白(penicillin-binding protein, PBP)来抑制细菌细胞壁合成。当细菌 PBP 发生结构变化时,细菌能获得可快速降解碳青霉烯的金属 β-内酰胺酶,或者膜通透性发生变化引起通道改变时,就会产生对碳青霉烯类药物的抗性[18]。在 WHO 发布的当前世界迫切需要研发新抗菌药物来对付的细菌清单中,在最优先级的 4 种耐药细菌中,耐碳青霉烯类的细菌占了 3 个[19]。碳青霉烯类抗生素不用于动物或野生动物,但已有研究发现在野生动物中也发现了质粒介导的碳青霉烯类耐药基因。

一项研究对 2016 年从阿拉斯加海鸥中分离的 3 株碳青霉烯酶肠杆菌科(carbapenemase-producing *Enterobacteriaceae*,CPE)细菌与 2013—2018 年从阿拉斯加人类中分离的 4 株 CPE 细菌进行了全基因组分析。研究发现,在人类与海鸥的分离株中均发现质粒转座子中存在碳青霉烯类耐药基因 *bla*KPC。此外,从人类分离的一个肺炎克雷伯菌质粒与从海鸥分离的 1 株大肠杆菌质粒共享 1 个大于 20 kbp 的 DNA 片段。此研究对比了阿拉斯加的人类和海鸥的碳青霉烯酶阳性分离株的基因组信息,一定程度上证明了人类和野生动物耐药基因存在遗传相似性[20]。另一项研究对 2012 年从法国与人类密切接触的黄腿鸥(*Larus michahellis*)和在海上觅食的细嘴鸥(*Chroicocephalus* *genei*)中分离的菌株进行了分析。通过多重 PCR 对碳青霉烯类耐药基因进行筛选,最终从黄腿鸥 93 份拭子样本中分离出 22 株碳青霉烯耐药大肠杆菌,耐药基因为 *bla*VIM-1,而细嘴鸥的 65 份样本中没有分离到碳青霉烯类耐药菌株。该研究在一定程度证明了野生动物耐药基因的携带情况可能与它们的生活习惯与饮食习惯相关,如黄腿鸥喜欢与人类接触,吃人类丢弃的食物。研究者进一步利用系统分型和三种遗传标志物(SNP、MLST 和 VNTR)进行系统发育分析,发现黄腿鸥、细嘴鸥和人类共享同一个大肠埃希菌菌株库[21]。这表明海鸥和人类之间的大肠埃希菌交换非常频繁,这种交流在一定程度上导致人类与野生动物之间耐药性传播的潜在风险。野生鸟类通过接触人为来源获得临床上的耐药细菌后,会有维持这些耐药细菌的风险,进而造成人兽共患病的传播[22]。2023年,有研究报告称耐碳青霉烯类大肠埃希菌 ST38 菌株在野生鸟类、人类和环境之间交换,对生态环境带来公共卫生危害[23]。因此,预防耐碳青霉烯类大肠埃希菌在野生动物、食品生产动物中的传播,对公共卫生安全性有重要意义[24]。

五、野生动物中的黏菌素耐药基因

多重耐药革兰氏阴性细菌(MDR-GNB)AMR 的不断增加在世界范围内引发了严重的健康问题,由于重要的抗生素,如三代 β-内酰胺类、氟喹诺酮类、氨基糖苷类的耐药性逐年上升,在临床上对抗耐药革兰氏阴性细菌的能力受到了严重威胁[25]。在 20 世纪 50年代,黏菌素一直可用于治疗 MDR-GNB 引起的感染,黏菌素杀死细菌细胞的确切机制尚不清楚,可能与细菌细胞壁外膜的脂多糖(LPS)有关[26]。黏菌素耐药性产生的最常见的原因是由于由 PhoPQ 和 PmrAB(两种组分调节系统)的变化引起的脂多糖重塑,导致黏菌素与细菌外膜的结合减少。根据现有研究,黏菌素耐药基因已经检测到 9 种,为 *mcr-1* 到 *mcr-9p*[27]。由于黏菌素具有严重的肾毒性、神经毒性和神经肌肉阻滞不良反应,有时甚至会产生致命的后果,因此在 20 世纪 70 年代后期,黏菌素的使用受到了限制。碳青霉烯类抗生素作为新型 β-内酰胺类抗菌药物成为了耐多药革兰氏阴性细菌的克星。然而,近年来碳青霉烯类药物耐药性也正在以惊人的速度增加。如今,抗碳青霉烯类肠杆菌(carbapenem resistant *Enterobacteriaceae*,CRE)感染已成为影响全球发病率和死亡率的重要原因[28]。虽然新型 β-内酰胺/β-内酰胺酶抑制剂组合是 CRE 的新疗法,但这些药物对含有金属 β-内酰胺酶(metallo-β-lactamase,MBL)的 CRE 没有效果[29]。因此,黏菌素又重新回到人们的视野中。作为人类多耐药革兰氏阴性细菌最后的一道防线,耐药基因的传播是十分严峻的问题。虽然黏菌素在人类医疗中使用较少,但因其低廉的价格,曾经作为兽用抗菌药物在养殖动物中大量使用,这可能成为黏菌素耐药基因在环境中传播的一个重要原因[30]。2016 年的一项研究从阿尔及利亚的 93 份猕猴新鲜粪便样品中,分离出了含有 *mcr-1* 黏菌素耐药基因的大肠埃希菌,研究者进一步进行药敏试验发现,该菌株对碳青霉烯、阿卡米星和替加环素以外的多种抗菌药物都具有耐药性[31]。

2016 年的另一项研究从南美洲的海带鸥(kelp gull)中分离出同时对超广谱 β-内酰胺类抗生素和黏菌素耐药的大肠埃希菌,这是首次关于 *mcr*-1 基因在海带海鸥中传播的报告[32]。野生鸟类远距离迁徙的特殊性,使得它们可能在这些重要耐药细菌的全球传播中发挥作用。*mcr*-1 基因与超广谱 β-内酰胺耐药基因关联也说明了多重耐药细菌在野生动物中的存在。黏菌素能够作为抗碳青霉烯类肠杆菌科细菌的最后一道防线的一个重要原因是大多数 *mcr* 基因向抗碳青霉烯类肠杆菌科的传播受到限制[33]。然而,澳大利亚墨尔本阿尔弗雷德医院的一项关于黏菌素耐药基因传播的相关研究发现,*mcr*-9.1 黏菌素耐药基因在患有耐碳青霉烯肠杆菌科细菌感染的患者中发生了无声传播,并且该研究纳入的所有患者均从未有过黏菌素暴露史的。这给我们一个警示,即便在没有抗菌药物的暴露下,耐药基因一直存在水平传播。

六、微生物组概念下的野生动物耐药

生物体的微生物组是 AMR 的一个重要宿主,这是一个复杂的生态系统。来自不同生态系统的微生物之间通过水平基因传播进行耐药基因遗传交换,水平基因传播提供了快速获取新遗传物质的途径,它允许毒力基因、AMR 基因通过微生物组传播。野生动物粪便耐药组受微生物群落结构、可移动遗传元件(MGE)和残留的抗生素影响[34]。2022 年南开大学的一项研究显示,野生鸟类耐药组及 β-内酰胺类耐药基因在鸟-栖息地系统中扩散,表明具有高度移动性的野生鸟类在耐药基因跨介质传播的重要作用,并强调了在全健康策略下考虑动物与环境之间遗传交换的重要性[35]。此外,另一项研究观察到来自农场动物、人类食物和人类肠道的微生物之间的交换发生率最高[36]。微生物组的研究表明,人类生活所在的区域存在着大量的人、动物与环境之间的耐药基因交换。影响野生动物耐药的主要因素包括天然耐药性、获得耐药性以及人类因素。野生动物虽然大多生活在远离人类的栖息地,但仍然有少数野生动物会与人类发生直间或间接的接触。野生动物之间也存在着复杂的微生物组,它们在不同环境、不同物种之间发生着遗传物质的交换。随着野生动物 AMR 的持续上升,有必要更详细地了解野生动物与人类之间 AMR 变化的动态发展。同样,有必要将 AMR 的研究深入到微生物组的层面,从更宏观的角度探讨野生动物与人类社会之间的联系。

通过全基因组学的分析和挖掘,对 AMR 进行评估,有助于鉴定微生物中存在的耐药基因。这有助于了解野生动物微生物群体对抗生素的抗性水平。此外,宏基因组测序拓宽了我们对耐药性驱动因素的了解并改善 AMR 监测,进一步对耐药基因在野生动物中的传播提出预防策略。

七、小   结

鉴于微生物药物耐药对人类、动物和环境的相容性,在解决这一问题时需采取全健康理念与方法。目前,多数国家已经在养殖动物的饲料与兽药方面有了一定的监管和法律政策方面的规范,但对于野生动物的耐药监测几乎是空白,只有部分野生动物健康中心和一些科研单位会对野生动物的耐药情况进行研究。但是,野生动物在耐药基因传播中所起的媒介作用、野生动物中重要的耐药细菌与抗菌药物种类、重要抗菌药物耐药基因等问题值得深入探讨与研究,从而对当前野生动物耐药的现状有一清晰的认识,能够在未来的研究中改善野生动物耐药问题。

本章在全健康理念下对人类与野生动物之间耐药基因传播相关研究进展进行了归纳,在细菌耐药基因传播链中,野生动物扮演了重要的角色,由于野生动物与环境的密切接触,导致它们可以通过环境从人类和养殖动物的抗菌药物残留中,获取耐药细菌与耐药基因。多项野生动物耐药基因的相关研究都表明,人类、野生动物和环境库之间存在耐药细菌和耐药基因的交换。然而,传播途径十分复杂,野生动物既能够通过与人类、养殖动物、养殖场和垃圾场的密切接触获得耐药基因,也存在人类直接将抗菌药物使用于野生动物的情况。野生动物,特别是野生鸟类,还能在迁徙过程中长距离传播耐药细菌,部分野鸟迁徙路径的长度甚至达到洲际传播的效果。已有多项研究在基因组测序中发现人类与野生动物的耐药基因存在明显的同源性。

野生动物中质粒介导的 AMR 传播是一种令人担忧的情况,使公共卫生安全面临极大的挑战,特别是当今世界,大多数国家对野生动物耐药性方面的监测还都是空白。野生动物是生态多样性的重要组成部分,同时作为耐药基因传播的媒介,对全球细菌耐药的威胁也是巨大的。

在全健康角度下考虑野生动物细菌耐药传播治理应当实施全面的监测和监控系统,追踪动物、环境和人类中的耐药菌,定期收集和分析样本。需加强交叉领域的合作,促进兽医、医生、生态学家和环境科学家之间的交叉合作。此外,还应加强对兽医、畜牧业从业者、农民和公众的公共卫生教育,提高他们对 AMR 的认识,合理使用抗生素。因此,在未来的研究中,应对野生动物耐药现状进行更为深层次的分析。同时,国家也应当重视在全健康视野下的全球耐药现状,加强对野生动物耐药相关的监测,推动多部门沟通协作,将全健康理念落实在行动当中[37]。

参 考 文 献

［1］ Kraemer S A, Ramachandran A, Perron G G. Antibiotic pollution in the environment: from microbial ecology to public policy ［J］. Microorganisms, 2019,7(6):180.

［2］ Blasi M F, Migliore L, Mattei D, et. al. Antibiotic resistance of gram-negative bacteria from wild captured Loggerhead sea turtles ［J］. Antibiotics, 2020,9(4):162.

［3］ Zanardi G, Iemmi T, Spadini C, et al. Wild micromammals as bioindicators of antibiotic resistance in ecopathology in northern Italy ［J］. Animals, 2020,10(7):1184.

［4］ Dolejska M, Papagiannitsis C C. Plasmid-mediated resistance is going wild ［J］. Plasmid, 2018, 99:99-111.

［5］ Atterby C, Börjesson S, Ny S, et al. ESBL-producing *Escherichia coli* in Swedish gulls—a case of environmental pollution from humans ［J］. PLoS One, 2017, 12(12):12(12):e0190380.

［6］ Varela A R, Manageiro V, Ferreira E, et al. Molecular evidence of the close relatedness of clinical, gull and wastewater isolates of quinolone-resistant Escherichia coli ［J］. J Glob Antimicrob Resist, 2015, 3(4):286 – 289.

［7］ Gao L, Hu J, Zhang X, et al. Application of swine manure on agricultural fields contributes to extended-spectrum β-lactamase-producing *Escherichia coli* spread in Tai'an, China ［J］. Front Microbiol, 2015, 6:313.

［8］ Newth J L, Rees E C, Cromie R L, et al. Widespread exposure to lead affects the body condition of free-living whooper swans Cygnus cygnus wintering in Britain ［J］. Environ Pollut, 2016, 209:60 – 67.

［9］ Sullivan T N, Wang B, Espinosa H D, et al. Extreme lightweight structures: avian feathers and bones ［J］. Materials Today, 2017, 20(7):377 – 391.

［10］ Tardón A, Bataller E, Llobat L, et al. Bacteria and antibiotic resistance detection in fractures of wild birds from wildlife rehabilitation centres in Spain ［J］. Comp Immunol Microbiol Infect Dis, 2021, 74:101575.

［11］ Laborda P, Sanz-garcía F, Ochoa-sánchez L E, et al. Wildlife and antibiotic resistance ［J］. Front Cell Infect Microbiol, 2022, 12:873989.

［12］ Guyomard-rabenirina S, Reynaud Y, Pot M, et al. Antimicrobial resistance in wildlife in Guadeloupe(French West Indies): distribution of a single bla$_{CTX-M-1}$/IncI1/ST3 plasmid among humans and wild animals ［J］. Front Microbiol, 2020, 11:1524.

［13］ Torres R T, Cunha M V, Araujo D, et al. A walk on the wild side: Wild ungulates as potential reservoirs of multi-drug resistant bacteria and genes, including *Escherichia coli* harbouring CTX-M beta-lactamases ［J］. Environ Pollut, 2022, 306:119367.

［14］ Gupta V, Datta P. Next-generation strategy for treating drug resistant bacteria: antibiotic hybrids ［J］. Indian J Med Res, 2019, 149(2):97 – 106.

［15］ Exner M, Bhattacharya S, Christiansen B, et al. Antibiotic resistance: what is so special about multidrug-resistant Gram-negative bacteria ［J］. GMS Hyg Infect Control, 2017, 12: Doc05.

［16］ Breijyeh Z, Jubeh B, Karaman R. Resistance of Gram-negative bacteria to current antibacterial agents and approaches to resolve it ［J］. Molecules, 2020, 25(6):1340.

［17］ Baros Jorquera C, Moreno-switt A I, Sallaberry-pincheira N, et al. Antimicrobial resistance in wildlife and in the built environment in a wildlife rehabilitation center ［J］. One Health, 2021, 13:100298.

［18］ Doi Y. Treatment options for carbapenem-resistant Gram-negative bacterial infections ［J］. Clin Infect Dis, 2019, 69(Supplement 7): S565 – S575.

［19］ Baraldi E, Lindahl O, Savic M, et al. Antibiotic pipeline coordinators ［J］. J Law Med Ethics, 2018, 46(1 Suppl): 25 – 31.

［20］ Ahlstrom C A, Frick A, Pongratz C, et al. Genomic comparison of carbapenem-resistant *Enterobacteriaceae* from humans and gulls in Alaska ［J］. J Glob Antimicrob Resist, 2021, 25:23 – 25.

［21］ Vittecoq M, Laurens C, Brazier L, et al. VIM – 1 carbapenemase-producing *Escherichia coli* in gulls from southern France ［J］. Ecol Evol, 2017, 7(4):1224 – 1232.

［22］ Ahlstrom C A, Woksepp H, Sandegren L, et al. Genomically diverse carbapenem resistant enterobacteriaceae from wild birds provide insight into global patterns of spatiotemporal dissemination ［J］. Sci Total Environ, 2022, 824:153632.

[23] Ahlstrom C A, Woksepp H, Sandegren L, et al. Exchange of carbapenem-resistant *Escherichia coli* sequence type 38 intercontinentally and among wild bird, human, and wnvironmental niches [J]. Appl Environ Microbiol, 2023,89(6):e0031923.

[24] Köck r, Daniels-haardt I, Becker K, et al. Carbapenem-resistant *Enterobacteriaceae* in wildlife, food-producing, and companion animals: a systematic review [J]. Clin Microbiol Infect, 2018,24 (12):1241 − 1250.

[25] Bialvaei A Z, Samadı Kafıl H. Colistin, mechanisms and prevalence of resistance [J]. Curr Med Res Opin, 2015,31(4):707 − 721.

[26] El-sayed Ahmed M A E G, Zhong L L, Shen C, et al. Colistin and its role in the Era of antibiotic resistance: an extended review(2000 − 2019) [J]. Emerg Microbes Infect, 2020,9(1): 868 − 885.

[27] Ling Z, Yin W, Shen Z, et al. Epidemiology of mobile colistin resistance genes mcr-1 to mcr-9 [J]. J Antimicrob Chemother, 2020,75(11):3087 − 3095.

[28] Munoz-price L S, Poirel L, Bonomo R A, et al. Clinical epidemiology of the global expansion of *Klebsiella pneumoniae* carbapenemases [J]. Lancet Infect Dis, 2013,13(9):785 − 796.

[29] Karaiskos I, Galani I, Souli M, et al. Novel β-lactam-β-lactamase inhibitor combinations: expectations for the treatment of carbapenem-resistant Gram-negative pathogens [J]. Expert Opin Drug Metab Toxicol, 2019,15(2):133 − 149.

[30] Kumar H, Chen B H, Kuca K, et al. Understanding of colistin usage in food animals and available detection techniques: a review [J]. Animals(Basel),2020,10(10):1892.

[31] Bachiri T, Lalaoui R, Bakour S, et al. First report of the plasmid-mediated colistin resistance gene *mcr − 1* in *Escherichia coli* ST405 isolated from wildlife in Bejaia, Algeria [J]. Microb Drug Resist, 2018,24(7):890 − 895.

[32] Liakopoulos A, Mevius D J, Olsen B, et al. The colistin resistance *mcr − 1* gene is going wild [J]. J Antimicrob Chemother, 2016,71(8):2335 − 2336.

[33] Carroll L M, Gaballa A, Guldimann C, et al. Identification of novel mobilized colistin resistance gene *mcr − 9* in a multidrug-resistant, colistin-susceptible *Salmonella enterica* serotype typhimurium isolate [J]. mBio, 2019,10(3):e00853 − e008519

[34] Yue Z, Zhang J, Zhou Z, et al. Pollution characteristics of livestock faeces and the key driver of the spread of antibiotic resistance genes [J]. J Hazard Mater, 2021,409:124957.

[35] Luo Y, Tan L, Zhang H, et al. Characteristics of wild bird resistomes and dissemination of antibiotic resistance genes in interconnected bird-habitat systems revealed by similarity of bla_{TEM} polymorphic sequences [J]. Environ Sci Technol, 2022,56(21):15084 − 15095.

[36] Smillie C S, Smith M B, Friedman J, et al. Ecology drives a global network of gene exchange connecting the human microbiome [J]. Nature, 2011,480(7376):241 − 244.

[37] Garcês A, Pires I. European wild carnivores and antibiotic resistant bacteria: a review [J]. Antibiotics, 2023,12(12):1725.

第十四章
全健康视角下的植物健康

程子乐[1,2]　郭晓奎[1,2]　朱泳璋[1,2]*

一、引　言

　　全健康理念深刻强调了人类健康、动物健康、植物健康与生态环境之间的关联性,并着重指出需要开展跨学科、跨部门、跨区域合作,从而实现整体健康[1,2]。全世界都面临着植物疾病、动物疫病和人类传染病的威胁,其中植物疾病影响着粮食安全、农业生产安全、生态环境安全和人体健康[3]。植物为人类提供了 80% 以上的食物消费,以及呼吸所需 98% 的氧气[4,5]。但目前植物仍遭受着植物虫病的危害,同时可能推动 AMR 的发展,或者成为人类病原体或有害毒素的载体,进而影响人类健康[6-9]。植物作为陆地生态系统的核心基础,健康的植物种群有助于生态系统的稳定、生物多样性的保护和生态平衡[10]。因此,植物与人类、植物与动物、植物与生态环境之间的关系极为密切,在食品安全领域,植物健康尤其关键。所以,我们需要深刻认识到植物在公共卫生安全中的重要地位,运用全健康策略全面保障植物健康。

二、植　物　健　康

　　植物健康(plant health)的概念于 1952 年首次被 Schimitschek 提及[11],此后 Döring 和刘永强等不断丰富其内涵。目前,植物健康被认为是具有特定遗传基质的植物在适宜环境(土壤、水和气候)下,未受到其他生物和非生物因子的侵扰与伤害,处于各种生理功

1. 上海交通大学医学院-国家热带病研究中心　全球健康学院,上海　200025
2. 上海交通大学-爱丁堡大学全健康研究中心　上海　20025
* 通讯作者

能平衡的自然状态[12-14]。从全健康视角进一步分析植物健康：在个体层面下的生理功能平衡而正常，在群体层面下维持种间生态平衡并利于生物多样性。

在经济与贸易全球化发展、人口数量不断增加、全球气候变暖以及农业生产转型变革的时期，植物与人类、动物和生态紧密联系不断凸显。植物健康与农业贸易息息相关，在许多中低收入国家，农作物的生产更是其经济生产的重要部分。同时，植物健康与粮食安全是密不可分，是保障联合国可持续发展目标中消除饥饿与保护陆地生态系统的重要支撑部分。联合国进一步针对粮食安全的定义确定了4个主要支柱：可用性、可及性、利用率、稳定性[15]。粮食安全需要从产品的生产、食品的加工和销售以及食品可及性和植物卫生等领域共同引入全健康的方法，以确保安全稳定的产品链，促进公共卫生的保护和发展。另外，植物健康能够有效缓解温室效应，利于实现"碳中和"目标，是减缓气候变暖的重要支持。

三、人类与植物的相互关系

植物是地球生态圈中重要的组成成分之一，植物进行的光合作用几乎是所有生态系统中能源和有机物质的最初来源，是物质循环和能量流动的重要环节。在大部分陆地生态系统中，植物属于生产者，是形成食物链的基础，为人类和多种生物提供食物及赖以生存的基础和必需资源。植物起源于20多亿年前，与其他生物和谐共处、协同进化，历经数亿年的发展更替，目前其种类超过几十万种，其中可为人类提供食物来源的超过7 000种[13,16]。此外，植物还为人类提供了生存的基本物质，包括棉花、木材、药物来源等。

人类健康与植物息息相关。植物源源不断地为人类提供生产所需的基础资源，包括氧气、食物与其他生活用品等。然而，当植物产品受到污染或质量下降时，会对人类健康造成直接伤害，包括农药残留、重金属超标和微生物污染等[17]。联合国指出，全球需要提高植物健康的保护意识，通过保护植物健康助力消除饥饿、减少贫困、保护生态环境及促进经济发展等目标[4]。而对于植物健康的保护，如同人类健康与动物健康一样，强调预防大于治疗。因此，需要进一步加强提升植物健康，保障植物产品营养品质，重视满足消费者需求，生产出保障植物与人类健康的优质植物产品[13,18]。

植物为人类提供了食物、非食用性产品、艺术与文化等多种价值。人类所有的营养物质来源都直接或间接依靠陆生植物，餐桌上的五谷杂粮和蔬菜，食品调料包括从甘蔗、甜菜中获得的糖，从玉米、大豆、菜籽、橄榄等提取的食用油，以及水果、坚果和由植物制成的饮料，包括咖啡、茶、酒等等；另外，部分植物能够作为药材，经加工炮制后方可入药。而非食用性产品中，大量木材都消耗在建筑、家具、书本纸张、乐器和运动用具中；木材、泥炭和其他生物燃料提供可再生燃料；许多天然和加工产品都是以植物作为原材料，包括纤维、颜料、乳胶、肥皂、化妆品、墨水等。而部分具有美观用途的植物，可用来美化环境、提供绿荫，并且参与到艺术文化之中。例如，优美秀丽的风景是旅游业的基础，像植物园、历史园林、多彩秋叶等都是其中的典型代表。

四、植物健康面临的挑战

20 世纪,人类无节制地利用自然资源,如大量开采矿产资源、滥伐森林、乱垦草原等破坏生态环境的行为,创造了空前的物质文明,但同时产生系列严重问题,其中最显著的是资源接近枯竭和环境日益恶化,这对人类的生存与健康造成严重威胁,世界各国也将可持续发展列为重要议程[16,19]。2022 年,联合国将 5 月 12 日定为"国际植物健康日",并进一步在多个层面开展宣传活动,强调保护植物健康的重要意义[3]。

目前,植物病虫疫情仍是全球粮食生产安全的重要威胁之一。随着各种新的病原体和害虫的出现以及地理活动区域的不断扩张,给食品生产和全球经济带来重大负担,因此仍需对关键有害生物进行防治[4,20]。据联合国粮食及农业组织(FAO)估计,若不对植物病虫进行防治,全球粮食产业可能损失近 40%,饥饿问题难以缓解,造成经济损失超过 2 200 亿美元[4]。植物病虫害会影响动物产品、植物产品的可用性和安全性,降低作物产量和质量[6,21]。例如,香蕉作为世界第八大粮食作物,在中低收入国家总产值排名第四,是东非和中非的主要作物之一[22]。但香蕉枯萎病在 2005 年成为严重流行病在东非多个国家发现,它是由黄单胞菌引起的侵袭性细菌疾病,会导致植物枯萎、果实腐烂,严重时造成植物死亡等,主要通过种植感染的香蕉、昆虫、受污染的切割工具等进行传播[22]。而在 2000—2010 年疫情高峰期,坦桑尼亚、布隆迪和卢旺达是受疫情严重影响的地区,造成了香蕉啤酒和果汁的产量下降约 60%,香蕉价格上涨了 46%,严重影响了当地粮食生产和家庭消费习惯[20,23]。而香蕉枯萎病并无有效的抗生素或其他药物治疗方法,主要通过提升栽培管理措施来控制,包括农具使用后的消毒进化,去除可能受污染的植物茎叶、摘除雄花等[23]。仍需要利用全健康手段,联合多部门共同协作保障植物健康,通过对农民进行有效的培训,利用创新性策略,联动研究者和生产者之间紧密合作,完善信息共享,创建集体行动网络等[23,24]。

农药的不当使用可能会导致植物产品中农药残留,并且可能参与或促进微生物耐药的传播与发展。随着人们对食物数量和种类需求的不断增加,集约化农业常通过大规模农药施用来保护培育作物,以实现最大生产力[8]。在农业生产中,农药被广泛应用于控制植物病虫害问题,全球每年自然或合成杀虫剂总消费在 560 亿美元,使用量为 35 亿公斤[25,26]。但目标害虫量所对应的杀虫剂仅为当前使用量的 0.1% 以下,这对土壤、水、空气等其他资源造成了严重污染[7,27]。目前,杀虫剂对于人类和环境的影响具体仍有许多未知,而受污染的植物产品食品不仅含有杀虫剂,而且含有降解农药或抗生素或耐药的微生物,可能间接导致动物和人类的健康状况不佳[7]。同时,部分抗微生物药物能够被植物吸收或累积。有研究发现,在黄瓜和小麦两种作物中,耐药基因在两种作物的根部含量最高,且耐药基因水平转移也最容易在根部发生,这进一步提示农药可能促进细菌耐药性的传播与发展[28]。另外,唑类药物在人类、动物和作物中的使用,加速了真菌耐药性的发展[8]。

全球城市化的不断发展,绿色自然空间逐渐减少。热带森林作为全球碳循环的最大陆地组成部分,仍受到相当大的人为威胁[29]。1990—2010 年,大湄公河次区域森林面积平均每年减少 0.4%,其中老挝和柬埔寨的每年森林损失量分别是 0.5% 和 1.3%,远高出全球平均水平[30,31]。而森林覆盖变化与碳储量、碳密度和碳固存的变化密切相关,森林面积的增加对应于碳强度和碳汇的增加。因此,森林覆盖能够有效地帮助碳中和[32]。

五、小　　结

植物健康仍是全球共同面临的挑战,对全球人口健康、生产力和世界的繁荣产生影响。FAO 从 1952 年建立《国际植物保护公约》,通过防治有害生物的传播与扩散来保护植物健康。针对暴发性有害生物展开预警监测工作,组建沙漠蝗支持团队,协助北非、西亚地区国家开展沙漠蝗长期监测。同时,在农药等产品管理方面,进一步加强筛选淘汰有毒有害化学品,关注农业生产中抗微生物药物的使用,降低环境或植物中药物富集的风险[3]。植物健康需要每个公民的积极参与,与植物密切相关的法律条例包括《中华人民共和国生物安全法》《中华人民共和国进出境动植物检疫法》《植物检疫条例》《农作物病虫害防治条例》等;不擅自寄送、携带未经批准的植物及产品出入境;积极配合植物检疫检查;主动上报相关疫情[3]。

当植物健康得到保障时,能够加强粮食安全,确保人类健康生活;减轻贫困,促进社会公平;有效应对气候变化影响,保护生态环境;促进经济发展,加强全球伙伴关系[20]。因此,植物健康与人类健康之间的关系尤为重要,需要进一步将植物健康纳入公共卫生领域,深入研究危害人类和动物健康与福利的植物病虫害,同时需要更加完善有力的监管政策及检测体系,并对从业人员的进行培训。所以,必须利用全健康的方法,建立更加紧密的伙伴关系,加强植物健康管理,维护美好家园。

参 考 文 献

[1] Behravesh C B. One Health: people, animals, and the environment [J]. Emerg Infect Dis, 2016, 22(4):766 - 767.

[2] Centers for Disease Control and Prevention. One Health [EB/OL]. (2023 - 09 - 12) [2023 - 09 - 25]. https://www.cdc.gov/onehealth/

[3] 王田.携手守护全球"同一个健康"筑牢植物防疫粮食安全屏障[N]. 2022 - 05 - 12.

[4] Food and Agriculture Organization of the United Nations.联合国粮农组织启动联合国"2020 国际植物健康年"[J].世界农业,2020,(01):119 - 120.

[5] Food and Agriculture Organization of the United Nations. International year of plant health-protecting plants, Protecting life [R]. 2020.

［6］Strange R N, Scott P R. Plant disease: a threat to global food security ［J］. Annu Rev Phytopathol, 2005,43:83 - 116.

［7］Ramakrishnan B, Venkateswarlu K, Sethunathan N, et al. Local applications but global implications: Can pesticides drive microorganisms to develop antimicrobial resistance? ［J］. Sci Total Environ, 2019,654:177 - 189.

［8］Fisher M C, Hawkins N J, Sanglard D, et al. Worldwide emergence of resistance to antifungal drugs challenges human health and food security ［J］. Science, 2018,360(6390):739 - 742.

［9］Diseases Weotgbof. Foodborne Disease Burden Epidemiology Reference Group 2007 - 2015 ［R］. Geneva: World Health Organization, 2015.

［10］Hutchison A, Hu Y, Lei L, et al. Integrative plant sciences-ecosystems in the balance ［J］. Adv Biol(Weinh), 2022,6(10):e2200213.

［11］Schimitschek E. Über Krankheitsbegriff, Disposition und Vorbeugung im Forstschutz ［J］. Zeitschrift Für Angewandte Entomologie, 1952,33(1 - 2):18 - 31.

［12］Döring T F, Pautasso M, Finckh M R, et al. Concepts of plant health-reviewing and challenging the foundations of plant protection ［J］. Plant Pathol, 2012,61(1):1 - 15.

［13］丁伟. 论植物医学[J]. 植物医学,2022,1(1):5 - 17.

［14］刘永强,张昊,土忠跃,等. 植物健康概念的商榷[J]. 植物保护,2017,43(05):1 - 10.

［15］Food and Agriculture Organization of the United Nations. World summit on food security ［EB/OL］.(2009 - 11 - 16)［2023 - 06 - 26］. www.fao.org/wsfs/world-summit/en/

［16］程建峰,沈允钢. 植物生命活动与人类健康[J]. 植物生理学通讯,2008,3:563 - 570.

［17］张翠菊,王海琰,李星华. 浅析农药环境污染与防治措施[J]. 江苏环境科技,2008,S1:145 - 146.

［18］黄继荣,罗杰,陈晓亚. 植物代谢研究与人类健康需求[J]. 中国基础科学,2016,18(2):30 - 37.

［19］沈允钢. 二十一世纪的绿色植物产业展望[J]. 国际技术经济研究,2001,(1):1 - 9.

［20］Rizzo D M, Lichtveld M, Mazet J A K, et al. Plant health and its effects on food safety and security in a One Health framework: four case studies ［J］. One Health Outlook, 2021,3:6.

［21］Savary S, Bregaglio S, Willocquet L, et al. Crop health and its global impacts on the components of food security ［J］. Food Secur, 2017,9:311 - 327.

［22］Tripathi L, Mwangi M, Abele S, et al. Xanthomonas wilt: a threat to banana production in East and Central Africa ［J］. Plant Dis, 2009,93(5):440 - 451.

［23］Shimwela M M, Ploetz R C, Beed F D, et al. Banana xanthomonas wilt continues to spread in Tanzania despite an intensive symptomatic plant removal campaign: an impending socio-economic and ecological disaster ［J］. Food Secur, 2016,8:939 - 951.

［24］Mccampbell M, Schut M, Van Den Bergh I, et al. Xanthomonas wilt of banana(BXW) in Central Africa: opportunities, challenges, and pathways for citizen science and ICT-based control and prevention strategies ［J］. Njas-Wagen J Life Sc, 2018,86 - 87:89 - 100.

［25］United States Environmental Protection Agency. Pesticides industry sales and usage: 2008 - 2012 market estimates ［R］. Washington: EPA, 2017.

［26］Pretty J, Bharucha Z P. Integrated pest management for sustainable intensification of agriculture in Asia and Africa ［J］. Insects, 2015,6(1):152 - 182.

［27］Guillette L J, JR., Iguchi T. Ecology. Life in a contaminated world ［J］. Science, 2012, 337 (6102):1614 - 1615.

［28］Gao Y, Luo W, Zhang H, et al. Enrichment of antibiotic resistance genes in roots is related to specific bacterial hosts and soil properties in two soil-plant systems ［J］. Sci Total Environ, 2023, 886:163933.

［29］Bonan G B. Forests and climate change: forcings, feedbacks, and the climate benefits of forests

[J]. Science, 2008,320(5882):1444 - 1449.

[30] Leinenkugel P, Wolters M L, Oppelt N, et al. Tree cover and forest cover dynamics in the Mekong Basin from 2001 to 2011 [J]. Remote Sens Environ, 2015,158:376 - 392.

[31] Costenbader J, Broadhead J, Yasmi Y, et al. Drivers affecting forest change in the greater mekong subregion(GMS):an overview [C]. Bangkok: FAO, 2015.

[32] Chen B, Kayiranga A, Ge M, et al. Anthropogenic activities dominated tropical forest carbon balance in two contrary ways over the Greater Mekong Subregion in the 21st century [J]. Glob Chang Biol, 2023,29(12):3421 - 3432.

第五篇

环境健康与生态安全

第十五章
全健康视角下的环境健康与生态安全

杨扬[1]　　殷堃[1]*

一、引　　言

　　全健康概念是多学科在地方、国家和全球范围内开展的综合研究,其目标是实现人类、动物和环境的全面健康[1]。2021 年 11 月,全健康高级别专家组(OHHLEP)对全健康作出最新定义,承认人类、家畜和野生动物、植物及更广泛的环境(包括生态系统)的健康之间存在密切联系,强调全健康是一种综合、统一的策略,可推动社会各部门、学科和社区共同应对健康和生态系统面临的威胁,满足对健康食物、水、能源和空气的集体需求,针对气候变化采取行动,并为可持续发展作出贡献。全健康概念拓宽了人类医生、兽医、科学家和其他专业人员之间的合作,以促进人类、动物和生态系统健康。在过去的几年里,全健康概念汇聚了世界各地人类健康领域的专家,在公共卫生界和兽医界形成了新的共同体。在全健康概念中,人类、动物与生态系统的健康之间是相互联系、相互依赖的。其中,环境卫生发挥着重要作用。然而,随着人口增长及消费增加,人类活动正在破坏赖以生存的自然环境,土地与水资源的使用方式发生了巨大改变,进而导致动物栖息地丧失、土壤贫瘠化、农药滥用、温室气体大量排放等一系列问题。有报告表明,现今物种正以快于前五次大规模灭绝事件的速度消失,这是地球多样性重大灾难。

　　全球环境变化造成的环境压力,对人类和其他生物生存能力构成了巨大挑战[3,4](图15-1)。在地球的整个地质历史中,一直受到环境变化的影响[5,6]。但近年来,包括土地使用方式改变、大量化学物质合成和排放、化石燃料燃烧在内的人为因素引发了一系列环

1. 上海交通大学医学院-国家热带病研究中心　全球健康学院,上海 200025
*通讯作者

境问题[7,8]。例如,纳米材料虽并非直接的环境污染物,但人类的一系列活动可使其转变为重要污染源。在过去的 30 年中,人们越来越关注环境污染对公共健康的影响。据世界卫生组织(WHO)估计,目前人类面临的疾病中约有四分之一是长期暴露于污染环境所致[9]。要解决处于各组织层次的生命体如何适应变化这一问题,不仅要关注生物如何适应广泛的环境压力源,还应关注生物如何预见生存危机并在威胁生命的环境中存活。当地球或大气系统中的物理和生物组成部分的污染达到对环境产生不利影响的程度时,便被定义为环境污染。环境污染是指污染物进入环境后,对人类或其他生物造成危害,或以化学物质或能量(如噪声、热和光)的形式对生态构成威胁[10]。Rayner 和 Lang[11]认为,人为因素引发的气候变化、生物多样性丧失等在全球范围内的不良影响,是生态威胁时代下的重大挑战。

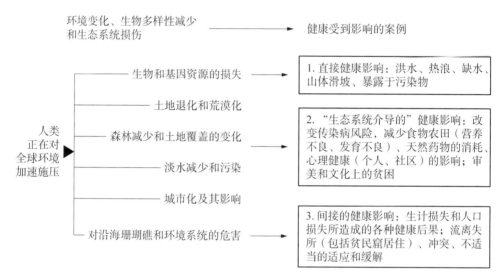

图 15‑1　全球环境破坏影响人类和其他生物健康

自然灾害和人为因素造成的环境变化增加了传染病暴发的风险,如人口迁移、资源受限和基础设施受损等[12]。当综合考虑健康、社会经济和政治因素等变量时,气候变化及其影响可谓是威胁倍增器[13,14]。因此,必须整合动物、人类和环境健康的资源,应用全健康理念来应对这一挑战。

二、环境健康与生态安全

全健康倡议主要针对兽医、人类医生和公共卫生领域。此外,由于污染源可能存在于包括动物在内的环境中,所以在环境健康领域的研究也有助于减少污染对动物和人类健康造成的威胁[15]。例如,在乌干达的治理经验表明,环境健康从业者在减少土地、空气和水源的微生物污染和化学污染方面进行预防和检测,逐一检查水的卫生情况、卫生设备条件和个人卫生情况,在推行公共卫生立法、构建乌干达全健康体系方面做出重要贡献。

环境健康干预是实现全健康的重要举措。有研究指出,为了有效实施全健康方案,改善社区的健康状况[16],需要采取以社区为基础对公众进行健康教育的方式,以提升人们对气候变化、粮食生产、传染病以及人类和动物健康状况之间联系的认识。健康教育是全健康的重要组成部分,若人们能通过健康教育了解环境卫生与健康的重要性,掌握保健和疾病预防(如使用蚊帐预防疟疾)等方面的基本常识,就能够降低疾病发病率[17]。在个人卫生和环境卫生、食品和水处理、保护水源、废物和排泄物管理等相关问题上对人口进行健康教育,对实现全健康起着重要作用。

综合野生动物监测是实现全健康的另一重要举措。它将野生动物健康监测和宿主社区监测相结合,记录疾病动态变化,以便在早期发现新出现的感染,并评估干预措施在复杂的多宿主和多病原体网络中的影响。在代表西班牙大陆生境多样性的 11 个地点进行的全国性水资源综合管理试点测试中,首次在全国范围内应用水资源综合管理检测野生动物、家畜和人类疾病传播风险的主要驱动因素,并发现人为因素如高野生动物密度和城市化等构成了疾病流行和种间传播的危险因素之一。

环境保护是联合国可持续发展目标的重要内容。17 个可持续发展目标均以给生物提供可持续发展的健康环境为核心[18,19],这与全健康理念高度契合。环境卫生专业人员作为全健康最主要的参与者之一,持续参与地方、国家和全球的全健康倡议,推动环境健康与生态安全。

三、全健康理念的指导作用

全健康本质上是一种设计和实施方案、政策、法规、研究的方法,它能够通过多部门的沟通和合作,构建起强大的公共卫生体系。全健康理念在环境健康与生态安全领域具有重要意义,能够指导环境风险监测预警方法与风险评估体系的建立,有助于应对水环境风险、土壤环境风险、空气环境风险、气候环境风险等多种环境变化。目前,人们对常见的全健康问题较为关注,包括人兽共患病、以昆虫为媒介的传染病、蜱虫和蜱媒传播的疾病、化学污染相关疾病、食品安全和保障、AMR、环境污染以及人、动物和环境中的其他健康威胁[20-22]。传染病突发事件和气候影响并无国界[23,24],各国应做到信息公开透明,积极进行沟通交流。传统意义上的全健康方法一般应用于传染病领域的研究,现而今,人类、兽医和环境卫生专家通力合作,共同致力于人兽共患病、媒介传播疾病、化学污染相关疾病、食品安全和抗生素耐药等领域的研究。

1. 人兽共患病

新发与再发传染病是人类当前面对的挑战之一[25]。全健康理念考虑了不断变化的环境对人类和动物的传染病和慢性疾病风险方面的影响[26]。据估计,至少 75% 的新发和再发疾病属于人兽共患(在人和动物间传播)或者媒介传播(通过昆虫从受感染的动物传播给其他人）的疾病[27]。常见且可预防的人兽共患病持续在许多国家出现，这类疾病主要影响贫困地区，特别是在包括乌干达在内的发展中国家。人兽共患病可通过食物（如布鲁菌病和肺结核）、被感染动物（如狂犬病）、昆虫的叮咬（如裂谷热）或接触（如埃博拉病毒）传播给人类[28]。人类、动物及其产品之间的联系日益增加[29]，快速的城市化、农业系统和生态系统的变化以及动物及其产品的全球化，共同促成了人兽共患病的流行。

目前，大多数人兽共患病被人类所忽视，同时现代传染病演变为致命疫情的疾病控制体系提出了更高要求。监测系统必须能够检测潜在传染病，并捕获和识别各种来源的潜在威胁[30]。因此，应当强调建立以社区为中心的综合疾病预防战略，提醒人们注意与食物、水、动物和受污染环境有关的风险，以预防和及时遏制流行病和疫情的发生。另外，疫情暴发时，遏制疫情的紧急行动可能间接导致更严重的环境危害，如不适当的运输感染动物、处置尸体、使用化学品消毒等。专家认为，将环境健康安全纳入全健康活动的设计和实施中，可能是将不利影响缩小到可接受水平的方法之一[31]。政策制定者需要关注卫生管理改革，在人类、动物和环境健康方面开展多学科和跨学科培训，开展人兽共患病管理方面的合作研究，执行真正连接人类、动物和环境健康的政策；兽医和医生作为各自领域的专家，应在更广泛的环境健康领域进行研究；环境卫生专业人员可以为医生和兽医提供专业的技术建议，构建沟通桥梁，在全健康理念的指导下完善传染病防控机制。这是环境健康从业者的职能之一，在全健康计划中发挥着重要作用。

2. 化学污染相关疾病

全健康理念推动了兽医、医生、科学家和其他领域专家之间的合作，以促进人类、动物和生态系统健康。虽然全健康理念历来侧重于人兽共患病这一类传染性疾病[32]，但有证据表明全健康也有助于控制化学相关的疾病，能够促成有效疾病干预策略的建立[33]。在毒理学和环境卫生学领域的全健康理念指出，由于人类和动物共有生存环境和食物来源，所以受污染的动物产品可能成为传染源，而人类接触受污染的食品、饮用水、空气、土壤等环境中的化学物质会对健康产生一系列影响。环境毒理学采用毒理学观点和方法研究人类生活环境中已存在的有毒化学物质及其转化产物对人体健康的有害作用及其作用规律，是环境卫生的重要组成部分。

由于动物与人类在接触污染物的途径、易感性和疾病潜伏期方面存在差异，动物往往可以作为（化学相关的）公共卫生威胁的一种敏感指示，为公共卫生行动提供信息和帮助，以减少或消除健康威胁。美国疾病预防控制中心的调查表明，在共同生存的人和动物中同时发生的聚集性或暴发性疾病可能是由环境中的化学物质造成的；同时或先后在动物中暴发的疾病或死亡，可以作为辅助证据协助确定人类疫情的病因学和临床特征。例如，1956 年，由于居民摄入了当地捕捞的含极高浓度甲基汞的海产品，日本水俣湾暴发了一场严重的神经系统疾病——水俣病。母亲在怀孕期间食用海产后，甲基汞可以透过胎盘屏障，直接对胎儿造成损伤，导致先天性中枢神经系统缺陷，包括失明、癫痫和严重的发育迟缓等。实际上，在水俣病暴发前的 6 年中，该地区的猫已因甲基汞中毒表现出共济失调、惊厥等异常的神经行为且大量死亡[34]。1952年,伦敦大雾,逆温使得这座城市被一场严重而持久的大雾笼罩,继而造成4000多人死亡,事实上早期在伦敦某牲畜展览会上就出现了牛群因呼吸系统疾病突然死亡的情况。这表明在逆温导致人类死亡之前,空气污染问题已经存在。如果早期牛的死亡被及时判断为公共卫生威胁的先兆,或许有助于为公共卫生部门提供信息,最大限度地减少人类健康损害。

　　动物与人类共享环境,会接触相同的有毒物质,而全健康理念强调人、动物、环境的全面健康(图15-2)。因此,当化学毒物相关疾病在动物中暴发时,应仔细评估其与人类健康的潜在关系:共同的环境、食品来源以及在这些事件中人类食用受污染动物产品的情况。应用全健康方法应对疑似和已知的化学品相关疾病,能够最大限度地减少对人类健康的影响。

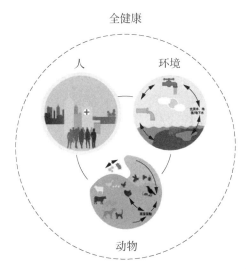

图15-2　全健康的内涵:人、动物、环境三者紧密联系

3. 食品安全与卫生

　　粮食是疾病传播的潜在媒介,粮食安全是维持人类健康的基本要求。除了大肠埃希菌、沙门菌、弯曲杆菌和李斯特菌等传统的食源性疾病病原体,新病原体的出现使得更多的食物成为潜在媒介[35]。许多食源性疾病机制复杂,控制食源性疾病的核心在于保障食品安全。食品生产与经销系统和环境之间的联系极为紧密,同时动物和人可能因接触了受污染的环境或食物而出现健康损害。而全健康能够整合资源,促进跨学科、多领域的协同研究,因而成为防治疾病的方法之一[35]。全健康理念对于食源性疾病的防控有重要意义,在此理念指导下,人们不仅要收集动物、人类作为传染源的各项相关数据和指标,还需要对将环境内各要素纳入评估和干预的范围。例如,环境健康从业者的工作包括在生产、处理、储存、加工和分销过程中促进食品安全和卫生,确保食品符合质量和安全要求,适合人类食用。处理食品的场所必须检验合格,才能获得食品生产许可。环境健康从业者在对食品加工和生产场所进行检查时,不仅要关注卫生条件,还应注重疾病预防。

4. AMR

抗菌剂被广泛用作生长促进剂、疾病预防以及变态反应剂，还可用于掩盖动物生产中生物安全、营养和卫生方面的缺陷，其在食品动物生产中的应用已有数十年的历史。然而，由于长期以来抗生素的滥用和过度使用，细菌、病毒、真菌等病原体对抗生素及其他抗感染药物产生了耐药性，具备抵御能力，无法被有效杀死，这严重威胁着人类和动物的健康，对全球公共卫生构成重要威胁。世界卫生组织（WHO）最新公开报告显示，对 87 个国家的数据进行分析表明，致命血流感染的细菌耐药性很高，同时造成社区常见感染的几种细菌对治疗的耐受性也在增加，人类细菌感染对抗生素的耐药性不断增加。

AMR 对人类健康形成威胁，采取有效的公共卫生措施应对 AMR、扩大微生物检测的规模，以及为所有国家提供有质量保证的数据十分重要。目前，由于检测覆盖面不足和实验室能力薄弱，AMR 的不同发生率仍然难以解释，尤其是在中低收入国家，这可能与中低收入国家对食用动物的 AMR 监测较少相关。为此，WHO 宣布将进行短期调查和常规监测的长期能力建设，开展 AMR 流行率研究并生成相应的耐药性基线和趋势数据，在此基础上制定监测干预措施，以推动人类、动物以及生态系统的可持续健康。

5. 气候变化影响的生态系统

气候变化持续影响着生态系统，改变了传染病病原体与宿主和媒介的接触情况。环境灾害、自然活动和人为活动日益频繁，增加了传染病暴发的风险。随着时间的推移，栖息地变化、人口迁移及其他影响物种生存的环境压力不断增加。气候变化已经对野生动植物、昆虫和其他生物的种群数量和传染病动态产生了影响，改变了宿主和病媒的生命周期、生存范围、迁徙模式，以及疾病的传播及其可归因性。热带及其他地区被忽视的疾病病媒、寄生虫和微生物的分布范围也因气候变化而发生改变（图 15 - 3）。

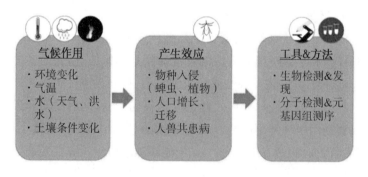

图 15 - 3　气候变化对于生态系统和传染病的影响

生态变化是人兽共患病健康威胁的主要因素，许多新发传染病均与病媒栖息地的生态、气候变化和土地使用的破坏性模式、水文环境的变化有关。人类健康极其依赖于对地球生态系统的管理和改善，而不能局限于仅以生物医学为重点的研究模式。人类和动物的健康与地球生态系统密切相关。生态系统在地球上提供多种生命支持服务,生物多样性的丧失、栖息地的破碎化和自然环境的丧失威胁着生态系统在生物多样性的各个层面提供的全部生命支持服务,包括物种、遗传和生态系统的多样性[36](图 15 - 4)。

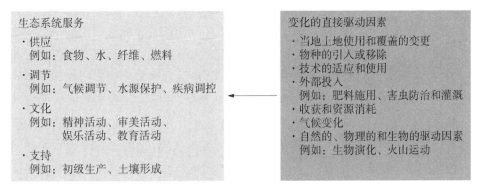

图 15 - 4　生态系统服务被环境变化的直接驱动因素影响

在环境方面,全健康理念强调植物系统的重要性。在自然生态系统和农业生态系统中,植物发挥着关键的生态作用;同时,植物提供食物和纤维,有助于社会经济和政治稳定[37,38]。然而,包括温度和降雨在内的气候变化改变了植物群落的多样性,使得农业和环境发生改变,气候变化成为植物病害流行病学变化的关键驱动因素。例如,植物生长季的长度稍有增加便能显著提高病原体存活率[39];部分编码宿主植物抗病因子的基因在较高的温度下效率较低,较高的冷季温度可能有利部分植物病原菌的昆虫媒介存活[40]。气候变化以不同的方式影响环境耐受性植物生长发育状况以及对病原体和其他微生物毒力或对植物的致病性[41,42]。气候变化是植物流行病学多种变化的关键驱动因素,影响植物病害的易感性和抗性,植物的抗逆性、生长率、开花率、结果率以及疾病的地理分布。

应对气候变化对生态系统造成的不利影响,关键在于塑造人类行为。政府部门和社会组织共同参与,可将全健康理念纳入各部门制定的政策中。促进公共卫生和动物健康领域的专家,特别是在传统生物技术、行为变化、食品质量与安全、环境、水文、气候和计量学方面具有专长的社会学家和生命科学家进行交流合作,有助于结合各领域的专业知识,进而以更加全面开放的方式理解传染病和气候之间的联系。

四、小　　结

总体而言,过去十年中,发达国家中接受全健康理念的人数迅速增长。多部门应用全健康方法,围绕公共卫生制定了一系列干预措施;联合国粮食及农业组织(FAO)和WHO[43]建立了全健康愿景,全力支持人类、动物和生态系统健康的多学科合作工作,从而减少疾病风险。

全健康理念在解决人兽共患病方面具有诸多优势,但在受这些疾病影响最为严重的发展中国家,该理念仍然未被全面接受[44]。全健康理念所产生的公共卫生影响和经济影响主要集中在发展中国家,卫生基础设施的缺乏意味着这些国家的环境、人类和动物的健康都将受到影响,这是亟待解决的关键问题之一。

要解决复杂的科学难题,应当践行全健康理念并开展跨学科研究。在生态学网络中,病原体与宿主相互作用产生的生态决定因素引发了动态的健康威胁,整合人类、动物和生态系统健康学科能够更好地解决这一问题。对健康和疾病的广泛理解需要跨学科和跨部门的努力,以实现人、动物和环境的最佳健康状态,确保地球的生物多样性和完整性。在全健康方法的框架内,收集实验室数据、流行病学数据、环境监测数据和疾病暴发期间共享的公共评估信息,有助于防止发生更严重的情况发生[45,46]。对全球健康的全面研究必须涵盖常规和新发污染物的发生、传播和转归,以及对人类、动物和环境的直接和间接压力进行控制的综合战略和技术。这些研究的最终目标是在可持续发展的框架内保证全球健康。实现这一愿景要求采用涉及不同学科知识的方法,以弥补目前的缺陷。未来,兽医、医生和环境专家将可能在同一个团队中工作,共同保障全球健康和人类的可持续发展。

参 考 文 献

[1] Jones K E, Patel N G, Levy M A, et al. Global trends in emerging infectious diseases [J].
Nature, 2008, 451(7181):990 - 993.

[2] Ceballos G, Ehrlich P R, Barnosky A D, et al. Accelerated modern human-induced species losses:
Entering the sixth mass extinction [J]. Sci Adv, 2015, 1(5):e1400253.

[3] Adger W N, Brown K, Conway D. Progress in global environmental change [J]. Global Environ
Chang, 2010, 20(4):547 - 549.

[4] Fischer A P. Adapting and coping with climate change in temperate forests [J]. Global Environ
Chang, 2019, 54:160 - 171.

[5] Hochella Michael F, Mogk David W, Ranville J, et al. Natural, incidental, and engineered
nanomaterials and their impacts on the Earth system [J]. Science, 2019, 363(6434):eaau8299.

[6] Körner C. Plant CO_2 responses: an issue of definition, time and resource supply [J]. New Phytol,
2006, 172(3):393 - 411.

[7] Environment U N, Rieckmann M. Global environment outlook GEO - 6: healthy planet, healthy
people [R]. 2019.

[8] Agathokleous E, Calabrese E J. A global environmental health perspective and optimisation of
stress [J]. Sci Total Environ, 2020, 704:135263.

[9] Kimani N G. Environmental pollution and impacts on public health: implications of the Dandora
Munipal Dumping site in Nairobi, Kenya: Report Summary; proceedings of the International
Meeting for Autism Research, F [C]. 2014.

[10] Kouadio I K, Aljunid S, Kamigaki T, et al. Infectious diseases following natural disasters:
prevention and control measures [J]. Expert Rev Anti Infect Ther, 2012, 10(1):95 - 104.

[11] Rayner G, Lang T. Ecological public health: reshaping the conditions for good health [M]. NY:
Routledge, 2012.

［12］ Essack S Y. Environment: the neglected component of the One Health triad ［J］. Lancet Planet Health, 2018,2(6):e238 - e239.

［13］ Black P F, Butler C D. One Health in a world with climate change ［J］. Rev Sci Tech, 2014,33 (2):465 - 473.

［14］ Musoke D, Ndejjo R, Atusingwize E, et al. The role of environmental health in One Health: a Uganda perspective ［J］. One Health, 2016,2:157 - 160.

［15］ Musoke D, Ndejjo R, Atusingwize E, et al. The role of environmental health in One Health: A Uganda perspective ［J］. One Health, 2016, 2: 157 - 160.

［16］ Nicolew. Seeing the forest for the trees: how "one health" connects humans, animals, and ecosystems ［J］. Environ Health Perspect, 2014,2014,122(5)(-):A122 - A129.

［17］ Brito L. Analyzing sustainable development goals ［J］. Science, 2012,336(6087):1396.

［18］ Griggs D, Stafford-Smith M, Gaffney O, et al. Sustainable development goals for people and planet ［J］. Nature, 2013,495(7441):305 - 307.

［19］ Dantas-Torres F, Chomel B B, Otranto D. Ticks and tick-borne diseases: a One Health perspective ［J］. Trends Parasitol, 2012,28(10):437 - 446.

［20］ Kahn L H, Kaplan B, Monath T P, et al. Teaching "one medicine, one health" ［J］. Am J Med, 2008,121(3):169 - 170.

［21］ Mcewen S A, Collignon P J, Aarestrup F M, et al. Antimicrobial resistance: A One Health perspective ［J］. Microbiol Spectr, 2018,6(2):6.2.10.

［22］ Siembieda J L, Kock R A, Mccracken T A, et al. The role of wildlife in transboundary animal diseases ［J］. Anim Health Res Rev, 2011,12(1):95 - 111.

［23］ Siembieda J L, Kock R A, Mccracken T A, et al. The role of wildlife in transboundary animal diseases ［J］. Anim Health Res Rev, 2011, 12(1): 95 - 111.

［24］ Jones B A, Grace D, Kock R, et al. Zoonosis emergence linked to agricultural intensification and environmental change ［J］. PNAS, 2013, 110(21): 8399 - 8404.

［25］ Rabinowitz P M, Kock R, Kachani M, et al. Toward proof of concept of a One Health approach to disease prediction and control ［J］. Emerg Infect Dis, 2013,19(12):e130265.

［26］ Graham J P, Leibler J H, Price L B, et al. The animal-human interface and infectious disease in industrial food animal production: Rethinking biosecurity and biocontainment ［J］. Public Health Rep, 2008,123(3):282 - 299.

［27］ FAO/OIE/WHO/UNSIC. High-level technical meeting to address health risks at the human-animal-ecosystems interfaces ［R］. World Health Organization, 2013.

［28］ Manlove K R, Walker J G, Craft M E, et al. "One Health" or three? Publication silos among the One Health disciplines ［J］. PLoS Biol, 2016: 14.

［29］ Dixon M A, Dar O A, Heymann D L. Emerging infectious diseases: opportunities at the human-animal-environment interface ［J］. Vet Rec, 2014,174(22):546 - 551.

［30］ Eddy C, Stull P A, Balster E. Environmental Health-Champions of One Health ［J］. J Environ Health, 2013,76(1):46 - 48.

［31］ Kahn L H, Kaplan B, Steele J H. Confronting zoonoses through closer collaboration between medicine and veterinary medicine(as 'one medicine') ［J］. Veterinaria Italiana, 2007,43(1):5 - 19.

［32］ Buttke D E. Toxicology, Environmental health, and the "One Health" concept ［J］. J Med Toxicol, 2011,7(4):329 - 332.

［33］ Aronson S M. The dancing cats of minamata bay ［J］. Med Health R I, 2005,88(7):209.

［34］ Medicine I O. Improving food safety through a One Health approach: workshop summary ［J］.

Washington(DC): National Academies Press(US), 2012.

[35] Romanelli C, Cooper H D, Dias B F D. The integration of biodiversity into One Health [J]. Rev Sci Tech, . 2014, 33(2):487 - 496.

[36] Bordier M, Uea-Anuwong T, Binot A, et al. Characteristics of One Health surveillance systems: a systematic literature review[J]. Prev Vet Med, 2020, 181: 104560.

[37] Fletcher J, Franz D, Leclerc J E. Healthy plants: necessary for a balanced 'One Health' concept [J]. Vet Ital, 2009, 45(1):79 - 95.

[38] Schlaberg R, Chiu C Y, Miller S, et al. Validation of metagenomic next-generation sequencing tests for universal pathogen detection [J]. Arch Pathol Lab Med, 2017, 141(6):776 - 786.

[39] Garrett K A, Forbes G A, Savary S, et al. Complexity in climate-change impacts: an analytical framework for effects mediated by plant disease [J]. Plant Pathol, 2011, 60(1):15 - 30.

[40] Chown S L, Hodgins K A, Griffin P C, et al. Biological invasions, climate change and genomics [J]. Evol Appl, 2015, 8(1):23 - 46.

[41] Dutta H, Dutta A. The microbial aspect of climate change [J]. Energy Ecol Environ, 2016, 1(4): 209 - 232.

[42] FAO, OIE, WHO. Food and Agriculture Organisation, the World Organisation for Animal Health and World Health Organisation Report on high-level technical meeting to address health risks at the human-animal-ecosystems interfaces Mexico City [Z]. Mexico: FAO/OIE/WHO, 2012.

[43] Bidaisee S, Macpherson C. Zoonoses and One Health: A review of the literature [J]. J Parasitol Res, 2014, 2014:874345.

[44] Collignon P J, Mcewen S A. One Health—Its importance in helping to better control antimicrobial resistance [J]. Trop Med Infect Dis, 2019, 4(1):22.

[45] Rüegg S R, Mcmahon B J, Häsler B, et al. A blueprint to evaluate One Health [J]. Front Public Health, 2017, 5:20.

第十六章
环境风险监测预警与风险评估

杨扬[1]   胡沁沁[1]*

一、引　言

　　近年来,公共卫生监测系统迅速发展,逐步满足了全球人口不断增长的需求,但人类仍面临着传染性疾病的巨大威胁。例如,2019 年底暴发的新型冠状肺炎病毒(SARS-CoV-2)感染截至 2022 年 2 月 18 日已在全球范围内累计确诊病例 4 亿多,造成全球高达千亿级的经济损失[1]。这场全球化疫情考验着人类对于新发再发传染病快速诊断、监测预警和风险评估能力。我们仍需立即采取行动,从监测技术、风险预警等多方面开展创新研究,以提升人类应对下一次大流行的能力。

　　本章以新发再发传染病为例,在全健康理念指导下,将人类、动物和环境健康视为有机整体,分析评估新兴检测技术在不同环境条件下(如缺乏实验室的环境中)改善全球公共卫生治理的巨大潜力。同时,开展环境因素风险评估研究,进行环境风险评估案例分析,以促进逐步构建更加完善的多层次风险评估体系,加强生态环境风险管理,规范并强化生态环境健康风险评估工作,及时进行环境风险监测预警与风险评估,推动人类、动物、环境的整体健康(图 16 - 1)。

二、监测预警技术

(一) 基因组测序技术

1. 临床宏基因组学在病原体诊断中的应用

基于二代测序技术的宏基因组学是近年来发展的新技术。该技术对样本进行高通量

1. 上海交通大学医学院-国家热带病研究中心　全球健康学院,上海 200025
* 通讯作者

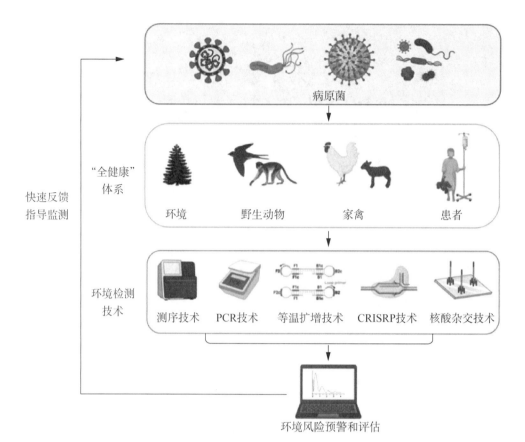

图 16-1　环境风险监测、预警和风险评估

测序，获取样本中微生物核酸信息，并与已知病原体基因组数据库进行对比，从而确定样本中所含病原体种类。通过这一技术，技术人员不仅可以识别已知病原体，还有可能发现新的、未知病原体[2]。临床宏基因组学能够在单一试验中识别病毒、细菌、真菌和其他真病原体[3]，这种将病原体检测与病原体鉴定相结合的技术对于检测未知病原体的新发传染病意义重大。然而，该技术成本较高，且常规的诊断用宏基因组学仪器仅存于全球少数几个顶级实验室中，因此该方法也被称为"最后的测试手段"。宏基因组学应用于临床诊断面临着诸多挑战[3]，主要局限包括分析灵敏度不稳定、参考数据库不完整导致的分析结果失衡、复杂的工作流程导致结果重复性差以及核酸试剂不稳定和污染等问题。

　　鉴于以上问题，对于传染病的检测，宏基因组学能否取代传统的微生物学和分子测试，成为传染病监测的有力武器，仍需进一步的研究。科学家们可主要从两个方面推动该技术逐步进入临床实践：一是降低测序成本以及丰富测序结果信息，二是实现多种微生物检测、预测病原体毒力或耐药性表型等。

　　2. 便携式测序技术在病原体诊断中的应用

　　在监测新发突发传染病时，为保证监测数据的时效性和准确性，实现对疫情暴发的快速响应，研究人员需开发能在非实验室环境下操作的且在长途运输中保持稳定的便携式快速测序平台(图 16 - 2)。2014 年,牛津纳米孔技术公司 MinION 产品的发布,标志着"便携式实验室"测序技术的发展进入了崭新阶段[4]。MinION 体积小,可以通过连接笔记本电脑 USB 进行控制和供电,有利于在野外环境中开展即时监测。在埃博拉病毒感染疫情期间,MinION 已被用于帐篷诊断实验室和移动实验室[5,6]。也有研究者把 MinION 应用于更加极端的环境中,如北极[7]和南极[8]、深矿[8]、零重力减重力飞机[9]和国际空间站[10]等。目前,便携式测序技术还需克服如下技术瓶颈:其一,需要输入高含量 DNA 或 RNA(几百纳克数量级),因此往往需要借助 PCR 扩增技术;其二,检测成本高;其三,错误率较高,需提高基因组测序覆盖率,以实现基于单核苷酸多态性的分析。

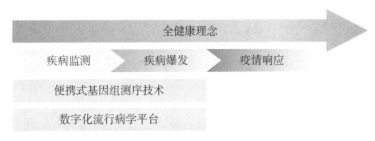

图 16 - 2 基于全健康理念的基因组学监测和疫情相应模式

3. 长读段测序技术在临床基因组学中的应用

自 1953 年 DNA 结构的突破性发现以来,人类一直在寻求可靠、经济且可扩展的基因组破译方法,从桑格测序方法到新一代测序(NGS)技术,再到短读测序技术,技术创新的步伐从未停止。近年来,许多基因组的长度和复杂性对生成完整序列构成严重障碍,常常导致许多缺失部分或错误,在此背景下,长读测序(long-read sequencing, LRS)策略得以发展[11]。

相比于短读测序(short-read sequencing, SRS)而言,LRS 能够读取来自单个 DNA 分子的 10 千碱基(kb)甚至更长序列,可以捕获此前基因组组装中的数千个错误,纠正基于 SRS 的组装错误,文库制备无须进行 PCR 扩增或仅仅使用相对较低的循环数,测序进度可以实时显示,生成具有临床意义的高质量基因组组装。因此,LRS 技术更能应对人类基因组中不断增加的重复序列所带来的复杂性,有利于实现精确定位或组装来自重复序列的片段,同时更能检测复杂结构变异并通过基因组中 GC 含量高的区域进行测序,提供与传染病及其管理相关的临床信息、监测新发传染病暴发、鉴定 AMR 和流行病学数据,在临床和健康领域得到广泛应用[12]。

目前,两种最广泛使用的长读测序技术是太平洋生物科学公司(PacBio)的单分子实时测序(single molecule real-time, SMRT)测序(平均读取长度约 20 kb, HiFi 读取准确率>99.9%)和牛津纳米孔技术公司(ONT)的纳米孔测序(超长读取平均读取长度 100 kb, R10.4 准确率约 99%)。LRS 技术为探索基因组提供强大的工具,在读取长度、吞吐量和准确性方面均具有优势,可以通过大量零模波导的新型 SMRT Ceu 显著提升 PacBio 的吞吐量,大幅缩短运行时间,减少耗材消耗,进一步优化测序工作流程和计算能力[13]（图 16 - 3）。

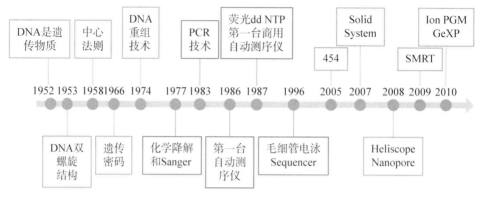

图 16 - 3 测序技术发展

（二）新型核酸分子检测技术

核酸是所有生物的基本遗传物质，已被广泛用于病原体（尤其是病毒）的鉴定。针对病毒特异性基因组或信使核糖核酸（mRNA）序列，采用聚合酶链式反应（PCR）变温扩增技术和等温扩增技术，能够极大地提高检测灵敏度。目前，基于核酸的分子检测技术主要包括 PCR 技术、等温扩增技术和成簇规律间隔短回文重复序列及其相关蛋白［clustered regularly interspaced short palindromic repeats（CRISPR）and CRISPR associated proteins, CRISPR/Cas］等。

1. PCR 技术

PCR 以及反转录 PCR（RT-PCR）或实时荧光定量 PCR（RT-qPCR）是检测环境样品中病原体最为常用的技术。借助荧光染料或特定的荧光探针与核酸分子间的相互作用，RT-qPCR 技术能够收集每个扩增周期后荧光强度的变化，从而达到"实时"检测 DNA 扩增过程的目的。针对单一目标中不同区域或多个核酸目标，设计多组引物，可提高 RT-qPCR 技术检测的灵敏度和特异性。例如，Yip 等在一步法 RT-PCR 对新型冠状病毒（SARS-CoV）的检测体系中，设计了双重 TaqMan 探针，成功标记了两个等位基因，将检测灵敏度提高到 1 拷贝[14]。然而，PCR 技术仍须克服其局限性，包括易污染、相对定量以及抑制剂导致的检测结果不准确等问题。例如，采用 RT-qPCR 方法相对定量检测目标物时，须先用已知浓度的目标物获得标准曲线，而这些曲线的准确性易受 PCR 反应抑制剂和反应条件影响，导致检测数据变异性高、重复性低，甚至是假阴性结果[15]。

2. 等温扩增技术

基于 PCR 扩增的检测技术依赖于程序性升降温过程和精密的热循环仪器，难以用于资源有限的地区。因此，研究人员开发了等温扩增技术，即能够在单一温度下实现指数扩增的检测方法。滚环循环扩增（rolling circle amplification, RCA）、基于核酸序列的扩增（nuclear acid sequence-based amplification, NASBA）、环介导等温扩增（loop-mediated isothermal amplification, LAMP）和重组酶聚合酶扩增（recombinase polymerase amplification, RPA)等典型技术,其变性、退火、衍生 3 个步骤是在一个恒定温度下进行的[16]。总的来说,等温扩增技术具有流程简单、成本低和无须热循环程序等优势,是一种极具前景的、适用于环境中病原体现场监测的新型技术。

3. 基于 CRISPR/Cas 系统技术

CRISPR/Cas 系统是一个具有革命性的基因编辑工具,可高精度地识别和修改目标基因[17]。在合成单链 RNA(single-guide RNA, sgRNA)的引导下,CRISPR 相关蛋白(如 Cas9、Cas12 和 Cas13)能够高特异、高亲和力地与目标核酸(包括 DNA 和 RNA)结合,并展现出顺式和反式切割活性。SHERLOCK[18] 和 DETECTR[19] 是两种最为著名的基于 CRISPR/Cas 系统分子检测方法,它们分别依赖于 Cas13 和 Cas12a。例如,结合 RT-RPA 技术和 SHERLOCK 系统,研究人员开发了一种基于 Cas13a 反式切割活性来检测 SARS-CoV-2 的方案,肉眼即可观察到 10～100 copies/mL 的病毒 RNA[20]。

CRISPR/Cas 系统是一种新兴的技术,由于其高度特异性和出色的灵敏度,能够在短时间内准确检测复杂背景干扰下的目标病毒,在环境监测方面具有很大的潜力。此外,通过设计不同 sgRNAs,CRISPR/Cas 系统可同时靶向同一基因的多个位点或多种基因,有望在现场环境监测中实现病原体的多重检测。

4. 核酸杂交技术

探针和目标核酸之间的杂交过程基于碱基互补配对原则,具有特异性、稳定性和快速等特点。测量核酸杂交引起的某些物理或化学变化也可用于病原体的检测。早期的技术如点印法或 Southern/Northern 印迹法可以通过原位杂交直接检测特定的病毒 DNA 序列或 RNA,无须扩增。然而,这些方法主要依靠直接杂交和信号检测策略,其灵敏度不能满足临床检测需求。随着信号放大技术的发展,核酸杂交方法已被开发用于检测病原体。例如,Qiu 等开发了一种双质子生物传感器,通过将核酸杂交将质子光热(plasmonic photothermal, PPT)效应和局部表面质子共振(localized surface plasmon resonance, LSPR)传感相结来检测 SARS-CoV-2。该方法在多基因混合物中的检测限低至 0.22 pM,为临床快速诊断病原体提供了新思路[21]。

5. 病原体核酸 POC 检测技术

核酸的快速准确检测是病原体鉴定和传染病诊断的关键。基于蛋白质的诊断方法目前已经得到广泛应用,但基于核酸的诊断方法通常更易于开发,且具有高灵敏度和内在灵活性。RT-qPCR 是核酸检测的现有标准,此外还开发了 LAMP 等基于核酸的监测技术,LAMP 后可以通过包括凝胶电泳、荧光和比色法在内的多种策略进行 DNA 的监测。然而,目前上述策略存在一定局限性,例如,荧光方法成本较高,需要复杂的读出系统或集成专用平台;比色法相对简单,但容易产生误差干扰试验结果[22]。因此,开发细胞核酸扩增检测的简化方法十分重要。

新型简化的"one-pot"核酸等温扩增方法可以通过电阻抗的变化进行检测,不需要将微珠作为外部成核剂。改进后的 RT-LAMP 反应使扩增的 DNA 自核成纳米球,在微流体通道中,被动流动通过两个检测电极,在阻抗信号中产生量化尖峰。将新型简化的"one-pot"核酸等温扩增技术应用于 SARS-CoV-2 病原体的检测,可检测到更高浓度的病毒。此外,还可以检测多种来自各种病毒和细菌病原体的 DNA、RNA 致病序列,对于检测多个目标的 DNA/RNA 具有灵活可变的特点,实现了病原体的低成本快速敏感检测,对于新型的、简化的基于阻抗的多病原体即时检测(point-of-care testing, POCT)核酸检测系统发展具有重要意义[23]。

(三)用于环境监测的微流控技术

微流控技术是将反应体系中样品的制备、反应和检测等操作单元集成到表面积为平方厘米或更小的芯片中,在少至皮升或微升体积的反应体系中完成反应全过程的多学科交叉技术[24]。利用不同学科的交叉特性,形成集成化、微通道、自动化以及高通量的检测效果,同时兼顾了经济性和便携性,因此微流控技术在分子检测领域有着广阔的发展前景[25]。微流控技术可以精确地操纵和控制通道或腔室中微小体积的液体移动(通常为 $10^{-6} \sim 10^{-15}$ L)。将先进的生物标志物检测方法(如基于核酸或免疫学的技术)与微流控技术相结合,展现了在 POCT 和环境检测中实现病毒检测综合系统的巨大潜力。

例如,微流控技术可以将样品等分成小液滴,装进预装试剂的腔室中,并在各自的腔室中对不同的目标进行平行扩增或基于免疫学的分析,实现多重、自动和高通量筛选。因此,微流控技术被认为是环境监测中传统方法的一种有前途的替代方法,其优点包括灵敏度高、快速、成本低、多路复用和便携等,已广泛用于环境监测领域,如水质检测[26]、微生物检测[27,28]、食品变质检测[29,30]、空气检测[31]等。例如,最近研究人员开发了一种高灵敏度、便携式微流控免疫分析系统,可快速(<15 min)、多次、现场同步地检测 SARS-CoV-2 的 IgG/免疫球蛋白 M(IgM)/抗原[32]。

然而,一些微流控设备需要复杂的仪器或专门的消耗品,这限制了它们在分析大量样品以及在资源有限地区的应用前景。微流控技术的最新进展是将多个组件实施和整合到一个单一的芯片上,为全自动分析提供芯片上的实验室(Lab on chip, LOC)技术。LOC技术在快速和现场筛选病原体方面具有巨大优势。此外,LOC 技术是一个高度集成的平台,它将所有需要的试剂和检测工具集成在一个便携式系统中,可用于分子检测的独立和移动部署,非常适合发展中国家或偏远地区的现场病原体诊断。基于微流控的 LOC 技术在现场环境病原体分析具有独特优势,如减少分析时间、提高检测限等。

三、风险评估体系

(一)环境风险评估系统概况

人类健康、动物健康与生态系统健康三者相互依存,全健康理念由此形成,推动了全球健康新视角。它将人的健康、动物健康、环境健康有机整合加以研究,强调关注人类、动物和环境的关联性,从"人类—动物—环境"健康的整体视角解决复杂健康问题。通过多机构、跨学科、跨地域的协同合作,统一收集分析人类、动物和环境的综合信息,构建传染病综合防控网络,实现对新发传染病的及时预警和有效防控,提高公共卫生治理体系的整体效能。

　　然而,我国及全球的环境公共卫生安全当下仍面临多种风险和挑战。例如,在环境层面,目前关于环境污染生态风险的评估大多停留在个体层次,按照个体层次的评估标准,环境污染物的生态风险可能被严重低估。事实上,在环境污染物不直接致命的情况下,低浓度的污染物也可能会通过亚致死效应损害物种间的相互关系,甚至因此破坏整个生态系统。只有基于全健康理念,进一步优化生态环境健康风险评估程序,扩大医学、农业、畜牧兽医、食品、环境、经济等跨部门跨学科的合作,不断健全完善风险评估体系,才能保障人类健康和社会稳定,促进人与自然的和谐发展[33]。

　　目前的生态环境健康风险评估程序主要包括方案制定、危害识别、危害表征、暴露评估和风险表征五个步骤(图16-4)。其中,危害识别和危害表征共同构成危害评估。在开展风险评估前,风险评估者需与风险管理者和利益相关方进行沟通,明确评估所要支撑的生态环境管理需求或需要关注的生态环境问题。随后,通过资料收集与分析、人员访谈、现场调查和生态环境监测等确定评估范围,综合考虑来源特征、环境行为、危害特征及管理需求等,确定需要评估的环境中的化学性因素,分析目标环境因素的危害特征(如急性或慢性)、暴露发生时间和持续时间,以及环境因素的来源特征、迁移转化、暴露途径和人群分布等,明确重点关注的人群,开展风险评估。

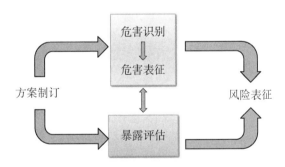

图16-4　当前生态环境健康风险评估程序

　　在风险评估程序中,风险表征评估十分关键,需要综合危害识别、危害表征和暴露评估结果,定性或定量描述风险大小及其不确定性。一般按照信息汇总、风险估计、敏感性和不确定性分析、形成结论4个步骤进行,要求综合描述目标环境因素的毒性效应、效应终点、剂量—反应(效应)关系以及特定暴露情景下的人群暴露水平,并基于相应关系和暴露水平估计人群经不同暴露途径发生相应有害效应的风险,表征特定情景下人群暴露于环境因素的健康风险,最终形成评估结论。

（二）环境风险评估系统实施案例

1. 水环境风险评估分析

地下水污染风险评估是水环境评价的重要组成部分。有研究提出了一种结合遥感云计算、地下水长期建模模拟和 GIS 技术优势的新型风险评估方法，将长时间序列和空间因素等多维因素纳入评估考虑，以地下水位深度、降雨量、地形地貌、土壤湿度、污染源、污染毒性等十余项参数为评估指标，建立基于遥感云计算、DRASTIC 模型和 Modflow＋MT3DMS 的综合模型对近年来的水污染风险进行评估（图 16-5）。在研究案例中，风险综合评价体系涵盖了地表指标、地下指标和污染物指标多项内容。该体系综合利用遥感云计算技术、地下水数值模拟技术和地下水脆弱性进行评价建模，将污染负荷指标评价体系中与地下水有关的水文地质指标、遥感指标、污染物毒性、污染物泄漏可能性、污染源泄漏量等多项指标纳入考量，实现了地下水污染的多元时空风险评价，构建了多变量、空间和长时间序列的地下水污染风险评价系统，最终取得了良好的地下水环境因素影响评价效果，开辟了全新的、多指标因素且包含多个时空因素的综合风险评价体系，对更多地区的地下水污染风险评估以及水环境污染风险整体评估具有重要意义[34]。

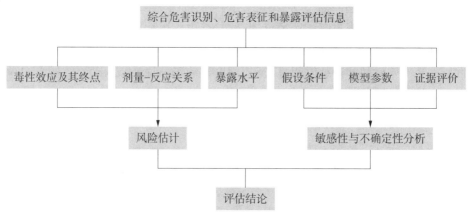

图 16-5 风险表征评估

2. 化学物质风险评估分析

近三分之二的生态状况变化可以归因于人类影响，其中化学污染物的混合风险是重要因素之一。研究表明，即使环境化学物质仅有微量减少，也会对生态环境产生重大影响[35]。然而，目前在监管层面上，化学品安全风险评估尚未认识到环境暴露是同时接触多种化学品的情况，因此可能会发生无意的、混合物的、潜在有害暴露，从而导致对环境的潜在保护不足，影响生态安全和人体健康。

有研究描述了基于 NORMAN 化学地表水监测数据的欧洲淡水生态系统累积环境风险评估结果，阐释了化学物质对混合风险的相对贡献并展开分析，评估了当每种化学品的可接受风险略微降低时，累积风险如何降低[36]。基于 NORMAN 化学地表水监测数据库(1998—2016 年)的欧洲淡水生态系统累积环境风险评估研究案例,主要侧重于水生生物共同暴露风险的表征,并明确基于在监管水框架指令水质表征背景下建立的方法,开展分析步骤、必要假设、结果指标以及类似于对地表水污染的监管等相关解释的单一化合物评估。研究方法包括 4 个主要步骤:一是监测数据的收集;二是整理和汇总时间和空间层面的监测数据;三是使用各种风险指标描述单一化学品和水体水平共同暴露的风险特征;四是评估在各部分暴露因素减少情景下的风险变化。

3. 气候风险评估分析

当前,全球气候变化对生物多样性和人类福利健康产生重大影响,社会各个层面均面临与气候变化相关的风险,包括气候变化本身带来的物理风险以及在适应气候和净零排放的过程中社会和经济转型所带来的转型风险。在这种背景下,气候风险评估体系却存在明显局限性。目前的气候风险评估方法范围通常过于狭窄,仅反映对单个或一小部分问题的关注,同时很少考虑相互关联、复合和系统性的多种现实世界风险,无法有效评估气候相关风险的真实暴露程度,综合来看可能导致对气候风险的错误评估。因此,Arribas 等人的研究中确定了 4 条相互交叉又关联的关键改进策略[37]:一是扩大利用现有和新兴科学技术,更好地利用地理空间数据和处理不确定因素;二是制定共同的原则和标准,使各种不同的风险评估具有透明度、可比性和互操作性;三是参与式治理:实施参与式治理实践,使多方利益相关者能够有效参与;四是能力层面加快能力建设,促进创新、知识产生和传播。

部分风险评估倾向于遵循影响评估方法,即采取以风险为导向,侧重于气候变化对特定地区的影响[38]。从具体气候风险评估案例来看,例如干旱气候变化对若干区域粮食生产所产生风险的评估案例,或者洪水气候变化对全世界数据中心产生风险的评估案例,该类评估方法具有一定适用性。然而,由于研究范围有限,无法综合考虑复合风险和系统性风险。具体来讲,可能会忽略极端气候、能源以及地缘政治危机等多种因素给农业食品行业带来的风险;也可能会忽略数据中心所有者本身面临的风险,比如一个地区的气候政策变化可能会增加从另一个地区进口零部件的成本,比如欧盟的碳边境调整税等。综合考虑和评估气候产生的风险较为复杂。

在大多数风险评估机构中,现有和新兴的科学技术的潜力尚未得到充分发挥。未来可以加速采用原位和遥感等新的观测技术,并结合机器学习和云计算提供的快速和可扩展的数据处理能力。同时,需要制定共同原则,在必要时制定适当的技术、管理标准,以使数据和方法能够进行比较并具备可操作性。这对于整合风险评估机构和理清研究范围至关重要,研究机构、监管机构和私营部门都可以在制定共同原则方面发挥作用。现有的倡议中,如世界气候研究计划灯塔活动、气候相关财务披露工作组和美国证券交易委员会提出的气候相关披露规则,应该实现有机整合和联系,从而促进和支持跨多个组织和利益相关者的自下而上联系。此外,需要实施能够让多个利益相关者参与的治理实践,加快能力建设,以便在利益相关者之间产生和传播知识,这对于支持适当的风险评估范围界定和创建围绕气候评估风险的关键决策至关重要。

因此,未来需要进一步了解气候相关风险的广度和深度,以便更加全面地开展评估工作。同时,如有可能,鉴于每个风险评估都有其限定的范围,应当对复合风险和系统性风险进行优先评估,首先确定气候风险评估的适当范围,在限定的适当范围内开展研究,形成各项单独的风险评估再进行集成。此外,可以利用新兴科学技术快速处理和扩展信息,使单独的风险评估集成成为可能并得到广泛应用。

四、小　　结

环境监测与临床诊断相结合的综合方法能够即时捕捉潜在疫情的出现和演变,从而预测和揭示疫情的流行发展。与没有具体症状线索的被动临床诊断和筛查相比,在采样和检测策略指导下的主动监测环境中病原体,可以更加准确、及时地预防传染病的发生发展。然而,环境中出现病原体可能不足以估计某种传染病的流行,需要通过临床诊断和观察进一步确认。因此,作为一种补充手段,病原体的环境监测将为临床诊断争取时间,并提供针对临床症状的相应信息。环境监测和临床诊断相结合是一种可行的策略,能有效预防和控制由病原体引起流行性传染病。用于环境病原体监测的理想技术应在灵敏度、准确性、实时数据可及性、便携性、简易性和成本效益之间取得平衡[39]。总之,病原体检测技术的未来及其在环境监测中的应用依赖于跨学科、多领域科学家和工程师通力合作。

除此之外,环境中病毒量与感染人群之间的相关性可能是加强流行病学预测的一个方向。因此,应该基于全健康方法在环境监测和临床诊断两方面进行数据共享、分析和建模。例如,在不同病程的临床标本中检测病原体,在多个适当地点对环境基质中的病原体进行检测,在临床样本和环境样本之间建立明确的时间关联。随后基于这些数据建立流行病学模型,进而对流行病的发展阶段、变化时间点、感染人群、扩散规模以及未来趋势进行可靠预测。

对于环境风险评估体系,应当将人的健康、动物健康、环境健康三者实现有机统合,统一收集分析人类、动物和环境的综合信息,以解决目前关于环境污染生态风险的评估问题[40]。目前,生态环境健康风险评估程序仍有较大的优化空间。开展风险评估前,风险评估者需要与相关方充分沟通,明确评估所需要关注的生态环境问题,随后通过资料收集与分析、人员访谈、现场调查和生态环境监测等确定评估范围,综合考虑后确定需要评估的环境因素,基于全健康理念进一步优化生态环境健康风险评估程序,不断完善当前的风险评估体系。

参 考 文 献

[1] WHO, FAO, OIE . A tripartite guide to addressing zoonotic diseases in countries taking a

multisectoral, one health approach[R]. 2019: 1－166.

[2] Chiu C Y. Viral pathogen discovery [J]. Curr Opin Microbiol, 2013,16(4):468－478.

[3] Schlaberg R, Chiu C Y, Miller S, et al. Validation of metagenomic next-generation sequencing tests for universal pathogen detection [J]. Arch Pathol Lab Med, 2017,141(6):776－786.

[4] Jain M, Olsen H E, Paten B, et al. The Oxford Nanopore MinION: delivery of nanopore sequencing to the genomics community [J]. Nat Genet, 2016,17(1):1－11.

[5] Quick J, Loman N J, Duraffour S, et al. Real-time, portable genome sequencing for Ebola surveillance [J]. Nature, 2016,530(7589):228－232.

[6] Hoenen T, Groseth A, Rosenke K, et al. Nanopore sequencing as a rapidly deployable Ebola outbreak tool [J]. Emerg Infect Dis, 2016,22(2):331.

[7] Edwards A, Debbonaire A R, Nicholls S M, et al. In-field metagenome and 16S rRNA gene amplicon nanopore sequencing robustly characterize glacier microbiota [M]. New York: Cold Spring Harbor Laboratory, 2016.

[8] Johnson S S, Zaikova E, Goerlitz D S, et al. Real-time DNA sequencing in the Antarctic dry valleys using the Oxford Nanopore sequencer [J]. J Biomol Tech, 2017,28(1):2.

[9] Mcintyre A B, Rizzardi L, Angela M Y, et al. Nanopore sequencing in microgravity [J]. NPJ Microgravity, 2016,2:16035.

[10] Castro-Wallace S L, Chiu C Y, John K K, et al. Nanopore DNA sequencing and genome assembly on the international space station [M]. New York: Cold Spring Harbor Laboratory, 2016.

[11] Espinosa E, Bautista R, Fernandez I, et al. Comparing assembly strategies for third-generation sequencing technologies across different genomes [J]. Genomics, 2023,115(5):110700.

[12] Van Dijk EL, Naquin D, Gorrichon K, et al. Genomics in the long-read sequencing era [J]. Trends Genet, 2023,39(9):649－671.

[13] Jones A, Torkel C, Stanley D, et al. High-molecular weight DNA extraction, clean-up and size selection for long-read sequencing [J]. PLoS One, 2021,16(7):e0253830.

[14] Yip S P, To S S T, Leung P H M, et al. Use of dual TaqMan probes to increase the sensitivity of 1-step quantitative reverse transcription-PCR: application to the detection of SARS coronavirus [J]. Clin Chem, 2005,51(10):1885－1888.

[15] Bustin S A, Benes V, Garson J A, et al. The MIQE guidelines: minimum information for publication of quantitative real-time PCR experiments [J]. Clin Chem, 2009,55(4):611－622.

[16] Zhao Y, Chen F, Li Q, et al. Isothermal Amplification of Nucleic Acids [J]. Chem Rev, 2015,115 (22):12491－12545.

[17] Hirakawa M P, Krishnakumar R, Timlin J A, et al. Gene editing and CRISPR in the clinic: current and future perspectives [J]. Biosc Rep, 2020,40(4):BSR20200127.

[18] Gootenberg J S, Abudayyeh O O, Lee J W, et al. Nucleic acid detection with CRISPR-Cas13a/ C2c2 [J]. Science, 2017,356(6336):438－342.

[19] Li S Y, Cheng Q X, Wang J M, et al. CRISPR-Cas12a-assisted nucleic acid detection [J]. Cell Dis, 2018,4(1):20.

[20] Zhang F, Abudayyeh O O, Gootenberg J S. A protocol for detection of COVID－19 using CRISPR diagnostics [R]. https://broad.io/sherlockprotocol, 2020.

[21] Qiu G, Gai Z, Tao Y, et al. Dual-functional plasmonic photothermal biosensors for highly accurate severe acute respiratory syndrome coronavirus 2 detection [J]. ACS Nano, 2020,14(5):5268－5277.

[22] Galhano B S P, Ferrari R G, Panzenhagen P, et al. Antimicrobial resistance gene detection methods for bacteria in animal-based foods: a brief review of highlights and advantages [J].

Microorganisms, 2021, 9(5):923.

[23] Tayyab M, Barrett D, van Riel G, et al. Digital assay for rapid electronic quantification of clinical pathogens using DNA nanoballs [J]. Sci Adv, 2023, 9(36):eadi4997.

[24] Park J, Han D H, Park J K. Towards practical sample preparation in point-of-care testing: user-friendly microfluidic devices [J]. Lab on a Chip, 2020, 20(7):1191 - 1203.

[25] Pattanayak P, Singh S K, Gulati M, et al. Microfluidic chips: recent advances, critical strategies in design, applications and future perspectives [J]. Microfluid Nanofluidics, 2021, 25(12):99.

[26] Lee J C, Kim W, Choi S. Fabrication of a SERS-encoded microfluidic paper-based analytical chip for the point-of-assay of wastewater [J]. Int J Pr Eng Man-GT, 2017, 4(2):221 - 226.

[27] Xia Y, Liu Z, Yan S, et al. Identifying multiple bacterial pathogens by loop-mediated isothermal amplification on a rotate & react slipchip [J]. Sensor Actuat B-Chem, 2016, 228:491 - 499.

[28] 贾亦琛, 宋婷婷. 基于微流控技术的细菌快速检测技术研究[J]. 智慧健康, 2021, 7(6):36 - 38.

[29] Xue L, Jin N, Guo R, et al. Microfluidic colorimetric biosensors based on MnO_2 nanozymes and convergence-divergence spiral micromixers for rapid and sensitive detection of Salmonella [J]. ACS Sens, 2021, 6(8):2883 - 2292.

[30] Qi W, Zheng L, Wang S, et al. A microfluidic biosensor for rapid and automatic detection of Salmonella using metal-organic framework and Raspberry Pi [J]. Biosens Bioelectron, 2021, 178:113020.

[31] 张潇, 徐远远, 吴晨帆. 基于微流控芯片技术的室内空气甲醛检测方法[J]. 中国石油和化工标准与质量, 2014, (7):14 - 15.

[32] Lin Q, Wen D, Wu J, et al. Microfluidic immunoassays for sensitive and simultaneous detection of IgG/IgM/antigen of SARS - CoV - 2 within 15 min [J]. Anal Chem, 2020, 92(14):9454 - 9458.

[33] Hart A, Warren J, Wilkinson H, et al. Environmental surveillance of antimicrobial resistance (AMR), perspectives from a national environmental regulator in 2023 [J]. Euro Surveill, 2023, 28 (11):2200367.

[34] Xu H, Yang X, Wang D, et al. Multivariate and spatio-temporal groundwater pollution risk assessment: A new long-time serial groundwater environmental impact assessment system [J]. Environ Pollut, 2023, 317:120621.

[35] Rorije E, Wassenaar P N H, Slootweg J, et al. Characterization of ecotoxicological risks from unintentional mixture exposures calculated from European freshwater monitoring data: Forwarding prospective chemical risk management [J]. Sci Total Environ, 2022, 822:153385.

[36] Birk S, Chapman D, Carvalho L, et al. Impacts of multiple stressors on freshwater biota across spatial scales and ecosystems [J]. Nat Ecol Evol, 2020, 4(8):1060 - 1068.

[37] Arribas A, Fairgrieve R, Dhu T, et al. Climate risk assessment needs urgent improvement [J]. Nat Commun, 2022, 13(1):4326.

[38] Pörtner, H.-O., et al. IPCC, 2022: climate change 2022: ipacts, adaptation, and vulnerability. Contribution of Working Group II to the sixth assessment report of the intergovernmental panel on climate change [M]. Cambridge University Press, 2024.

[39] Chen B, Jiang Y, Cao X, et al. Droplet digital PCR as an emerging tool in detecting pathogens nucleic acids in infectious diseases [J]. Clin Chim Acta, 2021;517:156 - 161.

[40] Holmes C M, Maltby L, Sweeney P, et al. Heterogeneity in biological assemblages and exposure in chemical risk assessment: Exploring capabilities and challenges in methodology with two landscape-scale case studies [J]. Ecotoxicol Environ Saf, 2022, 246:114143.

第十七章
全健康视角下的水环境风险

王希涵[1,2,3]，周珊珊[1,2,3]，左清秋[2]，王旭[2]，沈玉娟[2]，尹建海[2]，曹建平[1,2,3]*

一、引　　言

　　全健康理念旨在结合跨学科参与和跨国合作，解决人类—动物—环境界面上复杂的全球健康问题。其中，环境维度近年来备受关注，其所涉及的环境风险主要是指生态系统受到一个或多个胁迫因素影响后，产生不利于生态后果的可能性，包括自然灾害引起的结构与功能损害以及环境污染引起的生态系统安全与健康损害。在《中华人民共和国水污染防治法》和《水污染防治行动计划》中提及的水环境风险主要是针对有毒有害污染物污染[1]，如废水排放、化学或生物剂排放、固体废弃物等。但不可忽视的是，水环境中存在的病原微生物及其环境耐药基因等风险因素也可能对大范围人群健康带来威胁。截至目前，已发现1400多种水体病原微生物[2]，包括细菌、病毒、原生动物和真菌等，它们可经饮食、呼吸、皮肤接触等途径感染人或动物，引起肠道、呼吸道及其他传染病。因此，如何有效控制和管理水污染，应对水中的致病性微生物，降低环境风险，成为水环境管理的重要靶点。本章节将介绍水环境中的风险及其重要性，并从全健康的角度探索应对水环境风险的可能性。

1. 上海交通大学医学院-国家热带病研究中心　全球健康学院，上海　200025
2. 中国疾病预防控制中心寄生虫病预防控制所（国家热带病研究中心），国家卫生健康委员会寄生虫病原与媒介生物学重点实验室，世界卫生组织热带病合作中心，国家级热带病国际联合研究中心，上海　200025
3. 上海交通大学-爱丁堡大学全健康研究中心，上海　200025
* 通讯作者

二、水环境风险及其重要性

在全球总水资源中，人类真正可利用的水量仅占全球总水资源量的 0.234%[3]。我国水资源匮乏，人均拥有水量约为 2 450 m³，为全球人均拥有水量的 1/4，远低于世界人均水资源拥有量，属于全球贫水国之一，如图 17-1 所示[4]。2021 年，联合国水资源报告指出，全球被调查的 89 个国家的 75 000 个水体（河流、湖泊和地下水）中[5]，超过 40% 受到严重污染，超过 30 亿人缺乏良好水质。

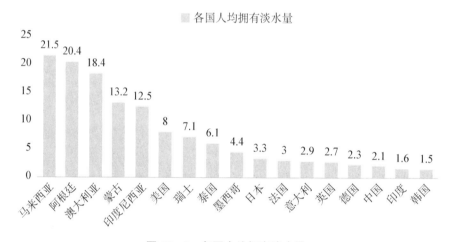

图 17-1　各国人均拥有淡水量

水污染是指由于某种物质介入水体而导致水质恶化，使其在化学、物理、生物或者放射性方面发生改变，从而影响水的有效利用[6]。水污染问题已受到社会各界的广泛关注，其主要来源为工业废水、生活污水以及农业污染物。联合国可持续发展目标提出，到 2030 年确保所有人的用水和卫生设施具有可用性和可持续管理[7]。

当前国内的城市水污染主要分为 3 种类型[8]：①化学性污染物（有机/无机污染物）；②生物性污染物（病原微生物）；③物理污染物（热污染和放射性污染）。其中，化学性污染物和生物性污染物是我国当前水污染面临的主要问题，也是水环境风险的主要因素。

（一）化学性污染物

化学性污染物主要分为无机污染物、有机污染物以及新污染物。

1. 无机污染物

在中国，水中主要的无机污染物包括重金属（如汞、铅、镉等）、砷、氟等[8]。重金属污染对人体的主要危害表现为致癌、致畸和致基因突变。在重金属污染中，毒性最大的元素是汞元素。无机汞进入水体后，可转化为毒性更强的有机汞，能在人脑内蓄积，导致脑损伤，引起水俣病。日本发生的著名公害水俣病就是因食用被甲基汞污染的鱼引起的[9]。

铅元素污染也是需要控制的主要水污染之一。铅元素对人体健康危害较大，尤其是对婴幼儿和孕妇。铅元素对婴儿的影响主要表现为导致婴儿神经系统紊乱、智力低下；对儿童的影响主要表现为导致学习能力下降、生长发育迟缓；而孕妇饮用含铅量过高的水则可能导致流产[10]。

2. 有机污染物

水体中的有机污染物质不仅会对生态系统造成严重危害，还会对人体健康产生严重影响。石油化工、煤气、油漆等行业排放的工业废水中含有大量以苯酚为主的酚类化合物。苯酚可溶于水且具有较大毒性，能引起蛋白质变性和沉淀。人类长期饮用含酚水，则会出现头昏、贫血以及各种神经系统症状，甚至中毒死亡[11]。农业生产过程中使用的有机磷农药主要通过抑制生物神经传导中的乙酰胆碱酯酶的活力，使其失去催化乙酰胆碱水解的能力，造成乙酰胆碱大量堆积，引起人体神经中毒，表现为流涎、腹泻、震颤、肌束颤动等症状，严重时亦可致死[12]。有机氯农药主要在人体脂肪中蓄积，对人体内分泌系统、免疫系统、生殖系统等功能造成影响，严重者可出现高血压、糖尿病、认知功能障碍、神经类疾病等[13]。另外，消毒副产物是饮用水中普遍存在的一类高健康风险有机污染物。目前，饮用水中已鉴定出超过 700 种消毒副产物，其中三卤甲烷类和卤代乙酸类消毒副产物在中国饮用水中被广泛检出，被发现具有细胞毒性、遗传毒性、致畸性、致癌性以及生殖发育毒性等健康危害[14]。

3. 新污染物——环境耐药菌及耐药基因

抗生素被人体或动物摄入后并不能被完全吸收代谢，其中有 30%～90% 的抗生素会以原药或初级代谢产物等活性状态排出体外，从而随着代谢物进入不同的环境介质中[15]。进入环境中的抗生素由于其抗菌性能以及复杂的化学结构而难以降解，会对微生物群落造成干扰，也可能对环境中的微生物产生压力选择，加速抗生素耐药性的产生[16]。在人体内残留蓄积的抗生素则会对人体造成严重的毒性影响，例如人体若长期摄入低剂量抗生素，可导致体内出现大肠埃希菌耐药菌株[16]。抗生素耐药性在人—动物—环境界面的流动与循环对人、动物、环境的健康都构成了极大威胁，已成为全健康理念和模式关注的问题之一。人类的生产生活、医疗活动及全球一体化的不断发展均会促进耐药性在人—动物—环境界面的全球传播。抗生素耐药菌（antibiotic resistance bacteria，ARB）和抗生素耐药基因（antibiotic resistance gene，ARG）也被定义为新型环境污染物，对地表水、地下水和土壤产生负面影响，并进一步危害公众健康[17]。

目前，抗生素耐药菌和抗生素耐药基因已在多种水体中被检测出。相关研究对长江流域的两个饮用水处理厂进行了抗生素耐药性评估，结果显示原水中的磺胺类抗性基因（$sul1$、$sul2$）和 I 型整合子整合酶基因（$intI1$）的绝对丰度为 $1.8 \times 10^3 \sim 2.4 \times 10^5$ copies/mL，即使是在经过处理后的出水中仍检测到 $10^2 \sim 10^4$ copies/mL[18]。另外一项对无锡市废水处理厂的进水中 5 种抗生素（四环素、环丙沙星、红霉素、氨苄青霉素和卡那霉素）耐药菌检出的总浓度为 $(4.19 \sim 5.27) \times 10^5$ CFU/mL，其中以环丙沙星耐药菌检出的含量最高,为$(1.86\sim2.25)\times10^5$ CFU/mL[19]。研究表明,抗生素耐药基因可通过被污染的饮用水或食物等方式进入人体内[20]。若抗生素耐药基因在人体内成功表达会加大治疗难度,对人类健康造成直接威胁。相关数据显示,全球每年约 70 万人因抗生素耐药性致死[21]。

（二）生物性污染物

水环境中的生物性污染物包括病原微生物以及水体富营养化导致的藻类繁殖。

1. 病原微生物

新发介水传播病原体在发达国家和发展中国家都构成了重大的健康危害。根据《全球疾病负担》数据,介水传染病造成的疾病负担是 1990 年第二大死亡原因,并预测在 2020 年下降为第九大死亡原因[22]。根据 WHO 报告,低收入和中等收入国家每年有约 124.5 万人因供水、环境卫生和个人卫生设施缺乏而死亡,占供水、环境卫生和个人卫生相关死亡总数的 89%;在 2019 年,环境卫生状况不佳被认为是造成其中约 56.4 万例患者死亡的主要原因,也是若干被忽视的热带病的主要因素,包括肠道蠕虫、血吸虫病和沙眼[23]。因此,加强对水生病原微生物的有效控制,保障用水安全是不容忽视的问题。水环境中包含多种病原微生物,可以分为病毒、病原菌和寄生虫[24]。

（1）病毒:水环境中病毒的主要来源是人和受感染动物的排泄物,粪—口途径感染是其主要传播途径,婴儿和儿童是病毒感染的多发群体,感染者多出现肠胃炎、脑膜炎、发烧、手足口病等症状,且具有季节性特征。水环境中的潜在致病病毒有腺病毒、多瘤病毒、肠道病毒、甲型和戊型肝炎病毒、诺如病毒、轮状病毒和星状病毒等,人类腺病毒和多瘤病毒在多项研究中都表现出较高的流行率[25]。根据美国疾病预防控制中心对西班牙、法国、希腊、美国等几个高度工业化国家的戊型肝炎病毒（HEV）流行情况进行了调查,在收集的 46 份巴塞罗那城市污水样本中,有 20 份（占 43.5%）样本 HEV 检测阳性,其中 15 份与 2 份 HEV 临床样本分离株相似,也与不同地域 HEV 非流行区的毒株相似;此外,在华盛顿特区和法国南希的污水样本中也零星检出了 HEV 阳性样本,这些样本也同时检出了甲型肝炎病毒[26]。

（2）病原菌:水环境中常见病原菌均属于革兰氏阴性菌株,根据来源不同主要分为肠道菌群和土著菌。粪—口传播是其主要的传播途径,婴幼儿、老人以及免疫力缺陷或较低者是病原菌的易感人群,大肠及小肠是主要的受感染部位。水中常见病原菌主要包括肠致病性大肠埃希菌、志贺菌、弯曲杆菌、沙门菌、霍乱弧菌（*Vireo cholerae*）和军团菌。由于病原菌的菌体表面抗原、生理生化特性、毒力因子不同,引发疾病所需的剂量也不同。比如,志贺菌在剂量为 $10\sim100$ CFU/mL 时即可引发细菌性痢疾、腹部痉挛、发烧、脱水等症状,而肠致病性大肠埃希菌在剂量为 $10^8\sim10^{10}$ CFU/mL 时会引起腹泻症状。肠道菌群中的肠致病性大肠埃希菌、沙门菌、志贺菌、霍乱弧菌、弯曲杆菌主要来源于人和动物的排泄物[27]。而沙门菌、不动杆菌、假单胞菌、金黄杆菌、大肠埃希菌 O157 等也在农场和畜牧场的副产品中大量检出。志贺菌、耶尔森菌及霍乱弧菌引起的疫情暴发通常与受污染的水和海产品有关[28]。弧菌常从动物食品(尤其是家禽)、地下水、地表水、未经处理的污水和海水中检出。相关研究也指出,水传播在弧菌传播中发挥重要作用,并通过粪—口途径传播给人类和动物[29]。

(3) 寄生虫:水体中可能存在多种不同类型的寄生虫,如血吸虫、隐孢子虫、溶组织内阿米巴、微孢子虫、蓝氏贾第鞭毛虫等,其中隐孢子虫和蓝氏贾第鞭毛虫是我国生活饮用水的必检指标,可通过与人、动物、水、食物和受污染环境的接触进行传播,粪—口传播是其主要传播途径。由于感染者的自身免疫状态不同,临床症状也不相同。健康者通常表现为自限性肠胃炎,而免疫力低下者、老年人和婴幼儿则有可能出现慢性甚至危害生命的感染[30]。相关研究指出,在 2004—2010 年,全球共报告了 199 起因原生动物水传播导致的人类疫情暴发,其中 60.3% 的疫情是由隐孢子虫属引起的,35.2% 的疫情是由蓝氏贾第虫鞭毛虫引起的[31]。根据欧洲疾病预防控制中心 2012 年的监测数据结果,每 10 万人中有 3.2 个隐孢子虫感染病例和 5.43 个蓝氏贾第鞭毛虫病例[32]。血吸虫病是由血吸虫寄生于人体肠道或泌尿生殖系统而引起的一类寄生虫病,广泛流行于全球 78 个国家和地区,是非洲、亚洲、加勒比和南美洲等热带和亚热带地区的重要公共卫生问题之一,也是WHO 重点关注的 20 种被忽视的热带病之一[33]。尽管在国家血吸虫病防治专项规划和标准的导向下,我国血吸虫病消除工作成绩斐然,但血吸虫病在中国一些农村地区仍然存在。据《2021 年中国卫生统计年鉴》[34],中国 2020 年血吸虫病流行村人口数 7 137.04 万人,感染血吸虫病的人数达 29 522 人。

2. 藻类

藻类大量繁殖不但会对水生态系统的稳定性造成破坏,而且在生长及死亡分解过程中会释放多种藻毒素,严重威胁人类健康。微囊藻毒素是水中分布较广且毒性较强的一种藻毒素,具有较高的细胞选择性,主要靶器官是肝脏,可引起肝脏损伤和肝癌风险增加[35]。

(三) 物理污染物

水物理污染物主要包括热污染和放射性污染。热污染主要源于工业冷却水,放射性物质主要来自地层中放射性元素或其衰变产物,以及与放射性核素相关的核试验、核战争、核燃料或核素应用所产生的废水[8]。人体接触后会对机体组织或器官(如肝脏、骨髓、甲状腺等)产生辐射性损伤,进而可能诱导肿瘤发生,也可导致胎儿或婴幼儿生长发育障碍[36]。

三、全健康应对水环境风险

水环境中存在许多风险因素危害人、动物和环境健康,以下结合实例探讨全健康应对水环境风险的可行性。

1. 传统水污染治理

以有毒金属为例，作为水环境风险因素之一的有毒金属不仅造成环境污染，还对动物和人类健康构成巨大威胁。海洋金属污染是"全健康"面临的一个新问题[37]，Wise 等[38]提出结合全健康的手段，即采用全健康方法的亚方向——"同一环境健康"，来应对缅因州湾有毒金属污染对鲸鱼及人类造成的危害。该方法侧重于有毒化学品的研究，强调毒理学研究以及重金属含量监测，控制职业暴露，评估污染物负荷。Musoke 等[39]指出，环境卫生从业人员承担着促进全健康的若干职责，要开展环境保护方案，改善对动物和人类健康造成威胁的水源的化学污染，推进公共卫生立法，完善水污染治理法规，推进精准防治。应重点开展水化学性污染物复合暴露对健康影响的评估研究，构建水污染复合暴露评估技术，发展水污染对健康影响的早期效应标志物，建立水污染与人群健康基础数据库，结合全健康理念，探索制订水新型污染物标准体系。

2. 环境耐药的控制措施

早在丹麦早期的农业实践中，高度毒性和持久性物质的使用就受到严格限制，因为其考虑到农药残留物及来自土壤成分、工业排放等的有毒金属可能是导致抗生素耐药性的一个途径，因此重点关注并制订开展措施，而丹麦这一系列对抗生素耐药性的措施也取得了重大成效[40]。后来，丹麦于 2017 年发布了一项应对抗生素耐药性的全健康战略，强调环境因素（包括在植物中使用抗生素、废水等）可能产生的作用，考虑将环境因素的作用以及来自环境监测方案的数据纳入研究分析，在必要的程度上促进环境的参与，以定性和定量的方式确定抗生素耐药性的环境传播特征，并制订预防措施，不断完善应对方案。以弯曲杆菌为例，环境中的弯曲杆菌在暴露后很容易转移给人类[41]，污水管道破裂、未经适当处理的废水排入河流，以及非法将粪便和家庭废物排入河流都会污染水环境，且所有这些都携带细菌病原体，包括弯曲杆菌和抗生素。Vumazonke 等[42]对南非东开普省河流开展药物残留检测，发现在当地河流中，抗生素浓度已经足以对病原体起到选择性压力作用。因此，采用全健康方法监测以弯曲杆菌为例的抗生素耐药性，对于保护公众健康、水生生物多样性和河水质量至关重要[43]。

近年来，已有国家和机构结合全健康理念开展环境耐药控制。2015 年，WHO、FAO 和 WOAH 三方联合发起了《抗微生物药物耐药性全球行动计划》。该计划要求所有国家通过多部门协调来实施国家行动方案，以确保在人类、动物和环境领域进行全面监测、治理和政策实施。WHO 不断帮助各国建立或完善国家抗生素耐药监测系统，并为国际、区域、国家和组织之间的密切合作提供更全面的标准化抗生素耐药性监测数据[44]。同时，还应进一步采用全健康方法，加强个人卫生和饮用水等卫生设施，加强环境污物治理，以阻止抗生素耐药微生物的快速传播，并通过改进监测、感染控制等方式应对抗生素耐药性的全球挑战。

3. 病原微生物控制

正如前文所言，水环境中的病原微生物（致病菌、病毒、寄生虫等）与多种疾病（或伤害)密切相关。因此,在相关疾病方面也需要考虑采取全健康的手段,通过多部门、多学科协作,来控制病原微生物感染。以控制隐孢子虫的传播为例,需要基于全健康理念,开展减少卵囊脱落的措施以及储存和处理粪便的方法,改善水体卫生,防止卵囊污染更广泛的环境,这也是重要的缓解策略,以便进一步改善人、动物、环境的健康[45]。根据 Li 等[46]报道,在人类—动物—生态系统界面和对人兽共患病带来的健康威胁以及通过接触动物、食物、水和受污染的环境传播的新出现的病原体对公共卫生造成的风险,需要应用全健康的方法来解决,要利用生态思维和方法进行公共卫生干预和教育,应对生态威胁产生的问题。

同时,应结合全健康理念,加强对水环境病原微生物监测,完善主动监测与被动监测相结合、由固定监测为主向流动监测为主转变的监测网络,构建监测预警体系[47]。环境DNA(environmental DNA,eDNA)技术是指从环境样品中检测遗传物质(如 DNA)来间接监测物种的一种自然资源管理和保护生物学的新兴技术,在陆地环境和水生环境中均有应用[48]。目前,eDNA 检测技术已应用于传染病病原体的检测。Sengupta 等[49]在肯尼亚已知的血吸虫病传播点测试了 eDNA 检测方法的现场适用性。结果显示,与常规钉螺调查方法相比,水样血吸虫 eDNA 检测的准确率更高。另外,在钉螺调查显示为阴性的位点检测到血吸虫的 eDNA,表明 eDNA 检测具有更高的灵敏度。环境监测预警是传染病防控的关键措施之一。城市环境中的水、空气、土壤和其他无脊椎动物常包含复杂的物质成分,如有毒化学物质、传染性生物制剂和生物排泄物等。尽管这些物质容易被忽视,却往往可以代表全社区的健康信息,因此需对其开展常态化监测。数字城市环境指纹平台通过物联网传感器,对公众、环境健康进行危害监测和评估,并利用云端存储和信息分析建立预警模型[50]。

四、小　　结

水环境风险包括水污染(如有毒金属、有毒化学品等)、水环境中的耐药基因及水环境中的病原微生物(包括致病菌、病毒、寄生虫等),是危害生态、动物及人类健康的危险因素。水环境风险在健康与福祉方面产生了重要影响,亟须找到合理有效的应对方法。而全健康将为解决这一全球性问题提供有效途径。它强调以系统的方式更好地识别和处理人类—动物—环境界面的危险因素,从而促进整体健康。基于全健康理念,目前虽已提供了一系列可行的措施和手段,但需结合时代背景及各国具体国情深入探索及改进,以完善最优方案。在未来,需在多国构建全健康网络,基于全健康理念,加大各国对环境风险因素的识别、监测以及数据分析,构建高效的监测预警和应对体系,培养跨学科人才,制定一系列卫生政策,完善相关法律法规,加大健康教育力度,加快构建全健康理念的传播体系,开展国际合作等,以"预防为主,全面覆盖"为方针,促进全球健康,将环境风险因素造成的负面影响降至最低。

参 考 文 献

［1］符志友，张衍燊，冯承莲，等. 我国水环境风险管理进展、挑战与战略对策研究[J]. 环境科学研究，2021,34(7):1532 - 41.

［2］Bhardwaj N, Bhardwaj S K, BHATT D, et al. Optical detection of waterborne pathogens using nanomaterials [J]. Trends Analyt Chem, 2019,113:280 - 300.

［3］蔺宇. 浅谈我国水污染的现状及危害[J]. 低碳世界,2018,(10):9 - 10.

［4］余周，胡志伟，吴佳，等. 我国水污染现状、危害及处理措施研究[J]. 环境与发展,2019,31(06):61,63.

［5］United Nations Water. Summary Progress Update 2021: SDG 6-water and sanitation for all [R]. Geneva: UN-Water, 2021.

［6］赵琰. 浅谈水污染的危害和治理[J]. 科学中国人,2014,(16):191.

［7］Beattie R M, Brown N J, Cass H. Millennium Development Goals progress report [J]. Arch Dis Child, 2015,100 (Suppl 1):S1.

［8］曾强，邬堂春. 中国水污染状况及其引起的健康危害与对策[J]. 中华疾病控制杂志,2023,27(05):503 - 507.

［9］Yorifuji T, Tsuda T, Harada M. Minamata disease: A challenge for democracy and justice[R]// Late lessons from early warnings: Science, precaution, innovation. Copenhagen: European Environment Agency, 2013.

［10］Åkesson A, Barregard L, Bergdahl I A, et al. Non-renal effects and the risk assessment of environmental cadmium exposure [J]. Environ Health Perspect, 2014, 122(5): 431 - 438.

［11］王晓燕，尚伟. 水体有毒有机污染物的危害及优先控制污染物[J]. 首都师范大学学报（自然科学版）,2002,(3):73 - 78.

［12］周维娜. 有机磷农药对人类和环境的危害[J]. 中国农业信息,2013,(15):164.

［13］吴庆勇，金鹏，李红. 食品中有机氯农药残留超标危害与检测技术[J]. 食品安全导刊,2023,(17):180 - 182.

［14］鲁文清. 水污染与健康[M]. 武汉:湖北科学技术出版社,2015.

［15］Han L, Cai L, Zhang H, et al. Development of antibiotic resistance genes in soils with ten successive treatments of chlortetracycline and ciprofloxacin [J]. Environ Pollut, 2019,253:152 - 160.

［16］刘海洋. 污水中典型抗生素、耐药菌及耐药基因的分布及其电催化降解研究[D]. 长春:东北师范大学,2020.

［17］Zarei-Baygi A, Harb M, Wang P, et al. Evaluating antibiotic resistance gene correlations with antibiotic exposure conditions in anaerobic membrane bioreactors [J]. Environ Sci Technol, 2019, 53(7):3599 - 609.

［18］Hu Y, Jiang L, Zhang T, et al. Occurrence and removal of sulfonamide antibiotics and antibiotic resistance genes in conventional and advanced drinking water treatment processes [J]. J Hazard Mater, 2018,360:364 - 372.

［19］Wang S, Ma X, Liu Y, et al. Fate of antibiotics, antibiotic-resistant bacteria, and cell-free antibiotic-resistant genes in full-scale membrane bioreactor wastewater treatment plants [J]. Bioresour Technol, 2020,302:122825.

［20］Ahmed Y, Lu J, Yuan Z, et al. Efficient inactivation of antibiotic resistant bacteria and antibiotic resistance genes by photo-Fenton process under visible LED light and neutral pH [J]. Water Res, 2020,179:115878.

［21］Kalashnikov M, Mueller M, Mcbeth C, et al. Rapid phenotypic stress-based microfluidic antibiotic susceptibility testing of Gram-negative clinical isolates [J]. Sci Rep, 2017,7(1):8031.

［22］Murray, Christopher J L, Lopez, et al. The Global burden of disease: a comprehensive assessment of mortality and disability from diseases, injuries, and risk factors in 1990 and projected to 2020 [R]. Cambridge Massachusetts Harvard School of Public Health, 1996.

［23］World Health Organization. Progress on sanitation and drinking water: 2015 update and MDG assessment [R]. Geneva: WHO, 2015.

［24］Girones R, Ferrús M A, Alonso J L, et al. Molecular detection of pathogens in water—the pros and cons of molecular techniques [J]. Water Res, 2010,44(15):4325 – 4339.

［25］Bofill-Mas S, Pina S, Girones R. Documenting the epidemiologic patterns of polyomaviruses in human populations by studying their presence in urban sewage [J]. Appl Environ Microbiol, 2000, 66(1): 238 – 245.

［26］Clemente-Casares P, Pina S, Buti M, et al. Hepatitis E virus epidemiology in industrialized countries [J]. Emerg Infect Dis, 2003,9(4):448 – 454.

［27］Crittenden J C, Trussell R R, Hand D W, et al. MWH's water treatment: principles and design [M]. 3rd ed. Hoboken: John Wiley & Sons, 2012.

［28］Sharma S, Sachdeva P, Virdi J S. Emerging water-borne pathogens [J]. Appl Microbiol Biotechnol, 2003,61(5 – 6):424 – 428.

［29］González A, Botella S, Montes R M, et al. Direct detection and identification of Arcobacter species by multiplex PCR in chicken and wastewater samples from Spain [J]. J Food Prot, 2007, 70(2): 341 – 347.

［30］Ryan U M, Feng Y, Fayer R. Taxonomy and molecular epidemiology of Cryptosporidium and Giardia-a 50 year perspective (1971 – 2021). Int J Parasitol, 2021,51(13 – 14):1099 – 1119.

［31］Baldursson S, Karanis P. Waterborne transmission of protozoan parasites: review of worldwide outbreaks-an update 2004 – 2010 [J]. Water Res, 2011,45(20):6603 – 6614.

［32］European Centre for Disease Prevention and Control. Annual epidemiological report 2014-food- and waterborne diseases and zoonoses. [R]. Stockholm: ECDC, 2014.

［33］Loverde P T. Schistosomiasis [J]. Adv Exp Med Biol, 2019,1154:45 – 70.

［34］国家卫生健康委员会. 中国卫生健康统计年鉴(2021)[M]. 北京:中国协和医科大学出版社,2021.

［35］Zheng C, Zeng H, Lin H, et al. Serum microcystin levels positively linked with risk of hepatocellular carcinoma: A case-control study in southwest China [J]. Hepatology, 2017, 66(5): 1519 – 1528.

［36］杨克敌. 环境卫生学[M]. 8 版. 北京:人民卫生出版社,2017:127 – 128.

［37］Wise J P JR, Croom-Perez T J, Meaza I, et al. A whale of a tale: A One Environmental Health approach to study metal pollution in the Sea of Cortez [J]. Toxicol Appl Pharmacol, 2019, 376: 58 – 69.

［38］Wise J P JR, Wise J T F, Wise C F, et al. Metal Levels in Whales from the Gulf of Maine: A One Environmental Health approach [J]. Chemosphere, 2019,216:653 – 660.

［39］Musoke D, Ndejjo R, Atusingwize E, et al. The role of environmental health in One Health: A Uganda perspective [J]. One Health, 2016,2:157 – 160.

［40］Humboldt-Dachroeden S, Mantovani A. Assessing environmental factors within the One Health approach [J]. Medicina(Kaunas),2021,57(3):240.

［41］Larsson D G J, Flach C F. Antibiotic resistance in the environment [J]. Nat Rev Microbiol, 2022, 20(5):257 – 269.

［42］Vumazonke S, Khamanga S M, Ngqwala N P. Detection of pharmaceutical residues in surface waters of the Eastern Cape Province [J]. Int J Environ Res Public Health, 2020,17(11):4067.

[43] Chibwe M, Odume O N, Nnadozie C F. A review of antibiotic resistance among Campylobacter species in human, animal, and water sources in South Africa: a One Health Approach [J]. J Water Health, 2023, 21(1): 9 – 26.

[44] Tornimbene B, Eremin S, Escher M, et al. WHO Global Antimicrobial Resistance Surveillance System early implementation 2016 – 17 [J]. Lancet Infect Dis, 2018,18(3):241 – 242.

[45] Innes E A, Chalmers R M, Wells B, et al. A One Health approach to tackle cryptosporidiosis [J]. Trends Parasitol, 2020,36(3):290 – 303.

[46] Li A M. Ecological determinants of health: food and environment on human health [J]. Environ Sci Pollut Res Int, 2017,24(10):9002 – 9015.

[47] 李慧敏,刘婧姝,王希涵,等. 基于全健康理念的新发传染病综合监测预警体系:结构与创新[J]. 中国寄生虫学与寄生虫病杂志,2022,40(05):572 – 578.

[48] Bohmann K, Evans A, Gilbert M T, et al. Environmental DNA for wildlife biology and biodiversity monitoring [J]. Trends Ecol Evol, 2014,29(6):358 – 367.

[49] Sengupta M E, Hellström M, Kariuki H C, et al. Environmental DNA for improved detection and environmental surveillance of schistosomiasis [J]. Proc Natl Acad Sci U S A, 2019, 116(18): 8931 – 8940.

[50] Mousazadeh M, Ashoori R, Paital B, et al. Wastewater based epidemiology perspective as a faster protocol for detecting coronavirus RNA in human populations: A review with specific reference to SARS – CoV – 2 virus [J]. Pathogens, 2021,10(8):1008.

第十八章
全健康视角下的气候变化与应对

刘鸿艳[1]　王晨曦[1]　王恬妮[2*]　殷堃[1*]

一、引　言

全球气候变化,如气温变化、洪水、干旱、野火等持续频发,对人类及生态健康造成了极大挑战。气候变化引发的荒漠化、海平面上升、海洋酸化和空气污染等威胁着人类健康与生物多样性[1]。随着地球气候变化加剧,对环境、动物和人类健康的直接和间接影响也在逐渐显现。随着生物多样性丧失、栖息地破坏,致使病原体溢出和传播,加剧了人兽共患病的暴发风险,从而增加了公共卫生的复杂性与不确定性。在此背景下,全健康理念能够集成跨部门的信息、专业知识和资源,更好地应对气候变化对人类、动物和环境健康带来的风险与影响,以及日趋严重的传染病威胁。

二、气候环境风险

全球气候变化包括气温上升、反复发生的自然灾害(如洪水和干旱)以及由此引发的气候相关疾病流行率增加,对生态系统和人民健康安全构成了威胁。例如,热浪、寒流和各种污染物可能加重潜在心血管疾病患者的病情,并促使没有已知心血管疾病的人发病[2]。慢性呼吸道过敏性疾病(如哮喘和过敏性鼻结膜炎)、中枢神经系统障碍、心血管疾病、肺癌、哮喘患者因接触花粉和空气污染物(PM2.5)浓度的增加而面临更多风险[3-5]。气候变化是导致生物多样性丧失的重要因素,会对机体产生各种继发性的负面影响,如感

1. 上海交通大学医学院-国家热带病研究中心全球健康学院,上海(200025)
2. 上海海事大学交通运输学院,上海(201306)
＊通讯作者

染性、炎症性、自身免疫性和神经系统性疾病的发病率升高等[6]。

气候变化引起的温度升高会加剧人类致病疾病(如细菌、病毒、动物、植物、真菌、原生动物等引起的疾病)的传播,也增加了人类和动物感染以及接触微生物的风险,对传染病季节模式产生影响[7]。这会导致受危害人群和动物数量增加,使医疗保健系统面临更大的压力。例如,热浪增加了与水相关的一些疾病,如弧菌[8]、原发性阿米巴脑膜脑炎[9]等的发生。此外,据预测,2030—2050 年全球平均气温预计上升 1.5～2 ℃,这将每年导致约25 万人死于腹泻和热应激[10,11]。因此,我们迫切需要更深入地了解气候变化带来的动态影响,并及时有效地提供信息来进行疾病预防和控制措施。

气候变化也是人兽共患病暴发的重要驱动因素[12]。气候变化加速了人兽共患病的溢出、传播与暴发,主要通过改变病原体宿主和媒介的地理分布、增强病原体和媒介的活性,以及影响人类的活动和身体状况(见图 18 - 1)[13]。温室气体排放和森林退化等因素引发气候变化,显著增加了极端天气事件的发生率。干旱会使动物水资源减少,迫使动物迁徙,同时可能引发野火,破坏动物栖息地。这些因素都会导致动物活动范围扩大,增加

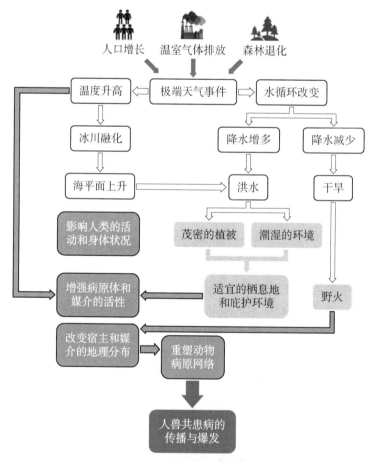

图 18 - 1 气候变化对人兽共患病传播与暴发的影响[13]

与人类接触的概率，进而促进人兽共患病从动物向人类溢出。宿主和媒介的地理分布变化也会使之前无交集的宿主活动范围交叉，重塑动物病原网络，增加人兽共患病传播风险。洪水会增加植被密度并维持湿润环境，为媒介动物提供适宜的栖息地和庇护环境。气候变化也为病原体和媒介的繁殖提供了适宜的环境，加速了其生长发育进程，导致宿主和媒介的活性和种群密度增加，从而增加了疾病向人类传播的风险。另外，气候变化还使人类活动范围发生变化，增加人类与病原体和宿主接触的概率。由于自然灾害引发的水和食物资源污染也会增加人类摄入病原体的概率，进一步增加了患病风险。

气候变化导致的洪涝灾害会破坏人类生态家园，致使携带病原菌的昆虫大量繁殖以及疾病暴发[14]。此外，恶劣天气如干旱会减少农作物的产量和营养价值，进而导致饥饿和营养不良。因此，气候变化的背景下，食品安全与保障同样也是需要关注的重点问题[15]。

三、全健康应对气候环境风险

气候变化会增加致病性疾病的风险。基于此，全健康方法旨在加强环境、人类和动物健康之间的合作，建立应对这些挑战的战略，以促进卫生系统的完善[16]。具体来说，为了实现全健康，我们需要采取以下措施：首先，要达成跨部门、多学科的深度合作，以打破治理领域的障碍。这意味着各个部门之间需加强沟通与合作，共同制定综合性的政策和行动计划，以促进健康、环境和生态系统的协调发展。其次，国家与区域之间应加强交流和合作。不同地区面临的健康和环境问题各不相同，因此需要通过交流和分享经验，形成共识，并根据不同地区的需求制定相应的解决方案。同时，我们需要综合考虑社会、文化、经济、自然等多个因素。公共事件的威胁往往是综合性的，需要综合考虑各种因素的影响。只有在综合考量的基础上，我们才能更好地制定应对策略，减少威胁对健康的影响。最后，我们需要推动社会多层次、全方位的广泛参与。只有广泛动员社会各界的力量，才能形成合力，共同应对健康和生态系统的威胁。这需要政府、企业、学术界、社会组织以及公众等各方积极参与，共同推动三者系统的协调发展，并满足人们对清洁水、能源、空气、安全和营养食品等的需求。通过采取以上行动，我们能够更好地应对气候变化带来的挑战，并为可持续发展作出贡献[17,18]。

在过去的 20 年里，世界发生了多起重大突发公共卫生事件，其中包括严重急性呼吸系统综合征（SARS）[19]、西非埃博拉病毒病[20]、2019 冠状病毒病（COVID - 19）[21]。同时，我们也面临着气候变化带来的极端事件，如热浪、寒流、森林火灾和洪水等的影响，这些问题因气候变化而日益严重，对全球公共卫生造成了严重影响[22]。由于人类、动物和生态系统之间缺乏合作，使得在疾病的发现、预防和遏制方面面临诸多困难，深刻地影响了整个社会，威胁到人类的健康，并导致传染病等的增加[23]。鉴于与气候变化相关的疾病可能带来的负担，我们必须学会识别和预防与气候相关的健康问题，迫切需要在决策实践中推广采用全健康方法。这意味着我们需要综合考虑人类、动物和环境的健康，以确保三者之间协调发展。我们需要加强跨部门、多学科的合作，促进信息共享和交流，并制定综合性的政策和行动计划。同时，国际社会也需要加强合作，形成共识，并通过共同努力来应对气候变化和公共卫生挑战。

为了应对气候变化对健康的影响，越来越多的专业人士和决策者开始关注采用全健康方法。在应对登革热这一快速传播的蚊媒疾病时，研究人员运用全健康理念，引入感染沃尔巴克氏菌的蚊子来减少杀虫剂的使用。这种方法既有效又安全，且对当地生态系统影响较小[22]。面对这些挑战，我们还需进一步发展和应用新技术，如监测和应对技术、准备和早期预警系统、预测和建模平台等。

在全健康理念下，人兽共患病监测不再仅仅依赖于人类和动物的疾病诊断，而是围绕人、动物和环境进行监测、筛查，并对环境中的病原体进行预警。利用遥感技术可以监测气候参数变化、海洋温度和高度、植被和土壤指数[24]，结合模型来预测疾病风险，同时监测动物的活动，以实现病原体宿主媒介的监测。采用环境DNA技术可以监测野生动物的多样性[25]、寄生虫及媒介[26]、病原体，为了解动物活动和病原体及媒介分布情况提供数据。通过高通量测序进行病原体鉴定和分析，实现人兽共患病的溯源、检测及分型[27]。采用基因组学分析病原体的进化和毒力变化情况，预测人兽共患病的潜在风险。蛋白质组学分析气候变化下动物、病原体及其宿主媒介的蛋白水平变化，以探究发病机制（图18-2）[27]。

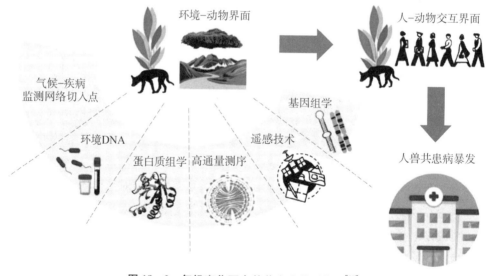

图18-2　气候变化下人兽共患病监测体系[27]

世界正面临着一系列挑战，包括气候变化、人兽共患疾病、AMR以及粮食安全等问题。在这种背景下，全健康方针正在全球范围内得到认可和实施，许多国家和国际组织已采取促进人类、动物和环境健康一体化的政策和措施。例如，美国疾病控制和预防中心设立了"全健康办公室"，负责领导、推广和实施与全健康相关的活动。联合国粮食及农业组织(FAO)、世界卫生组织(WHO)和世界动物卫生组织(WOAH)联合发起了三方倡议,且已有153个国家发布了应对AMR挑战的行动指南。此外,我们迫切需要培养未来的卫生专业人员和社会科学家,以采用协作和跨学科的方法解决问题,并设计和实施基于证据的可持续解决方案。虽然将全健康理念充分纳入政策中仍然面临一定挑战,但人们正逐渐认识到,在应对气候变化等健康挑战时,人类、动物和环境之间的合作至关重要。

与传统的公共和动物健康方法相比,全健康理念强调人类、动物和环境健康之间的相互联系,提倡各领域间的合作来预防和控制传染病传播。它注重可持续性,通过平衡人类需求与生态系统保护来保护后代的健康和福利[28]。人类、动物和环境的健康是相互依存的,需要进行跨学科的合作以提供及时有效的解决方案[29]。全健康理念在应对气候变化对人兽共患病传播风险的框架中,将人、动物和环境作为整体研究对象,从气候变化、动物健康、人类健康和政策管理四个方面采取应对措施。其中,减少碳排放、增加碳储存是缓解气候变化趋势的措施之一;同时,应预测气候变化的发展趋势,并制定卫生系统的适应性计划。在动物健康方面,需要监测和分析动物健康情况,提高预防人兽共患病向人类传播的能力,并加强农业部门、动物健康部门等机构之间的合作。在人类健康方面,需要注重监测动物与人类接触的界面,并积极开发方便、灵敏、低成本的病原体检测技术,及时诊断和治疗患者。同时,建立数据库以实现跨部门数据共享也是必要的。

基于全健康理念的人兽共患病防治策略需要政策和法律的支持,包括严谨的法律保障、协调统一的决策系统、完善的卫生体系和普适性的管理模式(图18-3)[13]。尽管全健康方法具有广阔前景,但其发展和应用仍面临挑战。在权衡人类利益与其他利益之间的冲突时,决策者需努力实施基于全健康理念的措施。尽管这些努力可能无法完全改变气候变化,但它们有助于为未来做好准备,这值得我们进一步思考和探索。

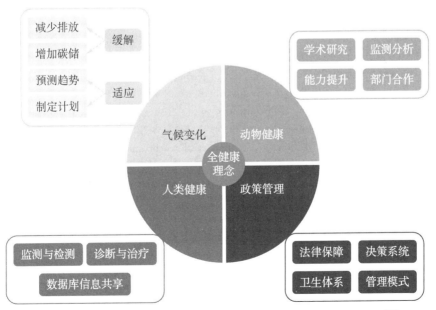

图18-3　基于全健康理念应对气候变化影响下人兽共患病传播风险[13]

四、结　　论

气候变化对自然和人类系统环境造成了严重的影响。如今，气候变化已成为人类社会可持续发展和地球上生态系统最关键的问题之一。在这一挑战之下，全健康理论框架能够助力我们应对气候和环境驱动下全球疾病威胁的扩张。通过提高跨物种病原体监测能力，可以减少病原体溢出、传播和疾病暴发的风险，并建立起全面的预警和应对系统，进而强化卫生安全。这种方法促使不同学科在地方、国家和全球范围内共同行动、处理和解决与气候变化有关的健康问题，通力协作以协调政策制定。随着研究和实践更广泛和更深入的合作，全健康理念可以促进不同决策者之间的交流，有望解决全球气候变化下人类、动物和环境健康的安全问题。

参 考 文 献

［1］ Toole M J, Waldman R J. The public health aspects of complex emergencies and refugee situations ［J］. Annu Rev Public Health, 1997,18:283－312.

［2］ Khraishah H, Alahmad B, Ostergard R L, et al. Climate change and cardiovascular disease: implications for global health ［J］. Nat Rev Cardiol, 2022,19(12):798－812.

［3］ Kim J B, Prunicki M, Haddad F, et al. Cumulative lifetime burden of cardiovascular disease from early exposure to air pollution ［J］. J Am Heart Assoc, 2020,9(6):e014944.

［4］ Roth G A, Mensah G A, Johnson C O, et al. Global burden of cardiovascular diseases and risk factors, 1990－2019: Update from the GBD 2019 Study ［J］. J Am Coll Cardiol, 2020,76(25): 2982－3021.

［5］ Wade R. Climate change and healthcare: Creating a sustainable and climate-resilient health delivery system ［J］. J Healthc Manag, 2023,68(4):227－238.

［6］ Ray C, Ming X. Climate change and human health: A review of allergies, autoimmunity and the microbiome ［J］. Int J Environ Res Public Health, 2020,17(13):4814.

［7］ Usman Qamar M, Aatika. Impact of climate change on antimicrobial resistance dynamics: an emerging One Health challenge ［J］. Future Microbiol, 2023,18:535－539.

［8］ Baker-Austin C, Trinanes J A, Salmenlinna S, et al. Heat wave-associated vibriosis, Sweden and Finland, 2014 ［J］. Emerg Infect Dis, 2016,22(7):1216－1220.

［9］ Caminade C, Mcintyre K M, Jones A E. Impact of recent and future climate change on vector-borne diseases ［J］. Ann N Y Acad Sci,. 2019,1436(1):157－173.

［10］ Fox N J, Marion G, Davidson R S, et al. Climate-driven tipping-points could lead to sudden, high-intensity parasite outbreaks ［J］. R Soc Open Sci, 2015,2(5):140296.

［11］ Murray C J L, Ikuta K S, Sharara F, et al. Global burden of bacterial antimicrobial resistance in 2019: a systematic analysis ［J］. Lancet, 2022,399(10325):629－655.

［12］ Esposito M M, Turku S, Lehrfield L, et al. The impact of human ativities on zoonotic infection transmissions ［J］. Animals(Basel). 2023,13(10):1646.

［13］ 晁安琪,李慧敏,胡沁沁,等. 基于全健康理念的气候变化下人兽共患病防控策略［J］. 中国寄生虫学与寄生虫病杂志,2023,41(03):263－269.

［14］ Goshua A, Gomez J, Erny B, et al. Addressing climate change and its effects on human health: A call to action for medical schools ［J］. Acad Med, 2021,96(3):324 - 328.

［15］ Zhang X X, Li X C, Zhang Q Y, et al. Tackling global health security by building an academic community for One Health action ［J］. Infect Dis Poverty, 2023,12(1):70.

［16］ Zinsstag J, Crump L, Schelling E, et al. Climate change and One Health ［J］. FEMS Microbiol Lett, 2018,365:11.

［17］ Buzaladze G, Defor A. The role of global health diplomacy in advancing the sustainable development goals ［J］. Int J, 2019,74(3):463 - 471.

［18］ Graham S B, Machalaba C, Baum S E, et al. Applying a One Health lens to understanding the impact of climate and environmental change on healthcare-associated infections ［J］. Antimicrob Steward Healthc Epidemiol, 2023,3(1):e93.

［19］ Molecular evolution of the SARS coronavirus during the course of the SARS epidemic in China ［J］. Science, 2004,303(5664):1666 - 1669.

［20］ Spengler J R, Ervin E D, Towner J S, et al. Perspectives on West Africa Ebola virus disease outbreak, 2013 - 2016 ［J］. Emerg Infect Dis, 2016,22(6):956 - 963.

［21］ Annweiler C, Sacco G, Salles N, et al. National French survey of coronavirus disease (COVID - 19) symptoms in people aged 70 and over ［J］. Clin Infect Dis, 2021,72(3):490 - 494.

［22］ Sheather J. One Health and climate change-we need to get the ethics right ［J］. BMJ, 2023, 383:2177.

［23］ Zhang X X, Liu J S, Han L F, et al. Towards a global One Health index: A potential assessment tool for One Health performance ［J］. Infect Dis Poverty, 2022,11(1):57.

［24］ Ford T E, Colwell R R, Rose J B, et al. Using satellite images of environmental changes to predict infectious disease outbreaks ［J］. Emerg Infect Dis, 2009,15(9):1341 - 6.

［25］ Bohmann K, Evans A, Gilbert M T, et al. Environmental DNA for wildlife biology and biodiversity monitoring ［J］. Trends Ecol Evol, 2014,29(6):358 - 67.

［26］ Sengupta M E, Lynggaard C, Mukaratirwa S, et al. Environmental DNA in human and veterinary parasitology-current applications and future prospects for monitoring and control ［J］. Food Waterborne Parasitol, 2022,29: e00183.

［27］ 王晨曦,陈福民,修乐山,等.基于全健康理念的气候变化下人兽共患病风险监测预警体系［J］.中国寄生虫学与寄生虫病杂志,2022,40(6):691 - 700.

［28］ Pawankar R, Akdis C A. Climate change and the epithelial barrier theory in allergic diseases: A One Health approach to a green environment ［J］. Allergy, 2023,78(11):2829 - 2834.

［29］ Mora C, Mckenzie T, Gaw I M, et al. Over half of known human pathogenic diseases can be aggravated by climate change ［J］. Nat Clim Chang, 2022,12(9):869 - 875.

附　　录

附录一
全球全健康指数(GOHI)的全球得分和排名

排名	国家	得分	排名	国家	得分
1	美国	70.61	26	捷克共和国	62.22
2	英国	69.90	27	马来西亚	61.89
3	澳大利亚	69.30	28	希腊	61.66
4	挪威	68.89	29	泰国	61.49
5	德国	68.75	30	新西兰	61.29
6	法国	68.74	31	阿根廷	61.27
7	加拿大	67.70	32	巴西	61.26
8	瑞典	67.60	33	拉脱维亚	61.09
9	芬兰	67.56	34	立陶宛	60.95
10	荷兰	67.21	35	塞浦路斯	60.47
11	日本	66.86	36	俄罗斯	60.44
12	奥地利	66.72	37	卢森堡	60.39
13	意大利	66.61	38	墨西哥	60.36
14	加拿大	66.52	39	哥斯达黎加	60.12
15	西班牙	66.47	40	克罗地亚	60.12
16	丹麦	66.44	41	爱沙尼亚	59.99
17	新加坡	66.00	42	斯洛伐克	59.88
18	比利时	65.95	43	土耳其	59.66
19	葡萄牙	65.05	44	菲律宾	59.45
20	爱尔兰	64.38	45	以色列	59.38
21	韩国	64.38	46	乌拉圭	59.12
22	中国	63.21	47	匈牙利	58.69
23	冰岛	62.82	48	白俄罗斯	58.63
24	智利	62.53	49	印度尼西亚	58.60
25	斯洛文尼亚	62.32	50	马耳他	58.32

排名	国家	得分	排名	国家	得分
51	秘鲁	58.24	90	乌干达	52.85
52	哥伦比亚	58.16	91	突尼斯	52.75
53	罗马尼亚	57.65	92	缅甸	52.68
54	越南	57.63	93	萨尔瓦多	52.62
55	卡塔尔	57.52	94	多米尼加共和国	52.39
56	波兰	57.51	95	文莱达鲁萨兰国	52.37
57	阿联酋	57.42	96	埃塞俄比亚	52.01
58	印度	57.17	97	科威特	51.98
59	阿曼	57.11	98	孟加拉国	51.75
60	沙特阿拉伯	56.49	99	毛里求斯	51.73
61	巴拿马	56.40	100	阿塞拜疆	51.61
62	古巴	56.34	101	伯里兹	51.51
63	亚美尼亚	56.22	102	博茨瓦纳	51.46
64	南非	56.18	103	老挝	51.38
65	格鲁吉亚	55.95	104	阿尔及利亚	51.24
66	伊朗	55.84	105	乌兹别克斯坦	51.19
67	哈萨克斯坦	55.70	106	马尔代夫	51.03
68	尼加拉瓜	55.66	107	坦桑尼亚	50.96
69	蒙古	55.44	108	柬埔寨	50.94
70	摩洛哥	55.38	109	洪都拉斯	50.61
71	不丹	55.31	110	埃斯瓦提尼	50.51
72	埃及	55.12	111	黑山共和国	50.49
73	塞尔维亚	55.03	112	塔吉克斯坦	50.39
74	巴拉圭	54.93	113	玻利维亚	50.28
75	北马其顿	54.72	114	塞内加尔	50.17
76	保加利亚	54.62	115	伊拉克	50.13
77	摩尔多瓦	54.47	116	特立尼达和多巴哥	50.04
78	厄瓜多尔	54.36	117	斐济	49.99
79	阿尔巴尼亚	54.14	118	巴巴多斯	49.83
80	肯尼亚	54.01	119	赞比亚	49.73
81	乌克兰	53.99	120	巴基斯坦	49.70
82	斯里兰卡	53.88	121	丰亚那	49.69
83	加纳	53.73	122	马里	49.49
84	约旦	53.53	123	布基纳法索	49.49
85	卢旺达	53.11	124	土库曼斯坦	49.42
86	科特迪瓦	53.10	125	尼泊尔	49.35
87	黎巴嫩	53.03	126	尼日利亚	49.35
88	牙买加	52.99	127	津巴布韦	49.10
89	吉尔吉斯斯坦	52.92	128	巴林	49.09

排名	国家	得分	排名	国家	得分
129	加蓬	49.03	145	多哥	45.66
130	纳米比亚	48.93	146	利比里亚	45.59
131	苏丹	18.57	147	瓦努阿图	44.81
132	莫桑比克	48.46	148	尼日尔	44.77
133	东帝汶	48.33	149	赤道几内亚	44.69
134	塞舌尔	48.18	150	阿富汗	44.67
135	危地马拉	48.03	151	莱索托	44.34
136	马达加斯加	47.92	152	布隆迪	44.33
137	几内亚	47.82	153	Dem. 刚果共和国	44.02
138	巴布亚新几内亚	47.77	154	吉布提	43.49
139	塞拉利昂	47.23	155	所罗门群岛	43.34
140	贝宁	47.12	156	乍得	42.88
141	马拉维	46.92	157	毛里塔尼亚	42.46
142	佛得角	46.87	158	中非共和国	42.10
143	利比亚	46.49	159	索马里	39.29
144	喀麦隆	46.06	160	几内亚比绍	39.03

附录二
全球全健康指数(GOHI)在外部动因指数(EDI)中的全球得分和排名

排名	国家	得分	排名	国家	得分
1	芬兰	50.28	26	俄罗斯	44.64
2	瑞典	49.53	27	葡萄牙	44.56
3	加拿大	49.50	28	拉脱维亚	44.30
4	丹麦	49.44	29	卢森堡	44.01
5	瑞士	48.75	30	阿根廷	43.98
6	澳大利亚	48.64	31	阿联酋	43.75
7	挪威	48.13	32	智利	43.67
8	冰岛	47.92	33	马耳他	43.40
9	新西兰	47.86	34	印度尼西亚	43.33
10	美利坚合众国	47.82	35	哥斯达黎加	43.32
11	新加坡	47.71	36	意大利	43.26
12	爱沙尼亚	47.51	37	保加利亚	43.19
13	韩国	47.35	38	波兰	43.15
14	德国	47.13	39	斯洛文尼亚	43.13
15	爱尔兰	46.91	40	希腊	42.72
16	日本	46.38	41	巴西	42.71
17	西班牙	46.14	42	蒙古	42.63
18	荷兰	46.09	43	捷克共和国	42.61
19	立陶宛	46.03	44	圭亚那	42.51
20	奥地利	45.66	45	毛里求斯	42.32
21	法国	45.48	46	加蓬	42.26
22	英国	45.45	47	秘鲁	42.07
23	马来西亚	45.29	48	哈萨克斯坦	42.00
24	乌拉圭	44.98	49	泰国	41.97
25	比利时	44.93	50	不丹	41.93

排名	国家	得分	排名	国家	得分
51	格鲁吉亚	41.89	90	缅甸	39.15
52	哥伦比亚	41.85	91	南非	39.04
53	巴拿马	41.83	92	摩尔多瓦	39.01
54	黑山共和国	41.81	93	乌克兰	38.97
55	斐济	41.81	94	约旦	38.97
56	牙买加	41.73	95	所罗门群岛	38.92
57	塞浦路斯	41.67	96	卢旺达	38.79
58	巴拉圭	41.67	97	纳米比亚	38.77
59	罗马尼亚	41.66	98	塞尔维亚	38.74
60	以色列	41.64	99	巴布亚新几内亚	38.65
61	匈牙利	41.52	100	北马其顿	38.58
62	斯洛伐克	41.46	101	亚美尼亚	38.57
63	越南	41.40	102	卡塔尔	38.52
64	中国	41.31	103	危地马拉	38.52
65	博茨瓦纳	41.30	104	萨尔瓦多	38.50
66	墨西哥	41.27	105	尼日利亚	38.50
67	巴巴多斯	41.09	106	中非共和国	38.48
68	瓦努阿图	40.92	107	尼加拉瓜	38.25
69	白俄罗斯	40.79	108	阿塞拜疆	38.10
70	克罗地亚	40.78	109	玻利维亚	38.06
71	古巴	40.54	110	塞拉利昂	37.93
72	多米尼加共和国	40.50	111	伊朗	37.91
73	加纳	40.41	112	贝宁	37.88
74	突尼斯	40.31	113	阿曼	37.81
75	老挝	40.24	114	布基纳法索	37.77
76	土耳其	40.22	115	佛得角	37.77
77	摩洛哥	40.15	116	多哥	37.76
78	阿尔巴尼亚	40.10	117	赤道几内亚	37.76
79	菲律宾	39.98	118	阿尔及利亚	37.75
80	厄瓜多尔	39.78	119	马拉维	37.73
81	科特迪瓦	39.66	120	几内亚	37.64
82	赞比亚	39.49	121	乌干达	37.58
83	塞舌尔	39.44	122	埃及	37.51
84	伯里兹	39.39	123	几内亚比绍	37.50
85	特立尼达和多巴哥	39.37	124	马达加斯加	37.42
86	东帝汶	39.37	125	肯尼亚	37.35
87	文莱达鲁萨兰国	39.36	126	沙特阿拉伯	37.23
88	斯里兰卡	39.27	127	坦桑尼亚	37.20
89	马尔代夫	39.17	128	莫桑比克	37.17

排名	国家	得分	排名	国家	得分
129	洪都拉斯	37.15	145	莱索托	35.83
130	埃塞俄比亚	37.08	146	尼泊尔	35.82
131	利比里亚	37.03	147	尼日尔	35.54
132	埃斯瓦提尼	37.02	148	毛里塔尼亚	35.27
133	塞内加尔	36.98	149	巴林	35.14
134	乌兹别克斯坦	36.90	150	乍得	35.09
135	黎巴嫩	36.86	151	巴基斯坦	34.82
136	吉尔吉斯斯坦	36.70	152	索马里	34.67
137	印度	36.60	153	吉布提	34.64
138	Dem. 刚果共和国	36.46	154	孟加拉国	34.45
139	塔吉克斯坦	36.45	155	土库曼斯坦	34.18
140	喀麦隆	36.44	156	布隆迪	34.17
141	津巴布韦	36.17	157	阿富汗	34.04
142	柬埔寨	36.10	158	利比亚	34.00
143	马里	36.08	159	伊拉克	33.97
144	苏丹	35.87	160	科威特	32.83

附录三
全球全健康指数(GOHI)在内部动因指数(IDI)中的全球得分和排名

排名	国家	得分	排名	国家	得分
1	法国	71.88	26	克罗地亚	64.50
2	阿曼	70.98	27	斯洛文尼亚	64.44
3	瑞士	70.58	28	黎巴嫩	64.21
4	英国	70.55	29	智利	64.19
5	奥地利	68.82	30	新西兰	63.83
6	印度	68.55	31	乌拉圭	63.82
7	澳大利亚	68.21	32	文莱达鲁萨兰国	63.63
8	塞浦路斯	67.49	33	墨西哥	62.69
9	美利坚合众国	67.40	34	挪威	62.62
10	冰岛	67.35	35	厄瓜多尔	62.58
11	加拿大	67.30	36	所罗门群岛	62.43
12	意大利	67.06	37	佛得角	62.40
13	巴林	66.93	38	突尼斯	62.32
14	斯里兰卡	66.90	39	秘鲁	62.24
15	巴拿马	66.62	40	不丹	62.07
16	捷克共和国	66.53	41	爱尔兰	62.06
17	尼加拉瓜	66.53	42	伯里兹	61.96
18	卢森堡	66.22	43	越南	61.93
19	哥斯达黎加	65.89	44	阿尔巴尼亚	61.86
20	新加坡	65.79	45	瑞典	61.80
21	比利时	65.60	46	斯洛伐克	61.59
22	卡塔尔	65.03	47	德国	61.54
23	马尔代夫	64.90	48	白俄罗斯	61.47
24	葡萄牙	64.81	49	吉布提	61.41
25	日本	64.66	50	塔吉克斯坦	61.40

排名	国家	得分	排名	国家	得分
51	加纳	61.38	90	埃斯瓦提尼	57.40
52	哈萨克斯坦	61.16	91	特立尼达和多巴哥	57.27
53	牙买加	61.15	92	巴西	56.89
54	埃及	61.15	93	阿塞拜疆	56.88
55	阿联酋	61.12	94	泰国	56.79
56	沙特阿拉伯	61.12	95	瓦努阿图	56.56
57	吉尔吉斯斯坦	61.11	96	乌兹别克斯坦	56.36
58	土耳其	61.09	97	伊拉克	56.27
59	西班牙	60.92	98	塞内加尔	56.14
60	亚美尼亚	60.72	99	多米尼加共和国	56.11
61	以色列	60.71	100	中国	56.02
62	古巴	60.64	101	东帝汶	55.77
63	塞舌尔	60.48	102	立陶宛	55.76
64	巴巴多斯	60.21	103	坦桑尼亚	55.76
65	保加利亚	59.93	104	乌干达	55.66
66	科威特	59.93	105	萨尔瓦多	55.46
67	马耳他	59.69	106	马来西亚	55.39
68	约旦	59.50	107	尼泊尔	55.36
69	巴布亚新几内亚	59.43	108	苏丹	55.31
70	俄罗斯	59.19	109	卢旺达	54.93
71	危地马拉	59.14	110	斐济	54.52
72	阿根廷	59.02	111	赤道几内亚	54.37
73	菲律宾	59.00	112	伊朗	54.24
74	韩国	58.96	113	土库曼斯坦	54.20
75	罗马尼亚	58.84	114	加蓬	54.13
76	阿尔及利亚	58.81	115	希腊	54.09
77	爱沙尼亚	58.73	116	荷兰	53.97
78	毛里求斯	58.68	117	科特迪瓦	53.84
79	塞拉利昂	58.58	118	老挝	53.74
80	哥伦比亚	58.52	119	赞比亚	53.61
81	摩洛哥	58.47	120	马达加斯加	53.59
82	芬兰	58.35	121	巴基斯坦	53.34
83	摩尔多瓦	58.16	122	埃塞俄比亚	53.11
84	蒙古	58.12	123	拉脱维亚	53.08
85	北马其顿	57.91	124	玻利维亚	52.87
86	丹麦	57.84	125	巴拉圭	52.66
87	洪都拉斯	57.69	126	塞尔维亚	52.60
88	匈牙利	57.52	127	博茨瓦纳	52.57
89	肯尼亚	57.50	128	波兰	52.47

排名	国家	得分	排名	国家	得分
129	几内亚	52.47	145	几内亚比绍	49.12
130	圭亚那	52.37	146	贝宁	48.94
131	黑山共和国	52.31	147	缅甸	48.89
132	毛里塔尼亚	52.01	148	马拉维	48.57
133	莫桑比克	51.89	149	布基纳法索	48.41
134	多哥	51.76	150	印度尼西亚	48.40
135	乌克兰	51.70	151	尼日尔	48.35
136	利比亚	51.60	152	Dem. 刚果共和国	48.33
137	格鲁吉亚	51.27	153	布隆迪	48.32
138	南非	51.08	154	喀麦隆	46.67
139	马里	51.05	155	中非共和国	46.33
140	孟加拉国	50.56	156	乍得	46.27
141	尼日利亚	50.36	157	索马里	45.78
142	柬埔寨	50.33	158	利比里亚	44.96
143	阿富汗	50.32	159	纳米比亚	44.76
144	津巴布韦	49.50	160	莱索托	41.99

附录四
全球全健康指数(GOHI)在核心动因指数(CDI)中的全球排名

排名	国家	得分	排名	国家	得分
1	美利坚合众国	76.44	26	拉脱维亚	66.72
2	德国	75.26	27	巴西	66.42
3	英国	75.18	28	智利	66.32
4	挪威	74.99	29	斯洛文尼亚	66.08
5	荷兰	74.54	30	阿根廷	65.65
6	澳大利亚	74.15	31	捷克共和国	65.56
7	法国	73.17	32	立陶宛	65.49
8	芬兰	73.08	33	冰岛	65.06
9	瑞典	72.94	34	印度尼西亚	64.42
10	西班牙	72.31	35	俄罗斯	64.25
11	丹麦	72.26	36	墨西哥	64.05
12	日本	71.73	37	菲律宾	63.89
13	加拿大	71.69	38	新西兰	63.68
14	意大利	71.56	39	土耳其	63.65
15	瑞士	71.22	40	斯洛伐克	63.56
16	奥地利	70.75	41	克罗地亚	63.37
17	比利时	70.71	42	爱沙尼亚	63.06
18	新加坡	70.11	43	以色列	63.01
19	中国	69.79	44	塞浦路斯	62.98
20	葡萄牙	69.67	45	匈牙利	62.78
21	韩国	69.45	46	卢森堡	62.65
22	爱尔兰	68.82	47	哥斯达黎加	62.49
23	希腊	67.66	48	白俄罗斯	61.93
24	马来西亚	67.12	49	波兰	61.89
25	泰国	66.95	50	哥伦比亚	61.70

续　表

排名	国家	得分	排名	国家	得分
51	马耳他	61.30	90	加纳	54.88
52	南非	61.20	91	吉尔吉斯斯坦	54.58
53	乌拉圭	61.14	92	柬埔寨	54.39
54	罗马尼亚	60.91	93	科威特	54.35
55	秘鲁	60.88	94	多米尼加共和国	54.15
56	越南	60.22	95	斯里兰卡	54.04
57	伊朗	60.21	96	黎巴嫩	53.98
58	格鲁吉亚	60.18	97	牙买加	53.56
59	卡塔尔	59.97	98	博茨瓦纳	53.45
60	沙特阿拉伯	59.67	99	阿塞拜疆	53.36
61	阿联酋	59.58	100	老挝	53.30
62	塞尔维亚	59.23	101	突尼斯	53.24
63	亚美尼亚	59.08	102	乌兹别克斯坦	53.14
64	印度	59.04	103	坦桑尼亚	52.88
65	古巴	58.83	104	文莱达鲁萨兰国	52.59
66	巴拉圭	58.42	105	阿尔及利亚	52.44
67	阿曼	58.11	106	玻利维亚	52.38
68	摩洛哥	58.03	107	布基纳法索	52.35
69	乌克兰	57.87	108	伊拉克	52.26
70	蒙古	57.65	109	毛里求斯	52.18
71	埃及	57.61	110	纳米比亚	52.18
72	北马其顿	57.54	111	巴基斯坦	52.15
73	哈萨克斯坦	57.45	112	马里	52.11
74	巴拿马	57.21	113	黑山共和国	51.99
75	摩尔多瓦	57.03	114	洪都拉斯	51.92
76	尼加拉瓜	56.95	115	津巴布韦	51.88
77	肯尼亚	56.88	116	埃斯瓦提尼	51.87
78	不丹	56.68	117	伯里兹	51.73
79	缅甸	56.58	118	塞内加尔	51.69
80	保加利亚	55.91	119	土库曼斯坦	51.67
81	科特迪瓦		120	尼日利亚	51.53
82	孟加拉国	55.88	121	赞比亚	51.08
83	卢旺达	55.87	122	尼泊尔	50.93
84	厄瓜多尔	55.64	123	塔吉克斯坦	50.87
85	乌干达	55.58	124	斐济	50.73
86	阿尔巴尼亚	55.44	125	特立尼达和多巴哥	50.70
87	约旦	55.34	126	圭亚那	50.65
88	萨尔瓦多	55.09	127	马尔代夫	50.38
89	埃塞俄比亚	55.07	128	莫桑比克	50.16

排名	国家	得分	排名	国家	得分
129	苏丹	49.79	145	塞拉利昂	46.60
130	加蓬	49.33	146	尼日尔	45.97
131	巴巴多斯	49.31	147	多哥	45.97
132	几内亚	48.98	148	阿富汗	45.70
133	马达加斯加	48.91	149	布隆迪	45.65
134	贝宁	48.74	150	佛得角	45.21
135	马拉维	48.57	151	Dem. 刚果共和国	44.68
136	东帝汶	48.55	152	赤道几内亚	43.94
137	喀麦隆	48.05	153	乍得	43.80
138	利比亚	48.05	154	瓦努阿图	42.88
139	巴林	47.96	155	中非共和国	41.90
140	利比里亚	47.64	156	毛里塔尼亚	41.79
141	危地马拉	47.51	157	吉布提	41.21
142	塞舌尔	47.20	158	所罗门群岛	39.79
143	巴布亚新几内亚	47.03	159	索马里	38.78
144	莱索托	46.80	160	几内亚比绍	36.98

附录五

全球全健康指数(GOHI)排名前 25 的国家/地区在人兽共患疾病、治理、食品安全、抗菌药耐药性和气候变化方面的表现

排名	人兽共患病		治理		食品安全		AMR		气候变化	
	国家	得分	国家	得分	国家	得分	国家	得分	国家	得分
1	德国	84.86	挪威	80.52	澳大利亚	73.09	法国	81.43	西班牙	75.6
2	新加坡	84.18	荷兰	80.39	美国	72.34	挪威	79.25	荷兰	73.39
3	澳大利亚	83.74	英国	79.95	意大利	70.11	马来西亚	77.89	德国	73.29
4	芬兰	83.59	德国	79.44	中国	70.03	丹麦	77.59	美国	72.63
5	美国	83.27	日本	78.81	德国	69.67	美国	74.63	意大利	72.34
6	英国	82.67	美国	78.81	日本	68.83	英国	74.48	加拿大	72.17
7	加拿大	82.25	加拿大	78.10	法国	68.68	瑞典	74.06	葡萄牙	71.92
8	意大利	82.19	澳大利亚	77.97	英国	68.42	荷兰	73.78	法国	71.44

续表

排名	人兽共患病		治理		食品安全		AMR		气候变化	
	国家	得分	国家	得分	国家	得分	国家	得分	国家	得分
9	瑞士	81.64	瑞士	77.97	加拿大	67.61	芬兰	73.22	瑞士	70.95
10	斯洛文尼亚	81.17	新西兰	77.30	挪威	66.17	比利时	72.33	瑞典	70.7
11	爱尔兰	80.72	新加坡	77.01	奥地利	65.99	奥地利	71.65	墨西哥	70.55
12	南非	80.51	瑞典	76.52	智利	65.66	西班牙	71.61	挪威	70.54
13	中国	80.46	丹麦	76.17	比利时	65.28	泰国	71.25	秘鲁	70.28
14	哥斯达黎加	79.92	芬兰	73.96	荷兰	65.16	日本	71.18	丹麦	70.09
15	荷兰	79.85	波兰	73.16	越南	65.09	德国	68.06	澳大利亚	69.93
16	西班牙	79.72	意大利	73.04	巴西	65.01	葡萄牙	67.39	卢旺达	69.92
17	伊朗	79.69	希腊	73.00	芬兰	64.99	新加坡	66.76	英国	69.8
18	亚美尼亚	79.5	斯洛文尼亚	72.75	冰岛	64.83	韩国	66.19	芬兰	69.69
19	瑞典	79.28	卢森堡	72.22	韩国	64.66	澳大利亚	64.36	埃斯瓦提尼	69.56
20	埃及	78.99	比利时	72.07	西班牙	64.44	爱尔兰	63.8	巴西	69.42
21	阿尔巴尼亚	78.98	葡萄牙	71.73	瑞典	64.25	拉脱维亚	61.32	中国	69.12
22	阿根廷	78.86	韩国	71.72	俄罗斯	64.25	瑞士	61.31	罗马尼亚	69.08
23	挪威	78.62	法国	71.09	阿根廷	64.24	中国	60.71	菲律宾	69.07
24	韩国	78.54	西班牙	70.88	卡塔尔	63.19	匈牙利	58.96	希腊	69.04
25	奥地利	78.46	捷克共和国	70.64	瑞士	63.07	俄罗斯	58.85	拉脱维亚	69.04

附录六

按核心动因指数(CDI)指标分列的全球全健康指数(GOHI)的全球表现

类别	编码	指标名称	全球得分	类别	编码	指标名称	全球得分
	C1.1	参与	41.70		C1.7.2	气候变化治理	47.11
	C1.3	透明度	65.15		C1.7.3	政府效力	50.60
	C1.4	响应能力	44.42	治理	C1.8.1	全健康官方部门	88.71
	C1.5	共识导向	86.45		C1.8.2	质量监管	50.00
	C1.6	公平和包容性	73.61		C1.8.3	财政投入	28.95
	C1.7	效力和效率	28.38		C2.1	感染源	69.22
	C1.8	政治支持	55.89		C2.2	传播途径	59.30
	C1.1.1	全球连通性	43.56		C2.3	目标人群	59.90
治理	C1.1.2	全健康协会	28.61		C2.4	能力建设	72.85
	C1.1.3	全健康论坛	52.93		C2.5	案例研究	85.89
	C1.3.1	国家统计系统的数据可用性	65.15	人兽共患病	C2.1.1	战略与监管	53.85
	C1.4.1	应急响应行动	29.15		C2.1.2	监测和反馈	83.56
	C1.4.2	风险交流	59.69		C2.1.3	卫生	76.40
	C1.5.1	全健康教育	86.45		C2.2.1	常规干预	46.48
	C1.6.1	保护生物多样性	85.43		C2.2.2	生态干预措施	69.84
	C1.6.2	社会包容	61.79		C2.3.1	疫苗接种覆盖率	58.67
	C1.7.1	人畜共患病治理	34.53		C2.3.2	人口覆盖率和干预成本	39.26

续 表

类别	编码	指标名称	全球得分	类别	编码	指标名称	全球得分
人兽共患病	C2.3.3	海拔 5 米以下的居民	86.77	食品安全	C3.4.3	经济效益指数	54.71
	C2.4.1	人兽共患病控制和监督准则	55.77		C3.4.4	工人人均农业增加值	15.48
	C2.4.2	自然保护区	95.36		C3.4.5	食品价格指数	64.45
	C2.5.1	COVID-19	70.91		C3.5.1	投资和财政支持得分	10.44
	C2.5.2	棘球蚴病	95.38		C3.5.2	培训和人工智能农业绩效得分	24.81
	C2.5.3	利什曼病	97.97	AMR	C4.1	AMR 监控系统	34.79
	C2.5.4	狂犬病	98.11		C4.2	AMR 实验室网络和协调能力	55.57
	C2.5.5	肺结核	98.18		C4.3	抗菌剂控制和优化	48.76
	C2.5.6	黄热病	49.93		C4.4	提高认识和理解	48.09
食品安全	C3.1	粮食供求	59.53		C4.5	重要抗生素的抗菌率	33.03
	C3.2	食品安全	69.36		C4.1.1	抗菌药消耗监测	36.02
	C3.3	营养	67.17		C4.1.2	抗菌药耐药性状况监测	46.99
	C3.4	自然和社会环境	51.54		C4.1.3	环境抗菌药耐药	17.20
	C3.5	政府的支持和响应	16.85		C4.2.1	国家 AMR 能力	58.57
	C3.1.1	食品需求得分	65.33		C4.2.2	技术水平	44.93
	C3.1.2	食物损失和浪费	57.11		C4.2.3	国家计划	62.00
	C3.1.3	基础设施得分	29.41		C4.3.1	国家抗生素使用法	67.69
	C3.1.4	粮食援助	89.98		C4.3.2	优化抗菌药的使用	32.27
	C3.1.5	食品生产得分	62.00		C4.3.3	抗菌药使用控制	41.54
	C3.2.1	食品安全管理	77.94		C4.4.1	公共卫生意识	55.63
	C3.2.2	食品控制和监督	60.35		C4.4.2	专业培训	40.56
	C3.2.3	食品安全评估	59.10		C4.5.1	碳青霉烯类	68.13
	C3.2.4	食源性疾病负担	83.28		C4.5.2	糖肽	31.24
	C3.2.5	畜牧生产安全	69.31		C4.5.3	β-内酰胺类	33.76
	C3.3.1	食物平衡	55.87		C4.5.4	大环内酯类	0.00
	C3.3.2	促进营养的能力	80.65		C4.5.5	氨基糖苷类	21.92
	C3.3.3	营养评分	68.42		C4.5.6	喹诺酮	31.99
	C3.4.1	饥荒警告	87.85	气候变化	C5.1	气候变化风险	80.87
	C3.4.2	自然资源可持续性	40.21		C5.2	健康结果	85.41

续　表

类别	编码	指标名称	全球得分	类别	编码	指标名称	全球得分
气候变化	C5.3	减缓和适应能力	28.24	气候变化	C5.2.2	气候相关疾病	73.60
	C5.1.1	温室气体排放	85.07		C5.3.1	减缓和适应成果	19.65
	C5.1.2	能源使用	76.13		C5.3.2	资金支持	6.08
	C5.1.3	空气质量	81.69		C5.3.3	宣传和教育	31.91
	C5.1.4	自然灾害和极端天气	80.56		C5.3.4	植树造林	55.33
	C5.2.1	空气质量残疾调整寿命年数	97.21				

附录七
全球全健康指数(GOHI)的地区排名

排名	国家	得分
	东亚和太平洋地区	
1	澳大利亚	64.04
2	泰国	61.01
3	日本	60.93
4	新加坡	60.29
5	中国	58.00
6	韩国	58.90
7	马来西亚	57.10
8	新西兰	57.68
9	印度尼西亚	55.29
10	菲律宾	54.46
11	蒙古	51.30
12	缅甸	50.61
13	越南	50.55
14	柬埔寨	48.85
15	斐济	47.53
16	老挝	45.49
17	东帝汶	44.25
18	巴布亚新几内亚	42.54
19	萨摩亚	42.31
20	汤加	42.98
21	瓦努阿图	41.83
22	所罗门群岛	38.34
	中东和北非	
1	以色列	55.39
2	马耳他	53.66

排名	国家	得分
3	埃及	52.52
4	伊朗	52.48
5	阿联酋	52.38
6	摩洛哥	52.26
7	沙特阿拉伯	51.76
8	卡塔尔	51.26
9	约旦	50.74
10	阿曼	50.19
11	突尼斯	49.17
12	黎巴嫩	48.77
13	伊拉克	48.66
14	科威特	46.97
15	巴林	44.95
16	阿尔及利亚	44.68
17	利比亚	44.28
18	也门	38.75
19	吉布提	38.61
	撒哈拉以南非洲	
1	南非	52.05
2	科特迪瓦	47.98
3	布基纳法索	47.85
4	乌干达	47.74
5	加纳	47.72
6	毛里求斯	47.33
7	埃塞俄比亚	47.17
8	肯尼亚	47.16

续 表

排名	国家	得分	排名	国家	得分
9	卢旺达	46.84	3	瑞典	65.72
10	博茨瓦纳	46.21	4	荷兰	65.35
11	尼日利亚	45.81	5	挪威	65.17
12	苏丹	45.73	6	法国	64.85
13	塞内加尔	45.57	7	西班牙	64.62
14	坦桑尼亚	45.45	8	丹麦	63.57
15	津巴布韦	45.39	9	英国	63.35
16	埃斯瓦提尼	45.22	10	比利时	62.51
17	马里	44.40	11	奥地利	61.55
18	马拉维	44.40	12	瑞士	60.81
19	赞比亚	44.21	13	爱尔兰	60.53
20	佛得角	44.21	14	意大利	60.10
21	塞舌尔	44.07	15	葡萄牙	59.76
22	纳米比亚	43.69	16	斯洛文尼亚	59.54
23	加蓬	43.51	17	拉脱维亚	58.62
24	莫桑比克	42.54	18	希腊	58.54
25	马达加斯加	42.49	19	立陶宛	57.98
26	贝宁	41.91	20	捷克共和国	57.83
27	几内亚	41.67	21	斯洛伐克	56.90
28	塞拉利昂	41.52	22	冰岛	56.10
29	多哥	41.45	23	爱沙尼亚	56.07
30	利比里亚	41.26	24	匈牙利	55.90
31	布隆迪	41.22	25	塞浦路斯	55.34
32	尼日尔	40.84	26	俄罗斯	55.10
33	喀麦隆	40.64	27	土耳其	54.93
34	莱索托	40.41	28	罗马尼亚	54.29
35	安哥拉	40.01	29	白俄罗斯	53.71
36	厄立特里亚	39.90	30	卢森堡	53.48
37	毛里塔尼亚	39.88	31	波兰	53.39
38	科摩罗	39.17	32	塞尔维亚	53.14
39	圣多美和普林西比	38.94	33	保加利亚	53.00
40	冈比亚	38.69	34	克罗地亚	52.39
41	赤道几内亚	38.54	35	格鲁吉亚	52.29
42	几内亚比绍	38.43	36	乌克兰	52.15
43	乍得	37.46	37	北马其顿	51.53
44	索马里	37.04	38	阿尔巴尼亚	50.12
45	中非共和国	36.87	39	摩尔多瓦	49.93
46	南苏丹	36.53	40	哈萨克斯坦	49.80
欧洲和中亚			41	亚美尼亚	49.78
1	芬兰	66.75	42	阿塞拜疆	49.53
2	德国	66.40	43	乌兹别克斯坦	48.68

排名	国家	得分	排名	国家	得分
44	黑山共和国	48.44	9	巴拉圭	52.56
45	吉尔吉斯斯坦	48.39	10	乌拉圭	52.45
46	波斯尼亚和黑塞哥维那	47.07	11	萨尔瓦多	52.29
47	土库曼斯坦	46.70	12	尼加拉瓜	51.70
48	塔吉克斯坦	45.50	13	巴拿马	50.44
南亚			14	牙买加	49.60
1	印度	55.33	15	厄瓜多尔	49.46
2	孟加拉国	51.24	16	多米尼加共和国	48.80
3	不丹	50.26	17	洪都拉斯	46.40
4	斯里兰卡	48.37	18	特立尼达和多巴哥	46.15
5	巴基斯坦	47.48	19	苏里南	45.91
6	马尔代夫	46.48	20	圭亚那	45.90
7	尼泊尔	46.44	21	伯里兹	45.13
8	阿富汗	41.00	22	玻利维亚	45.07
拉丁美洲和加勒比地区			23	危地马拉	44.97
1	巴西	59.26	24	圣卢西亚	44.77
2	智利	58.67	25	巴巴多斯	44.45
3	墨西哥	57.27	26	委内瑞拉	43.90
4	阿根廷	56.95	27	巴哈马	43.60
5	秘鲁	55.58	28	海地	42.31
6	哥伦比亚	55.12	**北美**		
7	哥斯达黎加	53.13	1	美国	66.65
8	古巴	52.86	2	加拿大	62.94